MORT
DE LA CLINIQUE

Analyse de la fracture
du système de santé

Psychanalyse et Civilisations
Collection dirigée par Jean Nadal

L'histoire de la découverte de la psychanalyse témoigne que démarche clinique et théorie issues de champs voisins ont concouru, par étayage réciproque à élaborer le concept d'inconscient, à éclairer les rapports entre pathologie et société et à reconsidérer les liens entre le malaise du sujet singulier et celui de la civilisation.

Dans cette perspective, la collection *Psychanalyse et Civilisations* tend à promouvoir cette ouverture nécessaire pour maintenir en éveil la créativité que Freud y a trouvée pour étayer, repenser et élargir la théorie. Ouverture indispensable aussi pour éviter l'enfermement dans une attitude solipsiste, qui en voulant protéger un territoire et préserver une identité, coupe en réalité la recherche psychanalytique de ses racines les plus profondes.

Dernières parutions

Jean NADAL, *La pulsion de peindre. La toile et son inconscient*, 2018.
Marie-Laure DIMON et Michel BROUTA (dir.), *Les Algorithmes de l'Etrangéité, Psychanalyse et anthropologie critique,* 2018.
Dominique PERROUAULT, *La voix entre mère et bébé – La structure de soi dans l'échange vocal,* 2017.
Alain LEFÈVRE, *Mère, l'absurde malentendu. Psychanalyse et fiction clinique,* 2017.
Kéramat MOVALLALI, *Le temps et le cerveau, Rêve, psychanalyse et neuroscience,* 2017.
Claude BRODEUR, *Parcours d'un psychanalyste. Le cheminement de l'idée*, 2017.
Albert LE DORZE, *Inconscient et algorithmes*, 2017.
Pascal HACHET, *Verbier psychanalytique*, 2017.
Charles MARSEL, *Psychologie de l'inconscient et paganisme stellaire indo-européen, Mythe de création des Hyperboréens,* 2017.
Susana ELKIN et Martin RECA (Dir), *Marie Langer, Une psychanalyste féministe en Argentine,* 2017.
Robert Michel PALEM, *Ecritures en folie et folies d'écrire*, 2017.
Marie-Laure DIMON et Michel BROUTA (dir.), *Le corps & l'amour. Psychanalyse et anthropologie critiqu*e, 2016.
Christian COLBEAUX (dir.), *Net-addiction, du jeu à la désaffiliation sociale*, 2016.
Alain LEFEVRE, *Don Juan et Hamlet. Une étude psychanalytique. Nouvelle édition,* 2016.
Pascal HACHET, *La terreur en héritage. L'attaque de panique sur le divan,* 2016.

Michel Bass

MORT DE LA CLINIQUE

Analyse de la fracture du système de santé

L'Harmattan

Du même auteur

<u>*Livre*</u>

Promouvoir la santé, L'Harmattan, 1994

<u>*Articles*</u>

L'aliénation par le don, in La vieillesse, un autre regard pour une autre relation, ERES, 2018.
Diverses entrées in Dictionnaire impertinent de la vieillesse, ERES, 2017.
Blog l'âge la vie (http://lagelavie.blog.lemonde.fr).
- *Pas le temps de faire son travail* (avril 2017).
- *Etre hébergé ou habiter* (mars 2017).
- *Poèmes d'EHPAD* (avril 2017).
- *Plaidoyer pour une évaluation participative* (avril 2016).
- *Sécurité et liberté* (janvier 2016).
- *Pas d'autonomie sans réciprocité* (janvier 2016).
- *Microphysique du pouvoir en EHPAD* (octobre 2015).
Inégalités de santé, médecine et développement social in Encyclopédie du développement durable N° 213/214, juillet 2014.
Une approche de la dignité, in La revue de l'infirmière N° 195, Elsevier Masson, novembre 2013.
La santé communautaire aujourd'hui, in La revue du soignant en santé publique N° 27, ELSEVIER MASSON, septembre-octobre 2008.
*Les jeunes sont-ils entendables ?*in Pourquoi les adolescents nous poussent-ils à inventer, les recherches du GRAPE, ERES, août 2008.
Autorité, pouvoir et réciprocité, une analyse de la maison Robinson de Longjumeau, in La Lettre du GRAPE, lettre de l'enfance et de l'adolescence, N° 50, ERES, 2002/4.
Le libéralisme en médecine vu sous l'angle « maussien », in Pratiques, les cahiers de la médecine utopique N° 13, avril/mai 2001.
Coopération parents professionnels et travail en réseau La gazette de l'ACEPP, décembre 2001.
L'évaluation des pratiques de soins, un enjeu démocratique, in Médecins généralistes, acteurs de santé publique ? CFES, 1996.
Former à la promotion de la santé in Cahiers de la puéricultrice N° 130, juin 1996
Entrée santé communautaire in Dictionnaire critique d'action sociale, BAYARD, 1995
Information sociale (CNAF) :
- *Pratiques de santé et de prévention,* N° 70,1998.
- *Participer à sa santé ?* N° 43, 1995.
- *Conjuguer santé et démocratie,* N° 26, 1993.
- *Le lit du malade,* N° 23, 1992.

5-7, rue de l'Ecole-Polytechnique, 75005 Paris

http://www.editions-harmattan.fr

ISBN : 978-2-343-15314-8
EAN : 9782343153148

Il se pourrait, créatures terrestres qui avons commencé d'agir en habitants de l'univers, que nous ne soyons plus jamais capables de comprendre, c'est-à-dire de penser et d'exprimer, les choses que nous sommes cependant capables de faire. En ce cas tout se passerait comme si notre cerveau, qui constitue la condition matérielle, physique, de nos pensées, ne pouvait plus suivre ce que nous faisons, de sorte que désormais nous aurions vraiment besoin de machines pour penser et parler à notre place. S'il s'avérait que le savoir (au sens moderne du savoir-faire) et la pensée se sont séparés pour de bon, nous serions bien alors les jouets et les esclaves non pas tant de nos machines que de nos connaissances pratiques, créatures écervelées à la merci de tous les engins techniquement possibles, si meurtriers soient-ils.

Hannah ARENDT,
Condition de l'homme moderne,
Calmann-Lévy, 1986, p.36.

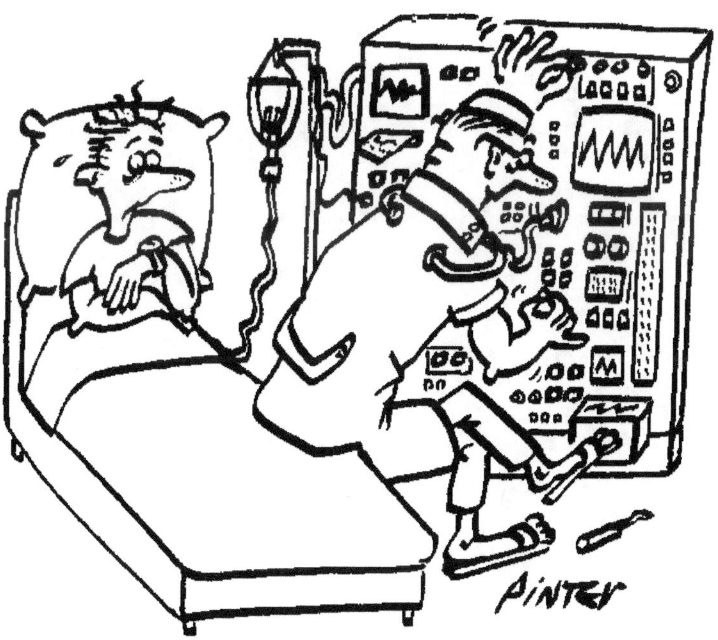

1re PARTIE : Introduction

Il vaut assurément mieux être soigné aujourd'hui qu'hier. Mais sommes-nous pour autant en meilleure santé au sens de l'OMS (état complet de bien-être physique mental et social) ? En paraphrasant Bruno LATOUR[1], nous pensons que la médecine devient folle quand elle se prend pour la seule grille de lecture de la maladie et de la santé. Ce livre se propose de développer un certain nombre de chemins critiques [2] destinés à mieux comprendre ce chemin déraisonnable que prend la médecine pour soigner les gens, afin de pouvoir ensuite imaginer des alternatives. Chemin déraisonnable à l'image du chemin global de la société moderne qui, sous couvert du développement (économique, social), a privilégié la maîtrise (de la nature, du corps, de la vie) à une utilisation prudente et raisonnée des ressources.

Devant la prolifération des maladies, le développement de pathologies dures (cancers, maladies auto-immunes), la multiplication des maladies mentales, on peut douter du bien-fondé de l'approche univoque de la médecine. Cette prolifération de maladies dures ou chroniques n'est pas le reflet du seul vieillissement, pas plus que le vieillissement ne saurait être le reflet des seuls progrès de la médecine. Cette prolifération pourrait être considérée comme une sorte de « vengeance », toujours pour reprendre les termes de Bruno LATOUR, vengeance contre une société qui s'est placée en surplomb de la nature et du tragique de la vie. Cette prolifération fait de nous non seulement

---

[1] Cf. le « *J'accuse* » *de Bruno LATOUR,* l'Obs N° 2762, 12/10/2017 à propos de son dernier ouvrage *: Où atterrir,* Editions La découverte, 2017.

[2] Si tant est que, comme le rappelle Max HORKHEIMER, dans *Théorie critique*, Payot 1978, p.358, « *nous* avions *conscience (...) que l'on ne peut déterminer [une] société juste à l'avance. On pouvait dire ce qui était mauvais dans la société (...) mais on ne pouvait pas dire ce que serait le bien. On pouvait seulement travailler à ce que le mal disparaisse finalement* ».

des malades à soigner[3], transformant le destin de la vie en maladie chronique à traiter, mais aussi en malades en puissance qu'il convient de gérer, préparer, prémunir contre tout, y compris des états complètement imaginaires ou sur évalués[4]. Les évolutions des techniques diagnostiques et chirurgicales, certains médicaments permettent de moins souffrir devant la maladie, voire parfois d'en guérir. Ces « progrès » qualitatifs sont présentés comme des progrès quantitatifs : des soins de qualité permettent effectivement à certains individus d'améliorer leur qualité de vie, d'être plus longtemps en bonne forme physique ; leur justification est d'ordre statistique, le but de l'organisation des soins n'étant pas d'apporter un plus à un individu, mais une amélioration statistique.

Cela interroge le rôle de la médecine et des soignants. Le soignant a affaire à des individus, chacun représentant une totalité en soi. Pour l'individu, la décision médicale, quelle qu'elle soit, est susceptible d'engager sa vie. La relation soignant / soigné repose sur un projet partagé entre le soignant et son patient, et sur la confiance qui se construit entre eux.

Le soignant est pris dans un système complexe : une médecine de plus en plus technique, une organisation de son métier où l'administration prend de plus en plus de temps, et une justification de ses actes basée sur des preuves « scientifiques », c'est-à-dire surtout statistiques. Ainsi, le soignant peut être amené à proposer (ou inciter fortement à) un traitement à son patient si *en moyenne* ce traitement apporte des améliorations à la santé de la population prise dans son entier. Une moyenne ne veut rien dire pour l'individu. Pour lui, le traitement peut être salvateur, comme il peut être son chemin de croix. Pourquoi devrait-il l'emprunter ? Que devrait faire le médecin quand il s'aperçoit que le traitement est délétère pour son patient, alors qu'il est bénéfique pour la population ? Et que signifie un traitement bénéfique pour la population ? L'amélioration apportée par le traitement est-elle résolument meilleure que le non-traitement ? Ou simplement juste un peu meilleure, permettant au test statistique de montrer une *différence significative*. On confond l'idée de signification en statistique avec une preuve de type causale. Une signification statistique montre uniquement un lien entre des

---

[3] Jusqu'à fétichiser la vie dans une lutte sans merci contre « la » maladie, justifiant des institutions modernes surpuissantes capables de « *nommer la réalité sociale que forgent les experts afin de la gérer* (Ivan ILLICH, *La construction institutionnelle d'un nouveau fétiche : la vie humaine*, in Dans le miroir du passé, Descartes et compagnie, 1992, p.269).

[4] Comme par exemple la question du cholestérol et des maladies cardio-vasculaires, qui font des médicaments faisant baisser le cholestérol les médicaments les plus vendus au monde. De même constate-t-on en permanence une tendance à la surévaluation des risques comme pour la rougeole où l'on va obliger la totalité de la population à se vacciner pour éviter … 10 morts en 5 ans, transformant une maladie relativement bénigne, même si elle peut être pénible ou avoir des complications, en un fléau à hauteur de la tuberculose, la syphilis ou la poliomyélite.

variables, lien qui, si le test est positif, peut être considéré comme ne relevant pas du hasard, le hasard étant représenté dans les études cliniques par « l'effet placébo ».

Ce passage du qualitatif au quantitatif conduit à affirmer que les progrès médicaux sont à l'origine d'une amélioration de la santé (effectivement, tout le monde peut constater que l'on vit mieux et plus vieux). Cependant, le mieux apporté par les soins techniques modernes et l'organisation du système de santé centrée sur la technique et l'organisation doit être considéré en termes d'interprétation d'un test statistique où les différences entre le placébo et le traitement, quoique statistiquement significatives, peuvent n'être que faibles voire très faibles. Est-ce une raison suffisante pour avoir fait de la médecine le pôle presque hégémonique tant de la pensée que de l'action de santé ? Cette « médecine basée sur les preuves » présente-t-elle des preuves convaincantes ? Par exemple à l'approche de la vieillesse et de la mort, une importante médicalisation finit par nuire à la vie (à quoi bon prescrire des médicaments contre la tension ou le diabète à des personnes grabataires de 90 ans ?).

En centrant la compréhension des problèmes de santé sur l'approche biomédicale, on tend à occulter d'autres dimensions concourant à la plus ou moins bonne santé de la population, par exemple la qualité et la quantité d'alimentation disponible, les questions d'environnement, d'eau potable, de logement, de guerres. En rappelant ces évidences, est-il suffisant de considérer les inégalités importantes en matière de santé continuant d'exister entre catégories sociales comme le reflet d'un accès inégal aux services ?

Aujourd'hui, nous avons intégré l'idée que, pour être en bonne santé et espérer vivre longtemps, il faut organiser sa vie autour de conseils médicaux, plutôt qu'essayer d'avoir une vie saine. Les conseils médicaux peuvent être, même dans des situations banales, tout à fait insuffisants comme par exemple le cas d'une personne âgée vivant seule et qui se casse une cheville, que le service des urgences de l'hôpital renvoie chez elle sans se soucier de son mode de vie. Même des moments-clés de la vie comme la naissance, la vieillesse, le travail et la mort sont plus pris en charge par les services de santé que par nos propres réseaux d'entraide et de solidarité.

Car tout le monde est prêt à en convenir : le plus de soins a apporté la santé. En cela c'est un reflet intéressant du fonctionnement plus général de notre société basé sur le développement et l'économie : le mode du sans limites, de la croissance infinie. Ce mode de l'illimitation est le propre de notre société moderne industrielle, technologique, libérale et centrée sur le profit.

Donc, si l'on peut être heureux qu'un scanner puisse détecter un très petit cancer qu'on va enlever avec des techniques microchirurgicales, on ne peut néanmoins pas orienter sa vie autour de la peur de la maladie, de la nécessité de sans cesse tout faire pour l'éviter. Voire… Plus les tumeurs détectées sont petites et plus la probabilité d'une régression spontanée est grande, d'où le problème posé par certains dépistages de masse (sein, prostate) qui fabriquent surdiagnostic et surtraitement (combien de prostates enlevées pour rien, laissant les gens avec des effets secondaires invalidants ?). Il faudrait garder à l'esprit que ce fonctionnement a des effets « secondaires » importants : les soins médicaux, le système de santé en soi, par son illimitation, provoquent nombre de problèmes qui détériorent la santé plutôt que le contraire. Ivan ILLICH, dans la *Némésis médicale*[5] parue dans les années 70, avait pointé du doigt la question iatrogénique, c'est-à-dire la question de la contre productivité de la médecine pour « produire » de la santé. Douze ans plus tard, sa pensée avait évolué encore plus radicalement : dans *Némésis médicale* « *je résumais mon propos en une phrase : l'entreprise médicale est devenue un danger majeur pour l'homme. Aujourd'hui* [1985] *si j'entendais une telle affirmation, je riposterais : et alors ? Car il m'apparaît qu'à présent, l'agent pathogène majeur, c'est la focalisation sur la santé* »[6].

En fait, il s'agit de chercher quelle serait une pratique de soignant, une organisation du système de soins et de santé qui de nouveau s'intéresserait à la personne unique et non interchangeable. Il s'agirait de reconstruire un fonctionnement des services de santé où la santé ne serait ni le moyen ni le but, mais une possibilité offerte pour une vie bonne, et où les services de santé, de soins, de prévention s'élaboreraient dans un travail commun entre les gens, les institutions, les professionnels pour s'adapter au plus près de la vie des gens, et de la manière dont ils la conçoivent. Disant cela, nous ne faisons pas l'apologie d'une médecine qui serait douce par opposition à la « médecine allopathique ». Quelle que soit l'approche technique, elle cesse d'être humaine quand la santé devient LA préoccupation, quand la santé de la population tout entière devient le prisme avec lequel on soigne un individu, quand le soin devient l'application normée d'une technique et d'une procédure. Quelle que soit la technique, elle devient mortifère dès l'instant où il ne s'agit pas d'élever chaque personne à plus d'autonomie et de contrôle de sa propre santé, à plus de compréhension, plus de possibilités de décider pour soi-même en connaissance de cause. Notre démarche cherche plutôt à créer les conditions d'une « réappropriation » de ce domaine de sa vie qui tend à nous échapper, et où nous ne pouvons plus nous positionner en égal face à la technique. En ce sens, ce qu'est devenue la médecine n'est pas très différent de ce qui se passe ailleurs dans la société,

---

[5] Ivan ILLICH, *Némésis médicale*, Seuil 1975, réédité in Œuvres complètes, Fayard 2003.

[6] Ivan ILLICH, *12 ans après la Némésis médicale : pour une histoire du corps*, in *Dans le miroir du passé*, Descartes et compagnie, 1992, p.255.

par exemple une vie où l'eau, élément indispensable à la vie, est maintenant un produit vendu sur le marché, ou d'une vie où l'on serait encore capable de diagnostiquer et réparer soi-même une voiture (comme Citroën avait déclaré concevoir sa 2CV).

En fait, de telles démarches existent, mais à la marge, et représentent une potentialité de changement pour demain. Aujourd'hui, c'est la bureaucratie, la technocratie, la protocolisation, l'économicisme qui l'emportent dans la conceptualisation et la mise en œuvre des services. La création de ces monstres bureaucratiques que sont les ARS, les agences de santé, les unions professionnelles, est là pour en témoigner. Mais dans la pratique, les lignes sont en train de bouger. Tel réseau de soins palliatifs, telle maison de retraite qui refuse d'être EHPAD, telle maison de santé qui essaie de faire un travail avec son environnement social et culturel, tel projet de coordination microlocale.

Ce livre n'a pas vocation à exposer les alternatives, comme d'autres ont pu le faire dans le contexte du développement durable. Car pour qu'il existe des projets alternatifs, l'analyse des impasses et difficultés actuelles est indispensable sous peine de reproduire, avec les meilleurs sentiments possible, les dysfonctionnements structurels, les impasses théoriques et philosophiques dans lesquels nous baignons. Ce serait angélique de penser qu'on peut avoir de bonnes idées toutes neuves, et dégagées de la gangue idéologique et sociétale, et qu'il suffirait de bonne volonté pour que « cela marche ». Dans une des études réalisées par l'AFRESC[7], nous avions repéré, dans les services institués, nombre d'initiatives prises par les professionnels, initiatives clairement innovantes et allant dans le sens d'une meilleure prise en considération du public. Ces actions étaient ignorées de l'institution, et même de proches collègues. Pourquoi ces professionnels avaient-ils décidé de tenter des expériences semi clandestinement ? Sans doute parce que personne n'en comprenait vraiment la nécessité. Et si personne n'en comprend vraiment la nécessité, c'est que l'analyse critique de l'existant n'a pas été faite, ou insuffisamment, ou avec trop peu de soubassement théorique ou philosophique. Plus même, ces expériences, lorsqu'elles sont un peu visibles (nous pensons à la Maison de CROLLES pour personnes atteintes de la maladie d'Alzheimer), sont immédiatement critiquées par d'autres, qui n'en voient pas l'intérêt (critique entendue de la Maison de CROLLES par un élu du Conseil départemental).

Que peut-on en déduire sur un certain nombre de domaines comme les médicaments, la santé mentale, les EHPAD, l'accueil des jeunes enfants, les

[7] AFRESC : association pour l'action, la formation, la recherche et l'évaluation en santé communautaire. L'action en question était l'évaluation des services de santé du Conseil général d'Ile et Vilaine. www.afresc.org

inégalités de santé, la bureaucratisation du système de santé, l'épistémologie de la maladie, les idéologies sous-tendant nos pratiques, afin de permettre d'ouvrir quelques pistes issues de ces réflexions et mises en œuvre ici ou là ? Ces soubassements théoriques et philosophiques sont par essence transdisciplinaires, et les questions sont souvent à la fois des questions techniques, philosophiques, morales, économiques, idéologiques et organisationnelles. Nous le constaterons dans des analyses de situations vécues en EHPAD. En dégager quelques fils permettrait sans doute de moins laisser les personnes, les malades, les mourants, les proches dans de grandes détresses humaines, voire financières.

Ce livre se présente en 4 parties.

La première partie tente d'amener une pensée critique sur la question de la santé et du système de santé. Sur quels fondements repose l'approche biomédicale ? Que peut-on dire des dernières évolutions de l'organisation du système de santé ? Quelles sont les idéologies sous-tendant les pratiques sanitaires et sociales et en quoi ne pas les appréhender comme telles pose-t-il problème ?

Dans la suite du livre, nous utiliserons ces bases théoriques pour examiner certaines pratiques actuelles. Notre approche examinera la question de la pratique en santé sous l'angle de la santé publique (organisation des services de santé, modalités concrètes des pratiques) et de l'approche centrée sur les individus (aller vers des projets personnalisés de santé). Nous sommes persuadés que la médecine devrait en même temps s'interroger sur ses fondements techniques et épistémologiques (l'approche techniciste et scientiste qu'est la médecine basée sur les preuves) et ses modes d'organisation. Penser sa pratique autrement, avoir un autre mode de relation avec ses patients, suppose sans doute de réfléchir à « l'objet médecine » que l'on utilise au quotidien, de dépasser le seul colloque singulier afin de ne pas être seul face à son patient pour comprendre ses soucis de santé, d'imaginer des modes de travail plus collectifs et coopératifs, interdisciplinaires, pluri-professionnels, et donc de réfléchir aux modes d'organisation des professions de santé, des services de santé. C'est dans un va-et-vient permanent entre la relation soignant-soigné et l'organisation qui la rend possible ou non que nous pouvons imaginer un futur autre qu'une médecine gérée par l'intelligence artificielle et les tenants de l'homme augmenté.

Dans la deuxième partie, l'analyse portera sur des « objets » généraux : la santé mentale, le rôle des médicaments et les inégalités de santé.

La troisième partie traitera plus particulièrement de gérontologie et de prise en charge des personnes vieillissantes : que signifie la réponse EHPAD en termes d'accueil des personnes âgées qui ont besoin d'aide ? A quelles difficultés les personnels travaillant dans de tels établissements se heurtent-ils ? Comment pourrait-on transformer les évaluations « obligatoires » en opportunités d'un travail collectif et coopératif dans les établissements ? A quelles conditions méthodologiques ?

Enfin, dans une quatrième partie, nous montrerons que ces réflexions servent concrètement à déboucher sur des pratiques innovantes, des « utopies concrètes », dans une perspective de décroissance médicale, de convivialisme et d'anti utilitarisme. Deux exemples seront développés : la question de la coordination et l'accompagnement de la santé dans de petits territoires, comme dans le développement social local, et la question de l'élaboration coopérative des projets de santé personnalisés.

CHAPITRE 1

Considérations générales : trop de médecine nuit ou la nécessité d'une décroissance médicale

La naissance, la vie, la maladie, le vieillissement et la mort sont maintenant pris en charge par la médecine, symbole de l'efficacité, ou du progrès : on donne la vie à l'hôpital (même si ce dernier cherche à se débarrasser de la mère et de l'enfant le plus vite possible), on surveille médicalement le « développement de l'enfant », on soigne des maladies de plus en plus nombreuses, parce que décrites (« le syndrome de fatigue chronique », « la fibromyalgie »), dépistées (certains cancers, certaines affections endocrines ou génétiques) ou promues (nombre de maladies mentales comme la dépression ou la « bipolarité »), on médicalise la vie des personnes âgées dans des établissements pensés et organisés à cette fin, et pour finir, la mort elle-même est médicalisée, et doit être « prise en charge ». De nouveaux gisements de soins apparaissent : l'aide aux aidants, l'accompagnement des deuils « pathologiques ».

Yvan ILLICH développe dans son texte « *Longévité posthume* »[1] l'idée d'une médecine devenue tellement « efficace » qu'elle spolie la personne de sa vie et de sa mort, conduisant à des débats sans fin sur l'euthanasie, le *médicide* (décision médicale d'arrêt de la vie qui suppose le jugement d'un comité d'éthique sur l'arrêt des systèmes de soutien à la vie), ou le suicide assisté. En parlant d'une amie très chère, I. ILLICH demande « *de reconnaître dans nos prières ceux dont le bios en tant que personnes est terminé, mais qui continuent de rôder au seuil de l'éternité du fait des techniques modernes* »[2]. Ainsi ajoute-t-il « *le serment d'Hippocrate*

[1] Ivan ILLICH, in *la perte des sens*, Fayard, 2004.

[2] Op.cit. p.114.

[interdisait] *au médecin tout vain effort en vue de guérir un agonisant* »[3]. Mais ce régime d'interdit s'est déplacé et « *on apprend aux enfants à connaître les catégories de risque particulières dans lesquelles ils entrent. Ils sont habitués à comprendre ce qu'ils font maintenant au regard d'un avenir dont on a calculé pour eux le degré de probabilité et à comprendre l'avenir comme une chose qui les frappera du fait qu'ils ne se sont pas prémunis maintenant* »[4].

Ce système de soins, de santé, organisé et dispendieux, nous a transformés en consommateurs désireux et exigeants de services. Ces services sont devenus des besoins universels dont nous sommes rendus dépendants du fait des « *centaines de menues informations, conseils et actes administratifs* »[5] nous faisant « *comprendre la recherche de la santé comme l'inverse de celle du salut, comme une liturgie sociétale au service d'une idole qui éteint le sujet* »[6]. Et I. ILLICH ajoute : « *cette transformation du médecin qui écoute une plainte en médecin qui attribue une pathologie arrive à son point culminant dans l'après-guerre*[7]. *On pousse le patient à se regarder à travers la grille médicale, à se soumettre à une autopsie*[8] *dans le sens littéral de ce mot : à se voir de ses propres yeux*[9]. *(...) La visite médicale sert ainsi à la désincarnation de l'ego* »[10].

S'il semble assurément préférable d'être soigné aujourd'hui plutôt qu'hier, il ne faut pas oublier que, comme le rappelle la revue PRESCRIRE, même si « *au cours des temps, la médecine a contribué à l'augmentation de l'espérance de vie de l'humanité, à côté de l'accès à l'eau potable, de l'amélioration de l'hygiène, de l'habitat, de l'alimentation, du niveau d'éducation, etc. (...)* [cela ne signifie pas pour autant que] *davantage de soins* [soit] *toujours synonyme de meilleure santé* »[11]. Les médecins eux-mêmes ont estimé, dans une enquête de la Fédération Hospitalière de France, que « *seuls 72 % des actes médicaux étaient justifiés* » et que la principale raison en serait « *la demande des patients* ». Pour le *British Medical Journal,*

[3] Op.cit. p.115.

[4] Op.cit. p.117.

[5] I. ILLICH, *La perte du monde et de la chair, in La perte des sens* op.cit. p.357.

[6] I. ILLICH, N*e nous laissez pas succomber au diagnostic,* op.cit. p.329.

[7] Et nous verrons plus loin comment un autre philosophe et médecin, Karl Jaspers, a pu analyser ce devenir de la médecine à l'ère technocratique.

[8] Dans nos recherches sur les tentatives de suicide, nous avons croisé la notion « d'autopsie psychologique ».

[9] C'est le but de toute l'imagerie médicale, principal « progrès » des démarches médicales.

[10] Op.cit. p.333.

[11] Revue PRESCRIRE N° 370, août 2014, p.604.

poursuit *Prescrire,* les surdiagnostics et les surtraitements représentent une menace pour la santé.

Faire décroître soins curatifs et préventifs pour promouvoir la santé.

Le professeur Bernard JUNOD, de l'Ecole des Hautes Etudes en Santé Publique (Rennes) a fait nombre de recherches sur le surdiagnostic des cancers, en particulier du sein et de la prostate. Un surdiagnostic de cancer signifie un « *cancer qui n'aurait pas eu de conséquences sur la santé s'il n'avait été diagnostiqué à l'histologie* ». Il estime qu'en 30 ans, « *un million de nouveaux cas de pseudo-cancers ont été traités inutilement en France (100 nouveaux cas par jour pour le sein et pour la prostate)* »[12].

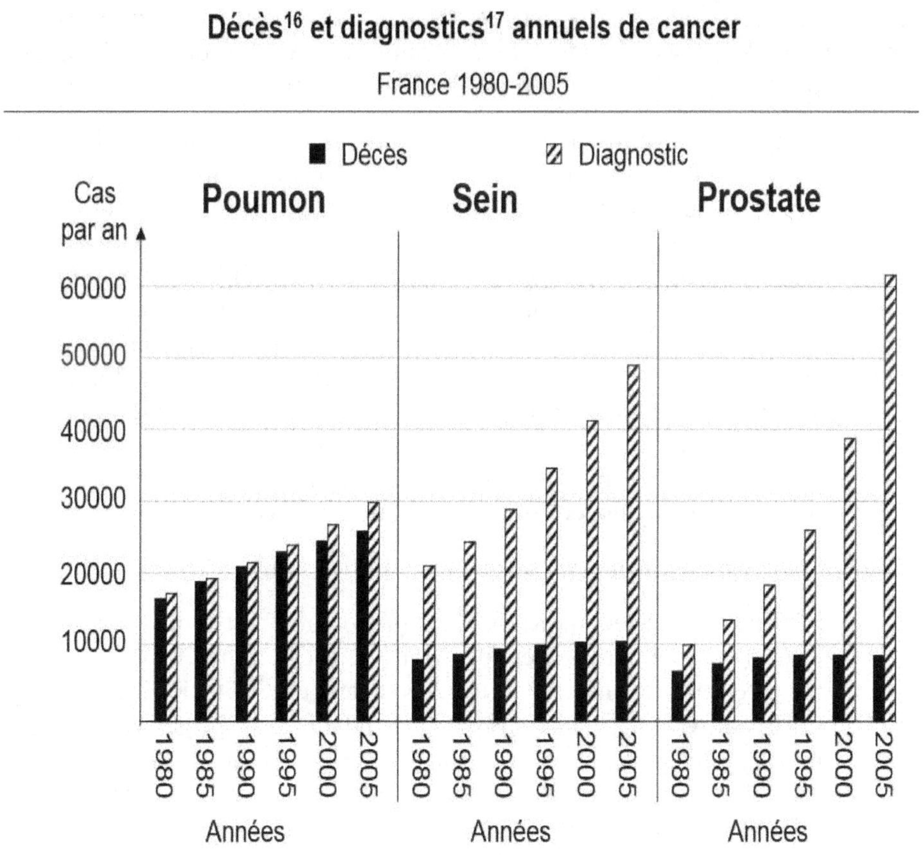

[12] *Cf.* http://www.atoute.org/n/IMG/pdf/BernardJunodSurdiagnosticDepistage.pdf et www.formindep.org/IMG/pdf/FATALEFFECT-VFTG.pdf.

Comment savoir si le cancer qui nous a été diagnostiqué est « vrai » ou « faux » ? Pour soi-même c'est indécidable : allons-nous attendre de voir ? Pour le cancérologue, toute cellule cancéreuse détectée à l'histologie doit être considérée comme un cancer et traitée comme tel. Par conséquent, si surdiagnostic il y a, celui-ci entraîne un surtraitement, lequel est souvent mutilant, chargé d'effets indésirables. Ainsi une prostatectomie pour un éventuel cancer de la prostate peut aboutir à une vie emplie de soins incessants, une incontinence urinaire sans oublier la fin de la vie sexuelle. Le Pr JUNOD montre que, si ces dernières années le nombre de diagnostics de cancer de la prostate et du sein ont augmenté, le nombre de morts dû à ces cancers est resté stable (tableau ci-dessus).

En ce qui concerne la prostate, de nouvelles recommandations sont apparues depuis les études du Pr JUNOD, déconseillant le dépistage du cancer de la prostate par le dosage des PSA. Et effectivement, ajoute le Dr DUPAGNE[13], mieux vaut discuter très sérieusement avec son patient l'opportunité de réaliser un tel test. Ce changement est pour nous un reflet de cette médecine prônée par I. ILLICH, celle qui procède d'un accompagnement du malade.

Le dépistage entre dans le cadre général de la prévention, discipline médicale. Il s'agit en effet de prévenir maladies ou épidémies. Prévenir une maladie suppose d'essayer de bloquer sa survenue, ou d'en minimiser les conséquences. Le dépistage est, dans la logique de la prévention, une action en vue de minimiser les conséquences d'une maladie. Il s'agit de réduire le temps qui s'écoule entre le moment où un problème survient et le moment où il devient apparent. Ce raisonnement est valable aussi bien lorsqu'on pense médecine individuelle que santé publique. Pour l'individu, il peut s'agir du temps d'incubation d'une maladie infectieuse, du délai d'apparition d'une tumeur après que des cellules cancéreuses ont commencé de se développer. Pour une population, il s'agit de repérer les premiers cas d'une épidémie, ou les conséquences d'une exposition à un risque.

Le dépistage suppose remplies plusieurs conditions :

- Il doit exister une technique fiable de repérage, c'est-à-dire sensible (se positivant au premier cas) et spécifique (c'est ce problème-là et pas un autre). Il en existe finalement assez peu (test de GUTHRIE[14], dépistage de l'hypothyroïdie, échographie pendant la grossesse, frottis, mammographie, recherche de sang dans les selles, primo-infection tuberculeuse, V.I.H., tests sensoriels, troubles du langage, troubles du comportement, etc.). Une partie de ces tests sont soumis à discussion du

[13] www.atoute.org

[14] Test fait au nouveau-né pour détecter une phénylcétonurie, maladie génétique métabolique ne nécessitant *que* l'établissement d'un régime alimentaire.

fait de leurs faibles sensibilité et spécificité : tests de dépistage du cancer du sein et de la prostate, primo-infection tuberculeuse, troubles sensoriels, troubles du comportement.
- Cette technique doit être réalisée sur l'ensemble de la population. Dépistage signifie démarche appliquée à toute une population, au contraire du diagnostic précoce qui s'applique à un individu pour lequel des doutes ou des facteurs de risque existent.
- Une solution au problème, tant sur le plan technique que social, doit exister : s'il est facile d'imaginer faire porter des lunettes à des enfants à la suite d'un dépistage positif, la mise en œuvre d'une telle mesure est plus difficile. Agir en suite de dépistage sur les surpoids et l'obésité de l'enfant est tout sauf stabilisé sur le plan médical et encore plus social.

L'une des conditions importantes tant du dépistage que des mesures de protection étant l'existence de techniques de dépistage fiables, de réponses préventives et curatives efficaces, c'est dire si la question du dépistage des cancers peut faire débat. L'étude parue dans le *Journal of American Medical Association* de décembre 2014 montre que les 71 dernières molécules labellisées par la Food and Drug Administration des USA dans le domaine de la cancérologie [augmentent] en moyenne l'espérance de vie des patients de... 2,1 mois ! [15], chiffre éclairant le décalage entre discours sur le cancer et réalité des faits.

La politique de dépistage suppose une « action de masse » difficile à organiser, et coûteuse, dans la mesure où la plupart des tests sont effectués sur des personnes ne présentant aucune pathologie. D'une certaine façon, le dépistage vient concurrencer (concurrencer parce que justement les moyens ne sont pas infinis) une autre idée de la prévention, celle qui permettrait d'éviter les maladies. Ce niveau d'intervention est séduisant, mais se heurte à des difficultés non résolues :

- Certaines protections peuvent entraîner des problèmes importants (vaccination contre l'hépatite B, contre la coqueluche).
- Certaines protections sont peu fiables : BCG.
- On ne peut pas se protéger de tout : sauf à vivre dans une bulle et ne plus rien manger.
- Le nombre global de techniques de protection est limité : il n'existe dans le monde qu'une trentaine de vaccins. 20 nouvelles maladies infectieuses sont apparues ces 40 dernières années (SIDA, Hépatite C, fièvres hémorragiques, encéphalopathie spongiforme bovine, SRAS, virus Ebola, Chikungunya, H5N1, etc.)
- Elle suppose aussi une action de masse.

[15] Cf. http://docteurdu16.blogspot.fr/search/label/BUZYN%20AGNES et le JAMA Network, JAMA Otolaryngology-Head-and-Neck Surgery, décembre 2014.

- Mais surtout, il faudrait réserver cette technique aux maladies mortelles, ou entraînant des conséquences graves, fréquentes, contagieuses (car on peut se protéger autrement des maladies transmissibles, mais non contagieuses). Faute de quoi, nous dévaluons la technique.

Ces différents niveaux d'intervention peuvent être résumés sur le tableau suivant.

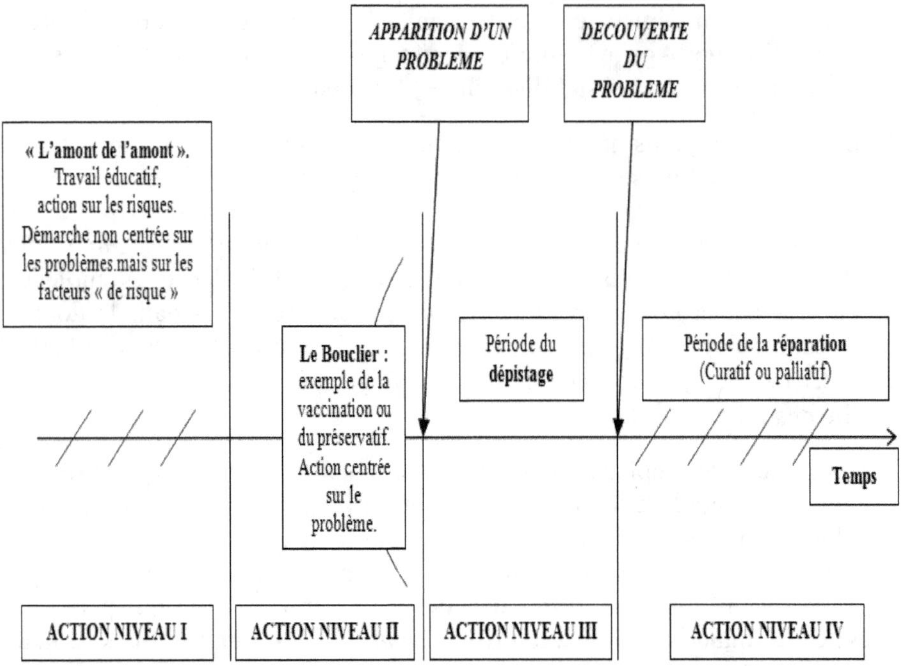

LES QUATRE NIVEAUX DE L'ACTION DE SANTE

Les problèmes techniques et organisationnels des niveaux 3 (dépistage) et 2 (protection) conduisent à penser qu'il serait préférable de privilégier une intervention très en amont, sur les conditions de la (bonne) santé. Elle impose de promouvoir l'idée de santé dans les politiques publiques, dans le développement. Elle est l'une des conditions importantes du développement durable. Elle pose l'éducation pour la santé comme un espace-temps de dialogue et d'élaboration collective. Comme elle dépasse largement le seul cadre sanitaire, sa diffusion de masse est sans doute plus facile, à condition d'avoir la volonté politique de mobiliser des acteurs variés. Contrairement à la protection et au dépistage, ce niveau d'action est moins médical et plus éducatif et social. On voit dans cette dimension apparaître la pertinence des principes de la Charte d'Ottawa de la promotion de la santé (1986).

Le « trop de médecine » résulte d'un fonctionnement conjoint entre l'Etat et le marché.

« *Marchandiser les soins nuit gravement à la santé* », titrait la *Revue du MAUSS* au premier semestre 2013 (N° 41). Bernard JUNOD dénonce pour sa part la collusion entre cancérologues[16], industrie pharmaceutique et marchands d'appareils à mammographie. Cela ne concerne malheureusement pas uniquement les cancers, mais toute la santé. Les dépenses de médicaments en France représentent plus de 34 milliards d'euros, somme du même ordre que le budget des armées (34.2 milliards d'euros prévus en 2018).

Nous avions calculé en 2009, pour un article publié dans le *Journal du médecin coordinateur*[17], qu'« *une partie des médicaments coûteux pourraient être remplacés. Il s'agit principalement des statines* [médicaments faisant baisser le cholestérol], *des neuroleptiques, des inhibiteurs de la pompe à proton* [médicaments de l'ulcère de l'estomac] *et de l'INSPRAA équivalent de la SPIRONOLACTONE* [diurétique prescrit dans certaines affections cardiaques et rénales]. *La proportion du budget « remplaçable » est de 23.18% du total* ». Plus généralement, remplacer un médicament prescrit par le moins cher de sa catégorie (à effet équivalent) et donc sans changer en rien la prescription du médecin (le médecin est libre de ses prescriptions) permettrait de diminuer le coût moyen d'une prescription d'environ 16 %. Si l'on s'attaquait aux prescriptions inutiles – sans doute de l'ordre de la moitié des prescriptions – on aboutirait à une diminution de 58 % du coût des médicaments, soit...pas loin de 20 milliards d'euros par an ! Deux fois plus que ce que l'on cherche actuellement à économiser pour l'assurance maladie pour les 5 prochaines années...

Rappelons-nous aussi l'histoire de ce nouveau médicament qui guérit l'hépatite C (*SOFOSBUVIR*). En soi, ce médicament représente une avancée technique considérable. Le laboratoire l'a proposé au Comité Economique des Produits de Santé du ministère au prix de 19 000 euros la boîte de 28 comprimés. De « dures négociations » menées par le Comité ont permis de

---

[16] Pour des raisons exposées dans un éditorial du site de l'AFRESC (www.afresc.org, novembre 2013), on ne dit plus cancérologue mais oncologue. Euphémisation du danger et de la peur ?

[17] Journal du médecin coordinateur N°39, 4e trimestre 2010.

ramener le prix à 13 667 euros, soit un coût de 41 000 euros par traitement. Sachant que ce médicament peut concerner 200 000 patients, son coût pour la sécurité sociale, du fait que l'hépatite C est une maladie de longue durée prise en charge à 100% par la sécurité sociale, avoisine 8 milliards d'euros. Ce produit est issu du génie génétique et son coût est calculé à partir du prix payé par l'entreprise qui le produit pour acheter le brevet au laboratoire de recherche.

En y regardant de plus près, l'histoire du *SOFOSBUVIR* montre la manière dont le « marché » s'empare du vivant et de la santé par l'intermédiaire de la brevétisation : une équipe de recherche universitaire travaillait sur une molécule prometteuse capable de tuer le virus de l'hépatite C. Dès que les résultats ont commencé à être connus, une « startup » a racheté le brevet. L'équipe universitaire n'était pas outillée pour développer industriellement cette molécule et en faire un médicament. Elle a vendu le brevet à l'entreprise qui a su la persuader de lui céder. La startup a payé très cher ce brevet, en faisant un pari sur le retour sur « investissement ». Avec pour une fois une molécule très efficace, le marché était tentant et la startup en position monopolistique. Elle a pu ensuite négocier ses prix comme elle le voulait. Son retour sur investissement s'est fait sur moins d'un an… Tout le reste est maintenant bénéfice. Dans la mesure où ce laboratoire ne fait pas de recherche, ces bénéfices ne sont pas réinvestis autrement que pour recommencer une opération de rachat semblable. La plus grande partie de l'argent ainsi généré n'alimente pas la recherche, mais constitue une opération financière.

Ce fonctionnement n'est pas inéluctable et n'a pas toujours existé. L'un des premiers découvreurs du vaccin contre la poliomyélite, Jonas SALK (université de Pittsburgh en Pennsylvanie, 1954), n'a jamais breveté son vaccin afin d'en permettre une plus large diffusion. Ce choix a sauvé des millions d'enfants.

Il est important de se souvenir que le système de soins relève de plus en plus du commerce et de la consommation de masse, conduisant l'industrie de la santé à vouloir contrôler l'information et la formation des professionnels. Une partie des chercheurs trouvent leurs financements de recherche grâce à l'industrie, voire deviennent des chercheurs de l'industrie. Il devient dès lors difficile de recruter des experts indépendants dans les commissions ministérielles. La finalité de l'industrie est de produire, de croître et de faire du profit. On dit, en économie, que sa finalité est interne à son organisation. La santé n'est pas son but mais l'objet qui permet le développement de l'entreprise. Il n'y a pas forcément plus « d'éthique » dans l'industrie de la santé que dans n'importe quelle autre industrie. La santé est son créneau. De grosses entreprises du médicament comme BAYER avant tout d'abord des industries chimiques. L'effort fait pour médicaliser la santé des gens, pour les faire devenir clients est une nécessité pour ces entreprises. Il s'agit de vendre et de rentabiliser leur « recherche et développement ». Cette industrialisation de la santé s'intéresse aujourd'hui de plus en plus aux personnes vieillissantes : la *silver économie* constitue un gisement de profit gigantesque.

Le fonctionnement du système de santé renforce ce trop de médecine.

En France, l'accès aux soins est pratiquement garanti pour tout le monde. Les soins, particulièrement les soins longs et coûteux sont pris en charge par la sécurité sociale. Même si de plus en plus de personnes renoncent aux soins pour des raisons financières, cet accès est un droit (une CMU, couverture maladie universelle et une couverture complémentaire existent). Les raisons des renoncements aux soins ne sont pas uniquement d'ordre financier : si l'accès aux droits est souvent compliqué, bureaucratique, le renoncement est souvent aussi un découragement devant la difficulté de se soigner, voire un non-désir (à différencier du déni) de se soigner. Les questions financières relèvent ainsi plus d'une organisation insuffisante ou déficiente du système d'aide que d'un déficit d'accès, excepté pour certains soins comme les soins dentaires ou l'optique. Les dysfonctionnements sont variés : retards pour accéder aux droits, refus de certains médecins d'accorder des rendez-vous aux bénéficiaires de la CMU, dépassements d'honoraires demandés aux personnes qui n'ont pas les moyens, découragement de certaines personnes devant la complication des dossiers à établir. En outre, ce système de prise en charge généralisée assure aux professionnels une clientèle et des revenus grâce à la socialisation du coût des soins permettant à chacun de pouvoir compter sur un professionnel de santé en cas de besoin, de penser que des professionnels compétents sont constamment potentiellement à notre service.

De fait, nous en usons et abusons : à la moindre inquiétude, nous pouvons obtenir une réponse qui apaise nos souffrances et nos craintes. Aujourd'hui encore, et peut-être plus que jamais, chacun est habité d'un sentiment profond – corroboré par les médias – qu'un tel système nous garantit de la maladie, nous permet de vivre plus longtemps en « bonne santé ». Chacun cherche dans les soins un soulagement pour envisager l'inéluctable de la déchéance et de la mort, l'angoisse de la finitude. L'espoir est entretenu par les discours de la science elle-même : à chaque étape et jusqu'à la dernière, nous aurons une réponse, une solution. Le développement de la médicalisation de la fin de vie atteste de ce profond mouvement : « *environ 58% des Français meurent dans un établissement de santé : 49,5% dans un hôpital public ou privé et 8,4% en clinique privée. (...) Dans le même temps, 27% des Français environ meurent à domicile* »[18].

Nous avons intégré ces soins et ces comportements sanitaires jusque dans nos comportements quotidiens même si, nous rappellent les instances de santé publique, nous pourrions être encore plus attentifs à notre santé : en faisant vraiment l'effort de nous comporter mieux, de mieux suivre les prescriptions des médecins, de nous soigner comme on nous le propose, de faire confiance et s'abandonner aux médecins et aux éducateurs. Hygiène, comportements, alimentation, vaccins, médicaments permettent d'agir sur les causes des problèmes tels que tabac, alcool, sexe, sédentarité, obésité, cholestérol, hypertension artérielle. La prise en compte de ces problèmes par des professionnels motivés et formés permettrait cette vie longue et douce à laquelle chacun aspire à la condition que chacun suive scrupuleusement les conseils. Cet « *abandon aux experts* » a permis certains succès : l'idée de « l'enfance » apparue à la fin du 19e siècle[19] a provoqué une régression spectaculaire de la mortalité infantile et maternelle par des mesures combinant médecine (infectiologie, vaccins, obstétrique, psychiatrie, chirurgie) et hygiène sociale (lutte contre l'alcoolisme, lutte contre les nourrices et l'abandon des enfants, instruction obligatoire).

Cependant, Christopher LASCH montre une certaine résistance à la normalisation sanitaire par le salut consumériste : « *les libéraux de la bourgeoisie aisée ne parviennent pas à prendre la mesure de la dimension de classe caractérisant leur obsession pour la santé (...)*[révélant] *la haine venimeuse qui ne se cache pas loin sous le masque souriant de la bienveillance (...) les masses comprennent qu'il y a des limites inhérentes au contrôle de l'homme sur (...) la nature et le corps, sur les éléments tragiques de la vie et de l'histoire humaine (...).* [Ainsi] *il semble bien que la principale menace provienne non des masses mais de ceux qui sont au sommet de la hiérarchie* » [20] , lequel « sommet » est le producteur de l'obsession pour la santé en même temps que des réponses à y apporter. La fin (la santé) prônée par les « élites » justifie-t-elle les moyens (les pratiques, la manière de faire, etc.) ?

LASCH le dit : « L*es masses comprennent qu'il y a des limites* ». Pour quelles raisons le système de santé fonctionne-t-il alors sur le mode de l'illimitation, c'est-à-dire d'une possibilité de consommer et de prescrire sans limites ? Comment se fait-il que, malgré les scandales et excès relativement fréquents (sang contaminé, médiator, amiante, excès du

---

[18] IGAS, RAPPORT N°RM2009-124P, 2009. Le domicile inclut les EHPAD.

[19] Cf. à ce sujet *La police des familles* de Jacques DONZELOT, Editions de minuit, 1977.

[20] C.LASCH, dans L*a révolte des élites*, Flammarion Champs Essais, 1996 (pp.39-40 et 9).

dépistage en cancérologie, excès de contention y compris chimique pour les malades mentaux, etc.), la consommation de soins augmente année après année, que « la demande » ne faiblisse pas[21] ? Certains travaux en gériatrie estiment que la prescription médicamenteuse chez les personnes âgées est la première cause des accidents de santé (après 3 molécules, on ne peut plus analyser les interactions, après 6 molécules, 50 % des accidents de santé sont liés directement aux médicaments). Pour Anne VEGA[22], « *une majorité des médecins est convaincue de la nécessité de médicamenter les maux courants, dont « la dépression », qu'ils pensent maîtriser par des associations de produits psychotropes. Les « abus » sont également liés au renouvellement sans critique de produits initiés par d'autres médecins et en particulier d'ordonnances déjà longues : comprenant des produits psychotropes, mais aussi d'autres produits dangereux, ou ayant des interactions entre eux (notamment chez les personnes âgées). Cependant, cette tendance à utiliser des produits inutiles, coûteux ou toxiques s'explique surtout par le fait qu'au sortir des facultés, les médecins généralistes n'ont pas d'autres outils et pas de références adaptées à leur futur exercice* (...) *En l'absence de formation au doute et à sa gestion, des enquêtés ont également recours à l'ordonnance pour se rassurer et sont constamment à la recherche de 'recettes'* » (...) *des ordonnances abusives sont renouvelées faute de relations équilibrées et directes entre les différents prescripteurs. Enfin, dans l'Hexagone, il n'existe ni culture de soins communautaires incluant le point de vue des usagers ni références proprement « généralistes », d'où un recours privilégié voire exclusif aux savoirs et aux produits spécialisés* »[23].

La médecine contemporaine a bâti, dans une interaction constante avec l'industrie « de santé », une certaine idée de la médecine dont l'offre médico-sanitaire et son organisation sont le reflet. Ce mode d'organisation ne favorise pas le questionnement sur les pratiques, car les intérêts internes à l'industrie de santé sont puissants. Certains médecins, au nom de la demande des patients s'exonèrent du nécessaire travail d'élaboration à faire entre besoins et demandes et du temps à consacrer pour pouvoir dialoguer de cela avec leurs patients[24]. Analyser les problématiques de santé de leurs malades,

---

[21] Exception faite d'une suspicion paradoxale envers les vaccins.

[22] Anne VEGA, E*tude sur le partage des responsabilités en médecine*, INSERM/CNERS/CERMES, août 2011.

[23] Voir aussi chapitre 7 : que soigne-t-on avec nos médicaments ?

[24] En discutant avec le Dr VIALY, médecin généraliste à Romans, nous avons pu constater, au travers de son « relevé individuel d'activité et de prescriptions » qu'il existe manifestement de grandes variations dans les pratiques. Ainsi sa prescription médicamenteuse est-elle moitié moindre que la moyenne départementale et sa prescription d'actes biologiques 3 fois moindre. Pour le Dr VIALY, la différence réside dans un objectif pratique et concret de sa pratique, qui

tant individuelles que collectives, est une nécessité pour prendre en charge les malades en tant que personnes vivant dans leur milieu et pas seulement les maladies ou un organe. L'espace-temps nécessaire pour cela semble, pour beaucoup, leur faire défaut. Paradoxalement, le fait d'être débordé (ce manque de temps) a une autre fonction : montrer combien ils sont performants. Il existe cependant à l'intérieur de l'offre médico-sanitaire des procédures qui vont dans le sens d'une problématisation plus large. Les médecins sont normalement tenus d'élaborer un « *projet personnalisé de santé* » pour chaque patient. Mais ils ne sont pas formés à l'idée de projet. Une telle notion suppose d'analyser chaque situation le plus globalement et transversalement possible. La globalité ne peut relever du seul médecin ou d'un seul professionnel : elle exige un travail collaboratif et pluridisciplinaire. Il s'agit d'élaborer avec le patient des objectifs raisonnables de santé, que le patient deviendrait capable de maîtriser. L'élaboration d'un projet est chronophage et donc rarement réalisée. Devant ces difficultés, les tutelles ne conduisent pas une réelle politique pour ce changement de pratique. Et ainsi l'élaboration d'un projet personnalisé de santé se confond souvent avec la gestion d'une filière de soins consistant à baliser l'utilisation des services supposés nécessaires au patient, appelée « parcours de santé ». Ces parcours sont institués, protocolisés, fléchés en fonction de la maladie et non plus du malade, en fonction des services et techniques nécessaires au traitement de la maladie. Le projet de santé se transforme en un guide d'accès aux soins « nécessitant de la coordination ou de la médiation ». Les filières de santé ne sont toutefois pas conçues pour résoudre des problèmes paraissant simples médicalement, mais très importants pour les malades, par exemple savoir qui organise la sortie d'hôpital un samedi soir d'une femme de 85 ans qui vient d'être plâtrée pour une fracture de cheville, comment faire avec une personne alcoolique chronique quand elle vient en consultation (et pour qui l'idée d'une filière est antinomique avec sa pathologie), quelle attitude avoir avec un toxicomane ou avec une personne atteinte d'une maladie terminale qui désire mourir chez elle. Toutes situations montrant en même temps le quotidien de la médecine et son inadaptation technique comme organisationnelle (cf. plus haut : 58 % des Français décèdent à l'hôpital alors qu'ils souhaitent majoritairement le contraire).

Pour l'Etat, l'alternative serait que les médecins généralistes (comme prévu par la loi) soient les organisateurs et les coordonnateurs des soins. Un rapport récent de l'IGAS met en doute la capacité des médecins à mettre en œuvre cette fonction de coordination [25] : « *Les éléments structurant la*

---

peut être mis en œuvre par le temps passé à comprendre avec ses patients les problèmes qui se posent. Autrement dit à élaborer avec le patient son projet de santé.

[25] http://www.igas.gouv.fr/IMG/pdf/2014-010R_Evaluation_coordination_appui_soins.pdf

construction d'une coordination d'appui [devraient être] *des fonctions complémentaires aux soins : selon de nombreuses études, une coordination efficace en appui aux médecins permet d'améliorer la qualité des soins, dans un système de santé complexe et fractionné. En effet, ce soutien doit permettre aux professionnels de santé d'exercer leur métier sans se délester, pour les cas les plus consommateurs de temps, sur les urgences des hôpitaux ou des réseaux trop spécialisés et de bénéficier d'une assistance logistique ou d'une aide dans les prolongements médicosociaux et sociaux de la prise en charge des patients* ».

Les inégalités de santé ne se résolvent pas dans davantage de soins ou d'accès aux soins.

La notion d'inégalités de santé pose un problème en soi, même si on ne la rattache pas à une insuffisance d'accès aux soins. Car pour atteindre un certain niveau de santé, il faut désirer la santé, agir pour satisfaire ce désir, ce qui suppose non seulement d'avoir accès à l'information, mais encore de la comprendre et plus encore de considérer comme un objectif l'idée de santé, et comme des moyens légitimes les propositions que font les professionnels. Or la réponse à cette question de ce que nous appelons « *l'appétence à la santé* » ne consiste pour l'essentiel qu'à présupposer l'existence de cette appétence comme une sorte de pulsion naturelle ignorant l'ambivalence des désirs, les pulsions contradictoires. La santé n'est ni une notion très définie ni une valeur absolue. Le désir de santé qui sous-tend l'interprétation de la notion d'inégalité reste le reflet d'une représentation sociale culturellement et historiquement située (la petite bourgeoisie du 19e et du 20e siècle, ou ceux que l'on appelle aujourd'hui les bobos et hier les Yuppies). Dionysos est bien oublié, au profit d'un puritanisme qui n'ose plus s'afficher comme tel. D'une certaine façon, la norme de la bonne santé bourgeoise est tellement ancrée dans les esprits que toute déviance est considérée comme anormale.

Si la notion morale (c'est-à-dire produite par le jugement) de l'inégalité n'est qu'une interprétation particulière de la constatation indubitable de différences, et si ce jugement repose sur un constat non moins indubitable que l'origine sociale des « victimes » de ces différences est toujours dans les classes sociales les moins élevées, on ne fait là que mettre en évidence que certaines classes sociales n'agissent pas de la même manière que la petite bourgeoisie sans même essayer de contester cette propension de ladite bourgeoisie à considérer ses propres valeurs comme universelles et bonnes pour tous[26].

Pour les experts en santé publique (médecins et préventeurs), ne pas désirer cette santé n'est pas envisageable et ne peut être qu'inenvisageable pour tout le monde. Un comportement déviant de cette norme devient le résultat d'un déficit ou d'un manque (selon que l'on examine la question du point de vue comportementaliste ou du point de vue sociopolitique) et reflète le problème lui-même. Dans l'aide sociale à l'enfance, le fait de refuser de l'aide est considéré comme une « information préoccupante » et donc un signe, un symptôme. Les travailleurs sociaux et leurs cadres appliquent (ou inventent) des procédures et des prises en charge sans suffisamment se préoccuper de savoir en quoi et comment elles relèvent de préjugés concernant la bonne éducation et la bonne santé des enfants et des familles. C'est ce qu'a démontré DONZELOT dans l'ouvrage déjà cité. Il est encore plus difficile de mettre en évidence ce préjugé dans le domaine du sanitaire tant les questions de la santé, de la maladie et de la mort sont des représentations sociales puissantes. Pour Christopher LASCH, « *La thérapie* [tout comme la prévention] *a un aspect disciplinaire de contrôle social (...). Il ne s'agit pas de rendre la vie trop confortable au patient faute de quoi il perdrait toute motivation pour guérir* »[27]. L'analyse des inégalités de santé, reposant sur des différences constatées, renferme de tels jugements de valeur. L'action légitime pour tenter de réduire ces inégalités mériterait de tenir compte de ces aspects.

On attend néanmoins des professionnels du secteur sanitaire d'agir en conséquence. Mais cette attente est une sorte d'injonction paradoxale pour les professionnels de la santé : car, d'une part, les professionnels et le

---

[26] Les inégalités de santé sont définies de la manière suivante : une différence d'espérance de vie entre classes sociales, la notion de classe sociale étant une construction sociologique de plus en plus contestée par les sociologues eux-mêmes. Par exemple : à 35 ans, un homme ouvrier peut s'attendre à vivre 39 ans, alors qu'un homme cadre peut s'attendre à vivre 46 ans. A 35 ans, une femme ouvrière peut s'attendre à vivre 47 ans, alors qu'une femme cadre peut s'attendre à vivre 50 ans. A 35 ans, un homme ouvrier peut s'attendre à vivre 17 années avec au moins une limitation fonctionnelle physique ou sensorielle, alors qu'un homme cadre peut s'attendre à vivre 13 années avec ces problèmes. Un homme ouvrier de 35 ans vit en moyenne 60% de son espérance de vie totale sans incapacité alors qu'un homme cadre du même âge vit en moyenne 73 % de son espérance de vie totale sans incapacité. Une plus grande incidence des cancers de l'estomac, du foie, des lèvres-bouche-pharynx est observée parmi les populations défavorisées dans les deux sexes, de même que les cancers du larynx, de l'œsophage, du pancréas et de la vessie chez les hommes et du cancer du col chez les femmes. En revanche, le mélanome, les cancers de la prostate, des testicules, des ovaires et du sein sont plus fréquents dans les zones aisées.

[27] Cf. C.LASCH, *Un refuge dans ce monde impitoyable,* François Bourin éditeur, 2012 pour la traduction française, p.243.

système social sont philosophiquement et éthiquement formés pour ne pas faire de différence entre les gens (tous sont des patients à prendre en charge de manière égale) et, d'autre part, ils participent activement de la fabrication de la différence (par le décalage de niveau culturel entre praticiens et personnes concernées par la situation). De ce fait les actions menées pour réduire les inégalités sont peu efficaces. Le seul système de soins, s'il y contribue, n'est pas seul est en cause. On comprendra que ce n'est pas en renforçant l'usage des services et les messages normatifs que se verra amélioré ce problème des inégalités[28].

Recherche d'un système de santé plus efficace : le « plus de médecine » ne résout pas tout.

La faible efficacité du système de santé est difficile à appréhender tant les discours techniques tendent à nous persuader efficacement du contraire[29]. La « production » de santé ne peut être analysée que sur le long terme et des populations entières. Or un médicament efficace cliniquement peut n'apporter aucune amélioration en termes de santé. Ainsi en est-il des « statines » qui, si elles font baisser le taux de cholestérol dans le sang, n'apportent que peu en ce qui concerne la morbi-mortalité par maladie cardio-vasculaire (les indications sont étroites, la prescription large). On peut en dire autant de nombre de médicaments en cancérologie, dont l'efficacité réside dans l'augmentation de l'espérance de vie de… quelques jours.

Thomas Mc KEOWN, épidémiologiste anglais[30], a été l'un des grands penseurs d'une approche historique de l'épidémiologie. Pour lui, la place de la médecine dans l'amélioration de la santé de la population, historiquement et chronologiquement, et corroborant ainsi les travaux de BRAUDEL, est loin derrière trois autres facteurs. Le premier facteur est l'amélioration de l'alimentation liée aux progrès de l'agriculture et des transports qui s'est mise en place depuis la fin du 18e siècle (réduction de la mortalité par maladie infectieuse). Le deuxième facteur est le développement de l'hygiène avec les progrès de la microbiologie (Pasteur en particulier) qui a conduit aux notions d'asepsie, mais aussi de filtrage de l'eau, de traitement des déchets. Le troisième facteur réside dans la mise en place d'une régulation des naissances (moins d'enfants par femme, plus de temps entre les

---

[28] Voir chapitre 11. Resterait à définir ce que signifierait une action efficace du point de vue des gens concernés si on construisait la réflexion avec eux.

[29] Elle a cependant été reconnue par des institutions comme le Haut Comité de la Santé Publique qui dès 1998 affirmait que la médecine ne pouvait être tenue pour responsable que de 10 à 20 % de l'amélioration de la santé publique.

[30] Cf. *Médecine et société, les années 80*, Ed. Saint Martin (Montréal), 1986.

grossesses et surtout l'idée de l'enfance et de l'éducation) qui a permis une diminution radicale de la mortalité infantile et maternelle. Ce n'est qu'en quatrième position qu'interviennent certains progrès médicaux comme le vaccin contre la poliomyélite ou les antibiotiques.

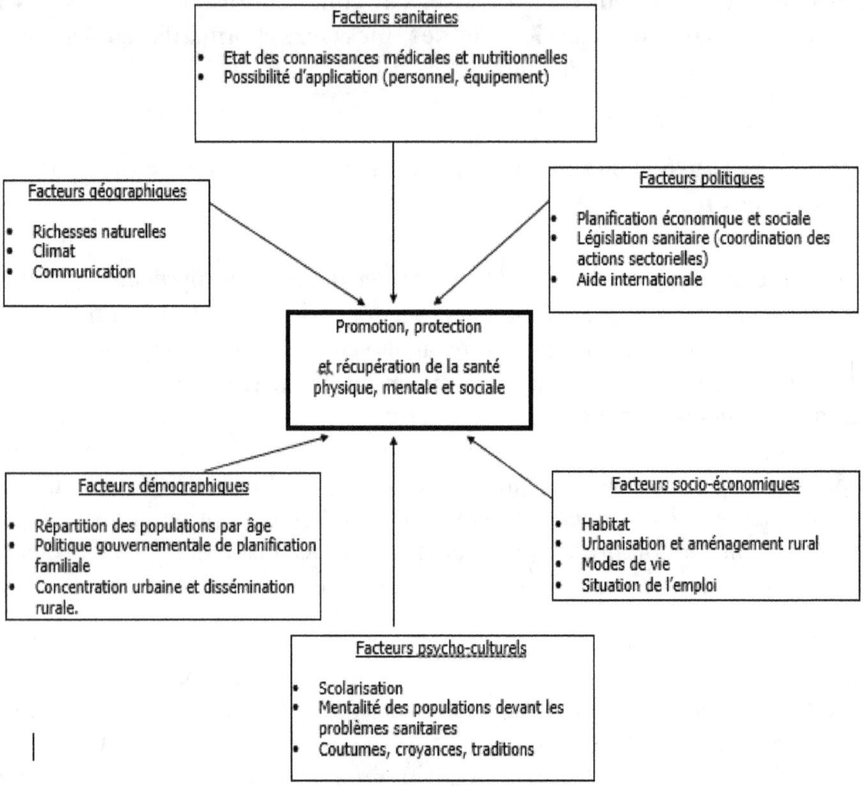

Les facteurs qui influencent la santé de l'homme

Dans le livre de MONNIER et DESCHAMPS[31], cette analyse de Mac KEOWN est résumée par le tableau sur les *« facteurs qui influencent la santé de l'homme »*. Ce tableau peut être vu comme l'ensemble des actions à mener *au nom de la* santé dans tous les compartiments de l'action sociale, économique et politique. Avec ce tableau, apparaissent clairement les facteurs et les actions qui ont contribué à cette évolution de l'état de santé de

[31] *Santé publique, santé de la communauté*. Villeurbanne, SIMEP, 1980. Voir le tableau ci-dessus.

la population. Quantité d'actions se situent hors du champ de la médecine stricto sensu. La difficulté de ce type d'analyse réside cependant dans l'idée d'extension à l'infini de la possibilité de l'action humaine en matière d'action médicale ou de santé dès lors que l'on pourrait en analyser finement la pluralité des causes. Et nous voici de nouveau dans l'illimitation... Les auteurs du tableau ci-dessous ont réfléchi dans une approche prospective et normative, perspective très différente de l'analyse historique de Mac KEOWN.

Cependant, la connaissance de facteurs influençant la santé de l'homme de plus en plus nombreux ne doit pas nous faire perdre de vue qu'aucune connaissance scientifique ne saura jamais tout des causes des maladies et des problèmes de santé. Ces derniers resteront toujours multiples et en interactions complexes. De plus, dans cette manière de voir, la santé persiste à être largement analysée et interprétée du côté de la maladie ou de son absence. La maladie médicale est au centre de toutes les recherches et l'approche de la santé publique se situe dans une perspective de lutte, de guerre contre la maladie imputant leur défaut d'efficacité à un manque de moyens.

Ce tableau peut faire penser que la santé est maintenant analysée à l'aune d'autres points de vue que la seule biomédecine. Dans la pratique, c'est plutôt la médecine qui absorbe d'autres champs d'expertise, comme les sciences sociales, pour élargir son champ d'action. C'est en quelque sorte la tâche assignée à la santé publique par la médecine. Au lieu d'instruire une pluridisciplinarité, on internalise les données non médicales dans la procédure du diagnostic médical, par exemple en protocolisant la recherche des facteurs sociaux dans l'interrogatoire du malade. L'absorption des sciences humaines par la médecine, sans aucun doute une amélioration de la démarche médicale, tend malheureusement à diminuer la charge critique que pouvaient avoir les sciences humaines à l'adresse des systèmes de santé[32].

L'extension du domaine médical ne concerne pas seulement l'ouverture à d'autres causalités. La médecine elle-même progresse et propose des outils de diagnostic et des traitements de plus en plus sophistiqués. Cela n'a pas résolu les questions d'inégalités. Cela n'a pas non plus amélioré la santé des populations.

L'espérance de vie sans incapacité a diminué pour la première fois en 2010, pour les hommes comme pour les femmes, passant de 62.7 ans à 61.8 ans

[32] Thierry BERCHE, dans *Anthropologie et santé publique en pays DOGON,* APAD Karthala 1998, faisait remarquer que la médecine s'était approprié l'anthropologie qui ne devenait qu'une expertise supplémentaire dans la logique médicale.

pour les hommes et de 80.6 ans à 79.1 ans pour les femmes [33]. L'augmentation de l'espérance de vie tend à se ralentir [34]. Jusqu'à récemment, l'espérance de vie a augmenté continûment d'une moyenne de 3 mois par an depuis le milieu du 18e siècle (source INSEE/INED). Elle continue d'augmenter à un rythme moins rapide, voire à stagner certaines années. Il est possible de penser que nous sommes proches d'un maximum et qu'il faut s'attendre à une diminution à l'avenir, déjà constatée aux USA. Le tout dans le contexte d'une progression constante des techniques et des recours aux soins.

Ainsi, même en intervenant sur un ensemble élargi de « *déterminants* » (sociaux, anthropologiques), élargissant le champ d'intervention potentielle de la médecine *telle qu'elle est,* le niveau de santé, pas plus que les inégalités ne s'améliorent substantiellement. La difficulté provient, nous semble-t-il, du fait que la philosophie de l'action, le paradigme dans lequel l'action se situe, ne change pas : il s'agit d'intervenir sur les maladies considérées comme des faits objectifs, tels que construits dans le paradigme biomédical.

Cela nous donne des arguments pour en revenir à l'idée médicale de Karl JASPERS[35] qui consiste non pas à guérir les gens à tout prix (ou faire croire qu'on peut les guérir) mais à les soigner en leur apportant des réponses mêmes ponctuelles ou partielles, des réponses qui ne feraient plus l'impasse du sens tragique de la vie en promettant le salut. Aider à vivre, avec soi-même tel que l'on est, est une approche revendiquée par des pratiques alternatives telles que la psychanalyse, malheureusement mal considérée, car considérée comme inefficace. La notion d'efficacité en médecine et en santé est une notion qui mériterait une remise en question, ouvrant à la possibilité d'examiner l'idée du bien-être autrement : du point de vue des expertises multiples, dans une rupture épistémologique par rapport au modèle médical de la santé, et du point de vue *profane*, c'est-à-dire des gens eux-mêmes. Cela permettrait sans doute de remettre en chantier l'idée de santé publique centrée sur la guerre aux maladies et permettrait d'envisager la santé comme une résultante de pratiques sociales et politiques et non comme l'objet à atteindre par une rationalité de l'action.

Ainsi, si le trop de médecine n'améliore pas l'efficacité de la médecine en matière de santé, c'est que la médecine et la santé publique sont elles-mêmes devenues prométhéennes.

---

[33] Source : INED, communiqué de presse, 17 avril 2012.

[34] Cf. Yves CHARPAK, *L'indicateur espérance de vie est-il fiable ?*, Libération 14 janvier 2011.

[35] Karl JASPERS, L*'idée médicale*, in *Essais philosophiques*, Petite Bibliothèque Payot, 1970 (1953 pour l'article cité).

Le « trop de médecine » a un coût : exorbitant. En rajouter n'est-il pas autre chose que remplir une baignoire qui fuit ?

Quant au coût, personne n'est capable de dire ce que serait une dépense juste en matière de santé. Une technique ou un soin qui améliore nettement et réellement la santé pourrait valoir légitimement cher. Mais nous l'avons vu avec le *SOFOSBUVIR,* la fixation des prix obéit à des déterminations où l'efficacité et le service rendu sont secondaires. Si ces facteurs étaient réellement prioritaires, il conviendrait alors de se rappeler que le découvreur du vaccin contre la poliomyélite a fait cadeau gratuitement de son brevet.

Comment admettre une telle utilisation d'argent collectif (de l'ordre de 240 milliards d'euros par an en France) si l'on peut faire au moins aussi bien en dépensant moins ? Les excès de notre système de santé sont évidents. L'ouvrage des Pr DEBRE et EVEN sur les médicaments en témoigne. L'observation que nous avons eue des pratiques de médecins (généralistes comme spécialistes, de ville comme hospitaliers) à partir d'une fonction de coordination médicale dans des EHPAD [36] ne fait que renforcer ces observations. La pression de l'industrie pharmaceutique est réelle et constante. La propagande en faveur de la médecine, le désir de chacun d'utiliser à volonté son « droit de tirage » sur l'assurance maladie, sont permanents. Les ordonnances à rallonge, les examens de santé répétés, les hospitalisations non indispensables[37] sont la règle. Offre et demande se conjuguent habilement, avec cependant une sous-estimation importante de la dimension de l'offre[38].

Ce genre de pratique, loin de satisfaire à une utilité réelle (et revendiquée), est aussi source de problèmes importants (l'iatrogénie) eux-mêmes source de coûts importants. Il est donc certain qu'une rationalisation de ces pratiques pourrait améliorer l'efficience du système. Moins dépenser et moins fabriquer d'iatrogénie. Cette approche a été initiée par I. ILLICH dans *Némésis médicale* dans les années 1970[39] à une époque où les technologies et les dépenses médicales n'avaient pas encore atteint les sommets d'aujourd'hui.

---

[36] Etablissements d'Hébergement pour Personnes Agées Dépendantes

[37] A moins d'un minimum d'organisation… C'est ce qu'on pourrait attendre des nouvelles initiatives de santé publique que sont les médecins coordinateurs en EHPAD ou les maisons pluridisciplinaires de santé.

[38] Cf. Anne VEGA, *op.cit.*

[39] Ivan ILLICH, *Némésis médicale*, Seuil 1975, réédité in Œuvres complètes, Fayard 2003.

Mais cette rhétorique fait l'impasse sur les raisons du fonctionnement agonistique de ce système : le désir de se soigner, de consommer du soin repose sur une propagande médicale du bien-être, sur l'idéologie de la consommation, sur une idéologie économiciste et sur le culte de la croissance. Il suffirait en somme de réguler l'intervention. Il ne s'agirait que d'excès et non d'un problème structurel. La similitude avec la spéculation et le système économique est flagrante. Les activités spéculatives des banques ne sont pas remises en cause. Les activités techniques et industrielles de la santé ne sont pas remises en cause. Leur caractère a priori bénéfique constitue le socle de la foi que l'on a de leur nécessité.

Ce modèle techniciste, scientiste, rationaliste de la santé produit des pratiques peu réjouissantes (que c'est difficile, une carrière de malade chronique ou de cancéreux !). Comme le disait P.K.FEYERABEND, « *la civilisation occidentale dans son ensemble valorise maintenant l'efficacité à un degré tel que les quelques objections d'ordre éthique qui peuvent surgir paraissent naïves et non scientifiques* »[40]. Il ajoute : « *il n'existe pas de critère de santé non ambigu – le bien-être est jugé différemment à différentes époques et dans différentes cultures – et il deviendra clair que la question de l'excellence relative des méthodes scientifiques et non scientifiques n'a jamais été examinée de manière scientifique (...). Le choix de la science au détriment d'autres formes de vie n'est pas un choix scientifique* »[41]. Et, au fond, « *si les affaires importantes sont la santé et la maladie, alors c'est au patient individuel et non à un médecin noyé dans ses théories abstraites d'évaluer le bien-être* »[42].

Finalement trop de médecine nuit...

L'offre de santé, de médicosocial est devenue tentaculaire. Cette hydre se développe dans nombre de directions posant des difficultés sérieuses : des techniques délétères, des professionnels utilisant ces techniques sans recul critique, un renforcement des inégalités, une augmentation de l'inefficacité, un coût prohibitif, une approche normative des besoins. Oui, nous avons réellement besoin d'une décroissance médicale, tant technique que méthodologique et idéologique.

Le sociologue et historien américain Christopher LASCH exprime avec une grande clarté ce qui nous préoccupe : « *L'histoire de la société moderne est, d'un certain point de vue, celle de l'affirmation d'un contrôle social sur les*

---

[40] Paul FEYERABEND, A*dieu la raison*, Seuil, 1989, p. 33.

[41] Paul FEYERABEND, op.cit p.41.

[42] P.FEYERABEND, op.cit p.60.

activités jadis dévolues aux individus et aux familles. Dans la phase initiale de la révolution industrielle, les capitalistes arrachèrent la production du foyer pour la collectiviser à l'intérieur de l'usine, sous leur surveillance. Ils se mirent ensuite à s'approprier les savoir-faire et le savoir technique des travailleurs grâce à « l'organisation scientifique du travail » et à les rassembler sous le contrôle d'une direction managériale. Ils étendirent enfin leur contrôle sur la vie privée des travailleurs : médecins, psychiatres, enseignants, psychopédagogues, agents au service des tribunaux pour mineurs et autres spécialistes commencèrent à surveiller l'éducation des enfants, qui jusqu'alors relevait de la famille »[43].

Plus loin, il ajoute « *de même que l'économie politique s'est montrée incapable d'envisager les relations de marché modernes comme le résultat d'un processus historique spécifique (au terme duquel les paysans et les artisans perdirent le contrôle des moyens de production pour devenir des salariés), les sciences sociales* [la santé publique] *ne parviennent pas à voir que 'l'interdépendance' ne fait que refléter les modes changeants de la domination de classe : l'extension et la consolidation du contrôle capitaliste à travers l'action du management, de la bureaucratie et l'essor de l'expertise* »[44].

Et de renchérir : « *pour justifier cet accaparement des fonctions parentales* [de l'individu, du groupe, de la communauté] *les professions d'assistanat eurent souvent recours à l'analogie entre la médecine préventive et la santé publique (...). Educateurs, psychiatres, travailleurs sociaux et pénologues, tous se présentaient comme des médecins au chevet d'une société malade et souhaitaient bénéficier de la plus large délégation d'autorité médicale possible pour remédier à ses maux* »[45].

Selon LASCH, « *l'adhésion à une définition médicale de la criminalité et du désordre social* [range ses protagonistes en tant que] *porte-parole de premier plan de l'industrie de la santé (...). Avec la médicalisation de la société, la déviance en vint à être assimilée (...) à la maladie* »[46]. La réciproque nous semble tout aussi vraie. La maladie en vint à être considérée comme une forme de déviance et les médecins comme les juges de la santé. Ainsi, « *l'influence conjointe de la publicité et des professions d'assistanat (...) ne libérèrent la vie intime de la surveillance de l'Eglise et de l'Etat que*

---

[43] C.LASCH, U*n refuge dans ce monde impitoyable*, Paris, François Bourin Editeur, 2012, p. 46.

[44] C.LASCH, op.cit. p.48.

[45] C.LASCH, op.cit. p.73.

[46] C.LASCH, op.cit. p.81.

pour la soumettre à une surveillance médicale et psychiatrique ou à la manipulation de l'industrie publicitaire »[47].

[47] C.LASCH, op.cit. p.82.

CHAPITRE 2

Epistémologie et anthropologie du système de santé

Dans un article publié par la revue Médecine[1], les auteurs font valoir que certains diagnostics seraient des formes d'imposture, c'est-à-dire de « faux » diagnostics, faux, car ne reposant pas sur une étiologie précise, n'entraînant pas de réponse médicale rigoureuse, et plutôt destinés à donner une réponse à un patient qui en attend une, de la part du médecin qui s'en sent l'obligation.

Si effectivement le constat fait par les auteurs est un reflet bien réel de la pratique médicale, leur analyse nous semble entachée d'une croyance erronée en une séparation des vraies et de fausses situations pathologiques, les vraies étant celles qui relèveraient de la science médicale : « *La médiatisation des découvertes médicales tourne en général autour des progrès techniques, pas toujours faciles à vulgariser sans les caricaturer. L'impression générale est cependant que le progrès est évident. Et d'ailleurs, c'est vrai : les progrès sont, dans beaucoup de domaines, très importants* ». Mais, sentant une difficulté, les auteurs ajoutent aussitôt : « *D'où vient donc qu'il persiste une certaine impression d'insatisfaction latente ?* ». Ils continuent dans cette idée intuitive que nos catégories nosologiques ne couvrent pas intégralement les symptomatologies des états de mal-être rencontrés par leurs patients. Cela expliquerait que les difficultés des gens, difficultés rencontrées quotidiennement en médecine générale, seraient difficilement prises en compte et avec des résultats décevants. Décevants parce que les fameuses techniques médicales, le progrès technique, n'arrivent pas à traiter ou ne s'intéressent pas à ces situations « banales » : « *Il nous arrive donc de penser que certains de nos patients ont*

---

[1] Jean-Louis ROUY et Daniel LEONARD, *La tentation de l'imposture*, Revue Médecine, mai 2015. Les citations entre guillemets de la première page sont toutes extraites de cet article. Je remercie le Dr VIALY de m'avoir mis cet article à disposition.

des pathologies qui n'entrent pas bien dans les classifications nosologiques savantes, mais qu'ils ont des difficultés dans l'existence et que les progrès des techniques médicales sont pour les autres mais pas pour eux ».

Cependant « *cette question ne se pose pas toujours : chaque fois qu'une thérapeutique efficace peut améliorer une situation, mieux vaut énoncer sans attendre un diagnostic aussi précis que possible* ». A nosologie savante correspondrait donc une thérapeutique efficace, laquelle nécessiterait un diagnostic précis. C'est toutefois oublier que la démarche diagnostique savante n'aboutit pas toujours et pas toujours très rapidement à cette précision attendue. C'est omettre également que, parfois, des thérapeutiques sont utilisées comme tests diagnostiques (traitements d'épreuve). C'est même oublier la manière dont le DSM[2] s'est enrichi de centaines de maladies psychiques ces trente dernières années, maladies dont un des critères principaux de définition réside dans *« l'amélioration de la situation obtenue grâce au traitement »*. Cela pour dire à quel point il est difficile de faire la distinction entre diagnostic précis et imprécis, tant les choses restent souvent floues longtemps et surtout tant la limite entre le normal et le pathologique, pourtant critiquée par Georges CANGUILHEM, reste une dimension obscure de la médecine.

Nous pourrions adhérer au raisonnement des auteurs s'ils ne s'étaient pas cantonnés à cette dichotomie : diagnostic rigoureux, renvoyant à une nosologie claire, et nous le verrons, à une épistémologie précise, caractéristique de la médecine, versus pseudo diagnostic. Mais, nous le verrons aussi, cette épistémologie médicale construit une « vérité » de la maladie dans une sorte de va-et-vient entre une clinique qui cherche à s'objectiver, c'est-à-dire à supprimer autant que faire se peut la subjectivité du malade (les mots du malade doivent être évalués et retraduits pour leur donner une certaine plausibilité. Attention le malade fabule) et une anatomopathologie qui serait le garant de l'objectivité de la maladie. Il est ainsi exact de dire que « *les noms, les « étiquettes » mises sur des pathologies sont loin d'avoir tous la même rigueur scientifique* ».

Mais pour autant cette rigueur scientifique (dont le respect est le reflet de l'épistémologie médicale, c'est-à-dire du paradigme actuel) serait-elle en elle-même rigoureuse ? Comme le rappelle Janine PIERRET : « *Si cet objet maladie construit par la biomédecine s'est progressivement imposé comme objet naturel, on a oublié que la maladie n'est pas une catégorie objective,*

[2] DSM : *Diagnostic and Statistical Manual of Mental Disorders*. C'est le manuel américain des maladies mentales, qui s'est imposé dans le monde entier. La 1re édition date de 1952 (60 pathologies) et la 5e édition vient de sortir (410 pathologies).

mais un mode particulier de découpage de la réalité sociale qui traduit à un moment donné, les rapports entre le normal et le pathologique »[3].

Nos auteurs ne semblent pas avoir conscience de la difficulté. Ils introduisent une autre coupure épistémique : les « vraies » maladies mettent la vie en danger, les autres maladies ne font finalement que perturber la vie des gens, parfois durablement. "*Dire à un patient : « vous avez une angine de poitrine », ou « une conjonctivite »* ou *« une fracture de la clavicule », sont des circonstances relativement claires, avec des attitudes thérapeutiques éprouvées. Mais, dans un certain nombre de cas, les choses ne sont pas si simples. Annoncer à un patient (par exemple) : « vous avez une colopathie fonctionnelle » ou « une insomnie liée au stress », sont des éventualités fréquentes. Ce sont aussi des situations qui, bien que ne mettant pas habituellement la vie en danger, peuvent perturber longtemps et profondément l'existence de certains patients* ».

Ainsi une angine de poitrine serait un diagnostic rigoureux, une maladie mettant la vie du patient en danger, mais pas le stress. La raison invoquée est : « *ces deux « situations diagnostiques* [colopathie et insomnie] *(parmi beaucoup d'autres) ont plusieurs points communs : il est souvent difficile de préciser le substratum anatomopathologique de ces pathologies, les étiologies à l'origine de ces tableaux cliniques sont imprécises ».*

Nous sommes là en plein cœur de notre problématique : une étiologie précise devrait avoir un substratum anatomopathologique, ce qui veut dire qu'un organe, un système, voire une simple cellule doivent être altérés pour fonder en droit médical la maladie et ainsi permettre au médecin de pratiquer une médecine rigoureuse. Le reste, accepté comme une souffrance à prendre en considération, pose des difficultés pratiques importantes aux médecins.

Il est cependant aisé de montrer que cette classification dichotomique des diagnostics, à l'origine du malaise de ces médecins et de l'hypothèse de la notion d'imposture médicale qu'il faudrait accepter ou tenter d'éviter, n'est pas aussi clair que ce qui est présenté.

Si quelques maladies correspondent très bien au modèle médical et qu'effectivement dans le cadre de ce modèle nous jugeons notre réponse efficace, la plupart, et même de plus en plus, de maladies contemporaines correspondent mal au modèle. Car « *le savoir médical est plus qu'une lecture, il est un processus de construction de la maladie en tant que situation sociale marquée du signe de la déviance. Le médecin ne fait pas qu'expliciter un état de maladie, il le crée en lui apposant la notion d'une*

---

[3] Janine PIERRET, L*es significations sociales de la santé*, in *Le sens du mal, anthropologie, histoire, sociologie de la maladie*, Ed. Des archives contemporaines, 1984, p.218.

norme altérée »[4]. Dans les exemples « rigoureux » cités (angine de poitrine, conjonctivite et fracture de la clavicule), seule la fracture de la clavicule est un diagnostic indubitable et rigoureux dans le modèle médical (la clinique correspond à l'altération anatomique). A considérer l'angine de poitrine, les symptômes ne sont pas si évidents, car ils prennent beaucoup de formes possibles y compris l'absence totale de symptômes et ne renvoient que modérément à des désordres anatomiques. La relation entre rétrécissement des artères coronaires et symptômes, et entre symptômes et problèmes de santé, est loin d'être constante : nombre de personnes souffrant d'angine de poitrine n'ont que peu voire pas de signes anatomo-pathologiques (peut-être les symptômes proviennent-ils d'un cœur fatigué par l'effort), et nombre de personnes ayant des coronaires bouchées à plus de 50% peuvent n'avoir aucun symptôme avant un infarctus fatal. Le cas de la conjonctivite permet encore plus de relativisation : une conjonctivite est visible, sensible pour le patient. Mais quelle en est la cause ? Corps étranger ? Infection ? Allergie ? Glaucome ? Etc. Il ne s'agit donc pas d'un diagnostic à proprement parler, mais bien plutôt d'une traduction savante des symptômes visibles (une « nosographie »). Mais n'est-ce pas la même chose pour une « colopathie » ? Quelle est la différence ? Sans doute le médecin a-t-il des « preuves objectives » de la conjonctivite (il la voit) alors qu'il ne peut avoir la moindre confirmation de la véracité des symptômes d'une colopathie.

L'objectivité médicale relève presque entièrement d'une démarche consistant à déceler une anomalie dans le corps : voir avec des rayons X (radiographies, scanners), voir avec des rayonnements magnétiques (IRM), voir avec des ultrasons (échographie), voir avec de la radioactivité (scintigraphie), voir avec des colorants, des microscopes ou des spectromètres (biologie, anatomopathologie). A contrario, tout ce qui n'est pas visible rentre dans le cadre de la subjectivité : c'est le patient qui se plaint, mais il n'a pas *vraiment* de maladie. Certains médecins acceptent cependant de prendre leur mal au sérieux. Beaucoup d'autres non, et cela justifie le recours à d'autres médecines, « *des méthodes de soins ésotériques, quelquefois proches de la magie* ». La médecine est avant tout scopique.

La foi en l'objectivité et la scientificité de la démarche diagnostique, de la nosologie et de l'étiologie médicale, sans doute nécessaire pour exercer le métier de médecin, nous conduit à oublier que la médecine ne se construit, ne s'est construite historiquement que par l'analyse et la réinterprétation de savoirs profanes. Ces savoirs profanes sont les savoirs à l'œuvre quand le patient ressent, puis décrit et propose au médecin une certaine réalité de sa vie. C'est dans l'interaction entre ce savoir profane et le savoir expert du médecin que se construit un diagnostic. Les médecins ne devraient pas

---

[4] Claudine HERZLICH, *Médecine moderne en quête de sens*, op.cit. p. 195.

oublier que les savoirs et les ressentis des patients reposent sur des conceptions plus variées et plus diverses que la seule approche biomédicale et expriment leur propre rapport à la norme, ainsi que leur propre pouvoir normatif. En stipulant que certains diagnostics, incertains du fait de leur éloignement épistémologique de la doxa médicale, seraient de l'ordre de l'imposture, les auteurs de l'article ignorent « *les mécanismes de l'efficacité symbolique* » tout en reconnaissant, ou en cherchant à se convaincre, que leur réponse à ces symptômes inclassables (mais que par « imposture » on classe quand même) pouvait être d'une certaine efficacité malgré tout. Comme le rappelle Nicole SINDZINGRE, « *le paradigme occidental ne peut expliquer l'existence de croyances et de pratiques non efficaces selon les critères biomédicaux* »[5]. Les médecins admettent l'utilisation par leurs patients d'autres pratiques « magiques ou irrationnelles ». Peut-être même en admettent-ils une certaine efficacité. Si ce recours à des pratiques non médicales est admis, ce genre de médecine est sévèrement jugé, car la jauge, la norme de référence du jugement est la nosologie médicale, ainsi que la manière dont elle pense construire la vérité de la maladie. Nous nous trouvons dans une sorte de paradoxe pratique. Ce même type de contradiction apparaît aussi en gériatrie, où la puissance du diagnostic conduit bien souvent à des excès pathogènes (la « *iatocratie* »). Nous serions plus à l'aise si nous acceptions que « *le paradigme scientifique ne peut prétendre a priori à évaluer dans tous les cas des systèmes élaborés en dehors de lui* »[6]. L'art de la médecine aurait peut-être dû rester ce qu'il était, à savoir jouer pour le malade « *le rôle de celui qui partage le destin* »[7].

Normes, normalité, normativité : l'apport de Georges CANGUILHEM.

Revenons maintenant sur le paradigme médical.

D'autres exemples nous montrent que la distinction entre vrais et faux diagnostics basée sur la recherche d'anomalies dans le corps n'est pas toujours opérante. Un très grand nombre de patients sont traités pour hypertension artérielle. Ce n'est pourtant pas une maladie mais un simple « facteur de risque ». Le diagnostic est censé être rigoureux mais la limite entre une tension normale et une tension nécessitant un traitement n'est pas nette et varie considérablement selon les pays, les époques, l'âge du patient et un grand nombre d'autres facteurs. « *Il est probable* [qu'existe] *une intrication de la nature et de la culture dans la détermination de normes*

---

[5] Nicole SINDZINGRE, L*a nécessité du sens,* op.cit. p.100.

[6] Nicole SINDZINGRE, op.cit. p.100.

[7] Karl JASPERS, *L'idée médicale,* in Essais philosophiques, Petite bibliothèque Payot, 1970, p.153.

organiques humaines (…). Les causes d'ordre psychosocial entraînent des modifications apparemment durables de constantes organiques. Les Chinois, les Hindous et les Philippins présentent une pression systolique moyenne inférieure de 15 à 30 points à celle des Américains. Mais la pression systolique moyenne d'Américains ayant passé plusieurs années en Chine est tombée durant cette période de 118 à 109 »[8]. Qui alors doit-on traiter et quand ? Certains médecins s'attachent fermement aux résultats de leurs mesures pour instaurer ou continuer un traitement, suivant par là des normes qui se présentent comme précises : 160/90 est une limite. Le fait de chiffrer la limite donne l'impression que la mesure peut être précise. Mais la réalité est plus complexe. Nous avons tendance à adapter notre lecture et notre rendu au patient du résultat de notre mesure. A quelqu'un d'anxieux, on ne va pas dire que ce jour-là il a une tension élevée. Mais allons-nous changer son traitement ce qui signerait l'existence d'un problème ? Cette observation interroge la notion de mesure et de notre attitude face à la norme.

Le cas du diabète est encore plus éclairant. Voici une maladie « indubitable et reconnue » par la matière médicale. Cette pathologie semble simple à diagnostiquer et sa prise en charge est maintenant extrêmement normée. Mais à la réflexion, les choses se compliquent. L'interprétation (et donc la décision thérapeutique) de la mesure de la glycémie (ou de l'hémoglobine glyquée), pourtant « objective », relève de la même imprécision et du même caractère indécidable : qui doit-on soigner et à partir de quels chiffres ? Les normes sont-elles invariables, universelles ? Une hémoglobine glyquée à 8% signifie-t-elle la même chose à 40 et à 80 ans ? Faut-il ramener les chiffres à la normale ou diminuer le risque[9]? La mesure ne produit pas de signification objective. Un chiffre n'a de sens que par son interprétation. Au fur et à mesure des avancées de la recherche médicale, on a découvert que la même anomalie des mesures du sucre dans le sang relevait de deux maladies absolument distinctes sur le plan étiologique[10]. D'une part le diabète par manque de production d'insuline par le pancréas, apparaissant le plus souvent dans l'enfance ou la jeunesse et peut-être d'origine génétique ou auto immune. Et d'autre part, le diabète dit « diabète gras de la maturité », ou diabète de type II. Ce dernier n'a absolument pas les mêmes causes que le précédent et serait plutôt lié à l'obésité et à des troubles alimentaires entraînant des difficultés d'utilisation de l'insuline pour faire rentrer le sucre dans les cellules. Le seul élément qui les réunit dans une même catégorie

---

[8] Georges CANGUILHEM, *Le normal et le pathologique*, PUF 2015, p.261.

[9] Ce faisant, il s'agit de la même interrogation qui nous habitait dans les années 80 à propos de la toxicomanie et du SIDA. Une partie importante du corps médical pensait qu'un toxicomane devait être sevré (sevré signifiait guéri). Une autre partie s'est battue pour faire reconnaître la pertinence d'une politique de réduction des risques.

[10] Etiologie : ensemble des causes des maladies.

nosographique est l'écart à la norme de la glycémie des patients. Le premier type de diabète correspond bien au modèle anatomoclinique et physiologique de la médecine. C'est un organe, le pancréas, qui présente une anomalie. Le second correspond beaucoup moins bien au modèle, d'où d'ailleurs des propositions thérapeutiques moins rigides et des interprétations des résultats des mesures plus élastiques. En fait, cette élasticité de l'interprétation des mesures montre la puissance du modèle étiologique de la biomédecine : la confiance dans le diagnostic et la thérapeutique se renforcent si le problème repéré est conforme au modèle.

Le modèle d'interprétation repose en définitive sur des normes sociales. Dans le cas du diabète, le problème n'est pas tant les symptômes du diabète lui-même (qui, sauf de temps en temps, ne sont pas invalidants) que les conséquences du diabète sur l'avenir du patient. Le diabète est ainsi moins une maladie qu'un facteur de risque. Le risque étant celui que nos valeurs sociales et culturelles nous indiquent. Chez nous, dans la modernité occidentale, le risque est de mourir plus jeune, de développer des pathologies graves comme l'artériopathie oblitérante des membres inférieurs, l'insuffisance rénale ou la rétinopathie. Mais l'interprétation du risque et de la mesure peuvent varier considérablement. On ne peut affirmer que la normale glycémique soit « *un optimum physiologique dans des conditions données (...).* [Car] *des données très intéressantes concernant le taux de la glycémie chez les Noirs d'Afrique* [montrent que] *sur 84 indigènes de Brazzaville, 66 % ont présenté une hypoglycémie, dont 39 % de 0.910 à 0.75 g/l et 27% au-dessous de 0.75 g/l. D'après les auteurs de ces données, le Noir doit être considéré comme hypoglycémique (...) ce qu'il supporte sans trouble apparent* ». La conclusion de G. CANGUILHEM à ce propos est que « *si l'Européen peut servir de norme, c'est seulement dans la mesure où son genre de vie pourra passer comme normatif. L'indolence du Noir apparaît* [aux auteurs de l'étude] *en rapport avec son hypoglycémie*»[11]. Si de plus, comme nous avons pu l'observer dans certaines tribus berbères, l'obésité est une valeur positive, symbole de richesse, nous comprenons qu'il y a conflit normatif. En fait, entre la définition d'un indice à mesurer, sa mesure et l'interprétation qui en est faite, il y a toujours implicitement un conflit normatif. Ce conflit normatif est renforcé par le fait que la mesure s'adresse à un malade, lui-même pris dans des enjeux de normes culturelles, sociales et politiques.

Les surdiagnostics actuellement massifs en cancérologie[12] peuvent aussi être interprétés dans cette approche épistémologique. Le cancer serait probablement classé par les médecins comme une maladie où « *une*

---

[11] Op.cit. p.147.

[12] Cf. chapitre 1.

thérapeutique efficace peut améliorer [la] *situation* [et où il vaut] *mieux vaut énoncer sans attendre un diagnostic aussi précis que possible* ». Cette perspective se heurte à de nombreuses difficultés et peut expliquer en partie le surdiagnostic et la puissance de la cancérologie. Le cancer est une maladie bâtarde du point de vue étiologique. Si la maladie peut être définie comme une altération organique ou physiologique repérable, visible, sa cause est inconnue. En ce sens existe une différence de « nature » entre un cancer et une tuberculose par exemple. Car s'il suffit d'éradiquer le bacille de KOCH pour guérir (la plupart du temps) une tuberculose, il ne suffit pas d'enlever la tumeur pour guérir du cancer (dans une grande partie des cas). Mais plus encore, le diagnostic ne peut être affirmé qu'histologiquement. Pour autant, la présence de cellules cancéreuses sur une coupe histologique ne signe pas de manière univoque la présence d'un cancer, d'une maladie qui va évoluer comme un cancer : nombre des situations où l'on trouve des cellules cancéreuses ne se transforment jamais en cancer, c'est la raison pour laquelle l'idée de surdiagnostic est avancée. G. CANGUILHEM nous rappelle qu'il est « *médicalement incorrect de parler d'organes malades, de tissus malades, de cellules malades* »,[13] car « *la maladie n'est pas au niveau de la cellule supposée autonome, mais elle consiste pour la cellule dans des relations avec le sang et le système nerveux tout d'abord, c'est-à-dire avec un milieu intérieur et un organe de coordination qui font du fonctionnement de l'organisme un tout (…). Quand on pense que l'observation anatomique et histologique, que le test physiologique, que l'examen bactériologique sont des méthodes qui permettent de porter scientifiquement (…) le diagnostic de maladie, on est victime selon nous de la confusion philosophiquement la plus grave et thérapeutiquement la plus grave* »[14].

Les exemples du diabète et du cancer nous suggèrent qu' « *il semble difficile d'admettre qu'il puisse y avoir une science de la maladie, qu'il puisse y avoir une pathologie purement scientifique (…), car toute pathologie est subjective au regard de demain* »[15].

La conception médicale de la maladie consiste à assimiler la norme à l'absence d'anomalie et l'anomalie à la preuve de la maladie. La norme est confondue avec la moyenne observée dans une population, moyenne de l'occurrence de l'anomalie. Mais « *en toute rigueur sémantique anomalie désigne un fait, c'est un terme descriptif, alors que anormal implique une référence à une valeur, c'est un terme appréciatif, normatif* »[16].

---

[13] Op.cit. p.197.

[14] Op.cit. p.199.

[15] Op.cit. p.187.

[16] Op.cit. p.108.

Sur ce plan, les maladies mentales posent encore plus de difficultés que les cancers. Si les cancers ont une visibilité organique, il n'en est pas de même des maladies mentales, nonobstant les efforts déployés par les « neurosciences » qui cherchent à localiser des anomalies cérébrales chez les personnes présentant des comportements anormaux. Car sans anomalie décelable, la maladie relève encore massivement d'une interprétation normative de comportements sociaux (déviance). Lesquels comportements sociaux sont très variables non seulement culturellement mais aussi socialement. DEVEREUX dit que, dans la population MOHAVE, les anormaux psychiques (les psychotiques) ont une utilité sociale, en devenant des chamanes (c'est-à-dire des médecins : « *on fait appel à lui pour exécuter des services importants* »[17]). En outre, certains comportements jugés « anormaux » peuvent résulter de fonctionnements particuliers (ou de dysfonctionnements) du système végétatif. Par définition, ce système végétatif est inaccessible à la volonté. Mais chez certaines personnes, les fonctions physiologiques végétatives peuvent être puissamment contrôlées par certaines pratiques sociales et religieuses, par exemple chez les yogis hindous pour lesquels « *la discipline religieuse* [leur] *permet la maîtrise presque intégrale des fonctions de la vie végétative* (...) *abolissant ainsi la distinction physiologique des systèmes musculaires strié et lisse* (...). *Obtenir un changement du rythme du pouls allant de 50 à 150, une apnée de 15 minutes, une abolition presque totale de la contraction cardiaque, c'est bien faire craquer les normes physiologiques* »[18].

L'interaction entre la personne, ses fonctions neuronales, sa psyché et sa culture est complexe. Les exemples cités ci-dessus nous montrent que la maladie mentale, même théorisée par la médecine, est principalement le reflet de l'acceptation d'une norme de vie partagée dans une culture donnée et que l'approche physiologique et anatomique des maladies est relativement inadéquate à en produire une explication rationnelle, rendant d'ailleurs la quête des neurosciences un peu illusoire. La médecine qui se revendique objective et scientifique manque ainsi une dimension de variabilité de l'humain, que l'on réduit à un ensemble de mesures quantifiées ou d'observation du visible. Pour G. CANGUILHEM, c'est la vie qui est une activité normative, c'est-à-dire qui institue des normes. Prendre les normes pour acquises et immuables conduit à manquer le potentiel de vie, de santé, de guérison de chacun. « *Il n'y a pas de fait normal ou de fait pathologique en soi. L'anomalie ou la mutation ne sont pas en elles-mêmes pathologiques. Elles expriment d'autres normes de vie possible* (...) *La normalité* [des

---

[17] Georges DEVEREUX, *Ethnopsychiatrie des Indiens Mohave*, Les empêcheurs de penser en rond, 1996, p.94.

[18] Georges CANGUILHEM, op.cit. p.141.

normes] *leur viendra de leur normativité* »[19], ce qui veut dire que dans une situation donnée, une variation physiologique ou anatomique ne peut être considérée comme pathologique que si elle empêche une adaptation suffisante de l'homme à son environnement. Philippe LECORPS raconte l'histoire suivante à propos d'un paysan d'un certain âge rencontré lors d'une enquête sur la santé en Bretagne, qui, à la question « vous sentez-vous en bonne santé ? », avait répondu : « *ben oui, je suis en bonne santé, ça va, quoi. Il nous avait fallu du temps pour comprendre que ce paysan étant en arrêt de longue maladie, qu'il avait les poumons perforés, une insuffisance respiratoire gravissime, etc. Pourtant il se disait en bonne santé, c'est-à-dire, qu'étant donné sa maladie, il se trouvait assez bien loti* (…). *Il avait bien un peu mal de temps en temps, mais il contrôlait ses plaintes de peur que l'un ou l'autre de ses enfants ne le traîne chez le médecin* »[20].

De la nosographie à la nosologie médicale : les apports de FOUCAULT et DEVEREUX.

Une révolution scientifique a transformé le modèle médical en à peine plus d'un demi-siècle, vers le milieu du 18e siècle, si l'on en croit Michel FOUCAULT[21]. Jusqu'alors, la médecine était classificatrice, à la manière de la botanique : on collectionnait les maladies et on les classait par genre et espèces. « *Pour la médecine classificatrice, l'atteinte d'un organe n'est jamais absolument nécessaire pour définir une maladie : celle-ci peut aller d'un point de localisation à un autre, gagner d'autres surfaces corporelles, tout en restant identique de nature* »[22]. L'organe ne sert que de support à la maladie.

Une nosographie volumineuse régissait le diagnostic. Cette nosographie, purement descriptive, situait la maladie non pas dans le corps du patient, mais dans ce que le malade donnait à voir dans son environnement naturel, c'est-à-dire la famille. La maladie était considérée comme le reflet des conditions sociales et de vie, de la manière dont le malade était entouré, et dont le groupe familial partageait ou non le désir de guérison. « *Là où la maladie apparaît, elle est censée disparaître* »[23].

Parallèlement, l'anatomie était elle aussi purement descriptive. Il n'y avait pas de lien clair entre l'anatomie et la maladie.

---

[19] Op. cit. p.121.

[20] Philippe LECORPS, *Porter un regard nouveau sur l'éducation pour la santé,* ENSP, 1998.

[21] Michel FOUCAULT, *Naissance de la clinique*, PUF, 2015.

[22] Michel FOUCAULT, op.cit. p.28.

[23] FOUCAULT, op.cit. p. 39.

Dans le premier mouvement de cette révolution médicale du 18e siècle, il s'est agi d'isoler la maladie afin d'en dégager une vérité, une immuabilité, une indépendance au milieu. Si la maladie était jusqu'alors l'expression des avatars collectifs d'une vie, il s'agit maintenant d'extraire la maladie de la gangue du malade et de son environnement et pour cela il faut isoler le malade afin d'en permettre l'observation. Cela va être « *le rôle du médecin d'hôpital* (...) *de découvrir la maladie dans le malade* (...) *cachée en lui comme un cryptogramme* »[24]. Pour FOUCAULT, cette première évolution signe la naissance d'une *protoclinique*, c'est-à-dire une démarche que le médecin ne peut entamer qu'à l'hôpital, dans sa clinique, où il aura affaire à « *des maladies dont le porteur est indifférent : ce qui est présent, c'est la maladie elle-même, dans le corps qui lui est propre et qui n'est pas celui du malade, mais celui de sa vérité* »[25]. Petit à petit apparaît l'idée que le plus grand ennemi du diagnostic et de la guérison, c'est le malade lui-même, qui dissimule au médecin la vérité de sa maladie. D'où la naissance de l'interrogatoire et de la sémiologie : par l'interrogatoire de type quasi policier, le médecin va tenter d'isoler les signes qui constituent l'essence de la maladie. Nous passons d'une *nosographie* entomologique où les médecins « collectionnent les malades » comme autant de particularités d'une même espèce, à une *nosologie* qui permet de reconnaître des signes, d'associer ces signes qui, regroupés, caractérisent un syndrome ou une maladie. Il ne s'agit plus du catarrhe mais de la grippe. Ce qui a changé ? Le catarrhe est une version moderne de la médecine des humeurs hippocratique : l'écoulement signe un excès d'humidité qu'il va falloir assécher. Le protoclinicien va plutôt observer, consigner et associer les signes : fièvre, céphalée, courbatures, frissons. S'il retrouve ces signes ensemble, voire dans une certaine chronologie, il s'agit alors de la grippe.

C'est ainsi que s'élabore un grand nombre de situations typiques, sortes d'idéaltypes qui vont parfois prendre des appellations savoureuses. Par exemple le « trépied méningitique » : fièvre élevée, céphalées intenses, vomissements en jet et raideur de la nuque signent la méningite. Dans le cas de la typhoïde, nous avons une progression de la fièvre en trois « septénaires » : montée progressive de la fièvre la première semaine, fièvre en plateau la 2e semaine et décroissance la 3e semaine. Associée au tuphos (hébétude, coma vigile) et à des hémorragies digestives.

Cette protoclinique est encore la base de l'enseignement de la matière médicale[26], ce par quoi on commence à faire comprendre la maladie aux

[24] FOUCAULT, op.cit. p.90

[25] FOUCAULT, op.cit. p.90

[26] « *Les médecins du 19e siècle continueront à herboriser longtemps dans le champ du pathologique (...) mais c'est un regard qui ne se contente pas de constater (...) il doit*

futurs médecins. C'est dès la 3e année que les étudiants apprennent la sémiologie médicale et chirurgicale. Une fois acquise la science des signes, l'étudiant va apprendre à les associer pour identifier des maladies, faire progresser leur savoir protoclinique vers un savoir clinique - étiologique. L'interrogatoire qu'il va longuement apprendre à faire consiste à identifier et prouver l'existence de ces signes, de la manière la plus fine et exhaustive possible. C'est ce qu'on appelle « l'examen clinique ». Cet examen clinique est aujourd'hui de moins en moins pratiqué au profit de la recherche de la pathologie par des « examens complémentaires ». Les examens complémentaires (biologie ou imagerie) signent une évolution de la clinique vers de plus en plus d'objectivité et de moins en moins d'approximations liées au discours du malade. Cette clinique est le résultat le plus tangible du passage de la nosographie classificatrice à partir des expressions du malade lui-même à une nosologie isolant les signes des maladies. Une telle nosologie exige une méthode permettant de neutraliser le discours du malade.

L'approche clinique a permis de fabriquer une nosologie riche et foisonnante. « *L'observation au lit du malade devait devenir la part essentielle de la médecine* nouvelle »[27]. Remarquons cependant que la médecine moderne n'est pas la seule à avoir construit des systèmes d'observation de la maladie. Tout le monde connaît la médecine chinoise ou la médecine ayurvédique. Il est intéressant de constater que les « médecines primitives » sont souvent aussi riches d'une telle nosologie. Pour DEVEREUX, « *les descriptions des entités cliniques mohaves semblent souvent assez cohérentes* »[28].

Le développement d'une nouvelle étiologie vient s'articuler à la nosologie naissante.

Deux mouvements convergent. La clinique fait des maladies des entités autonomes. Mais cette approche fait l'impasse sur la causalité des maladies ne permettant pas une amélioration significative des traitements. Ce n'est pas faute de pratiquer depuis longtemps et sans difficulté des autopsies[29] sans

---

permettre de définir les chances et les risques. Il est calculateur ». FOUCAULT, op.cit. p.129.

[27] FOUCAULT op.cit. p.104.

[28] DEVEREUX op.cit. p.67.

[29] Foucault nous rappelle que MORGAGNI n'a pas eu de difficultés à faire des autopsies au milieu du 18e siècle. Philippe ARIES, dans ses E*ssais sur l'histoire de la mort en Occident* raconte la passion de la dissection qui avait saisi une partie de la population parisienne au 16e siècle.

pour autant faire le rapprochement entre le visible et les symptômes. C'est d'ailleurs une difficulté durable que de comprendre la nature des altérations anatomiques observées post mortem lors des autopsies : s'agissait-il d'une altération due à la mort ou d'une altération ayant entraîné la mort ? C'est pourquoi l'idée d'une correspondance entre l'anatomie et la clinique est la seconde révolution du 18e siècle. Il fallait pour cela se convaincre que les altérations étaient bien la cause du décès. C'est que, dans le Traité des membranes, systématisé ensuite dans l'anatomie générale, l'anatomie, jusqu'alors macroscopique, s'intéresse maintenant aux membranes, aux cellules, aux nerfs, aux chemins de la communication physiologique[30]. Cela correspond au développement de la science du 19e siècle qui se fait analytique. Ainsi, en passant d'une anatomie macroscopique à une science des tissus, l'anatomie se fait microscopique et se développe en une anatomie pathologique. Ce regard analytique, en s'articulant à la clinique, permet de reconstruire la nosologie issue de la clinique. La nosologie s'articule maintenant à l'étiologie. C'est BICHAT qui déclare, dans son avant-propos de l'anatomie générale : « *Ouvrez quelques cadavres : vous verrez aussitôt disparaître l'obscurité que la seule observation n'avait pas pu dissiper* »[31]. La clinique s'éclaircit à la lumière de l'anatomie tissulaire.

Ce qui est remarquable finalement dans cette lente éclosion de la médecine moderne, c'est qu'elle emprunte sans le savoir le chemin déjà employé dans les médecines primitives où par exemple, « *les catégories nosologiques mohaves sont essentiellement dérivées de l'étiologie distincte imputée à chaque maladie* »[32].

Cette « *correspondance anatomoclinique* » structure aujourd'hui toute la compréhension médicale de la maladie. Cette correspondance signifie qu'une maladie est un ensemble de signes cohérents (ou rendus cohérents par leurs regroupements dans la clinique) que l'on doit pouvoir rapprocher d'une altération d'un organe et plus précisément de la fonction d'un organe altérée par des désordres tissulaires. Un infarctus est une altération du muscle du cœur (le cœur présente une partie devenue dure ou au contraire très molle), obérant partiellement ou totalement sa fonction. Il correspond à des signes bien définis : vive douleur rétrosternale, angoissante, avec irradiation dans le bras gauche et parfois choc cardiogénique. Une telle description pourrait sembler suffisante pour la compréhension de la maladie mais elle ne l'est pas. L'anatomie pathologique pour sa part va plus loin : l'altération du muscle cardiaque est liée à une hypoxie (manque d'oxygène)

---

[30] FOUCAULT, op.cit. p.179.

[31] FOUCAULT, op.cit. p.206.

[32] DEVEREUX, op.cit. p.67.

elle-même liée à des artères coronaires au débit insuffisant, voire bouchées. On sait maintenant déboucher ou faire une dérivation de ces artères, ce qui guérit beaucoup de monde. Mais pourquoi donc les artères coronaires se bouchent-elles ? Nous arrivons à un point médical très polémique : les artères se boucheraient en raison de plaques d'athérome qui se fabriquent dans leurs parois. Personne ne sait aujourd'hui pourquoi se fabriquent des plaques d'athérome. L'hypothèse cholestérol n'a fait les affaires que des fabricants de médicaments destinés à réduire le taux de cholestérol.

Autrement dit, la question étiologique dans la médecine moderne est loin d'être résolue. La plupart des maladies dont on meurt ou dont on souffre aujourd'hui sont sans étiologie précise et indubitable. Or le modèle épistémologique de la maladie de notre médecine affirme qu'une maladie n'est « réelle » que si l'on peut objectiver une correspondance entre les désordres tissulaires et les symptômes. De même que cette correspondance entre désordres tissulaires et symptômes est la base de notre démarche médicale et diagnostique, nous sommes persuadés que ces désordres tissulaires ont une cause : soit un dérèglement interne (cellulaire, génétique) provoque la perturbation, soit un élément venant de l'extérieur (toxique, microbe, rayonnements) vient dérégler les mécanismes internes cellulaires des tissus. La progression fulgurante de la médecine à partir du 19e siècle a été rendue possible par ce paradigme de la causalité grâce aux découvertes en microbiologie de PASTEUR. Ce paradigme est né à une période où les maladies principales, celles dont on mourrait, correspondaient parfaitement à ce modèle : les maladies infectieuses sont dues à des agents microbiens, viraux ou fongiques qui en sont la cause prédominante. C'était parfaitement cohérent avec le point de vue nosologique et étiologique de la médecine, mais ce n'est toutefois pas ce progrès scientifique qui a permis les considérables progrès thérapeutiques survenus par la suite : les antibiotiques ont été découverts par hasard dans les années 1920. Aujourd'hui, les experts en infectiologie sont inquiets : les microbes résistent de plus en plus aux antibiotiques et nous n'avons pas eu de deuxième chance : découvrir de nouvelles molécules anti-infectieuses par hasard. La procédure scientifique est plus longue et hasardeuse. L'investissement technique et économique pour découvrir des médicaments antiviraux, dont l'efficacité se réduit à une ou deux maladies, est considérable. Il est douteux qu'on puisse renouveler à l'avenir un tel investissement en cas d'autres problèmes de même envergure que le SIDA, d'autant que la singularité initiale du SIDA (qui a touché une population capable de se mobiliser avec les médecins) ne se répétera sans doute pas.

Notre médecine moderne est ainsi une médecine structurée par son modèle épistémologique, comme elle l'était d'une autre façon avant Xavier BICHAT et Claude BERNARD. Ce sera sans doute en changeant la manière d'envisager le cancer ou l'infarctus du myocarde que l'on découvrira peut-être des thérapeutiques efficaces. Aujourd'hui, les thérapeutiques sont souvent à peine plus efficaces que des placébos, tout en provoquant des effets secondaires graves. On peut en dire autant des médicaments des maladies mentales qui, eux, ne font que rendre acceptables socialement les symptômes de la déviance. Mais ce sera peut-être plus banalement que ces maladies disparaîtront au profit d'autres comme le stipulait GRMEK avec son concept systémique de pathocénose.

« *Voici les trois propositions qui précisent la signification de ce néologisme :*

1. La pathocénose est un ensemble d'états pathologiques qui sont présents au sein d'une population déterminée à un moment donné ; il s'agit d'un système qui a des propriétés structurales particulières et qui doit être étudié en déterminant à la fois qualitativement et quantitativement ses paramètres nosologiques ;

2. La fréquence et la distribution de chaque maladie dépendent, en plus de divers facteurs endogènes et écologiques, de la fréquence et de la distribution de toutes les autres maladies ;

3. La pathocénose tend vers un état d'équilibre, ce qui est particulièrement sensible dans une situation écologique stable »[33].

Maladie et médecines : science et valeurs sociales.

Si naguère la maladie était une désadaptation d'une personne à son milieu de vie, c'est aujourd'hui une perturbation de ses fonctions physiologiques. Et dans tous les cas, une maladie, c'est ce que le médecin, via sa médecine, déclare comme tel.

Nous le voyions au début de ce chapitre : les auteurs de l'article se posaient la question de la légitimité de leur diagnostic quand il ne s'approchait pas assez du modèle épistémologique de la médecine.

L'enjeu nosologique et étiologique est donc aussi social et politique : déclarer tel ou tel individu comme porteur d'une maladie ne relève pas seulement d'une démarche de rigueur scientifique, mais d'un processus social et politique autorisant les seuls médecins à nommer la maladie, en déterminer les causes et instaurer un traitement.

---

[33] Mirko GRMEK, *Les maladies à l'aube de la civilisation occidentale*, Payot, 1983, p.15.

Les recours à des médecines parallèles, voire « perpendiculaires » sont cependant très répandus. Les médecines parallèles sont maintenant plus ou moins tolérées et parfois même socialement prises en charge (homéopathie, ostéopathie). Cette tolérance vient de la relative proximité épistémologique entre leurs modèles et le modèle médical : la même idée de la correspondance anatomoclinique pour l'ostéopathie, la même démarche clinique (avec une sémiologie très différente) pour l'homéopathie. Il n'en est pas de même pour les guérisseurs, les magnétiseurs, les sorciers ou les chamanes. Ces derniers n'ont rien en commun avec la médecine : ni nosographie, ni nosologie, ni étiologie. Ces médecines dites traditionnelles (en fait, elles n'ont pas plus ou moins de tradition que la médecine moderne) ne construisent leur légitimité que sur leurs résultats, leur efficacité thérapeutique, sans faire le détour de la preuve scientifique ou expérimentale[34]. Leur validité est purement empirique. Peu importe un diagnostic, ce qui compte c'est d'intervenir par un don personnel dont le malade va constater l'effet bénéfique. Dit comme cela, c'est très semblable au discours médical qui revendique sa légitimité, voire son utopique hégémonie sur ses résultats, au prix d'omissions ou de falsifications[35] qui n'ont plus rien de scientifique.

La question de l'efficacité n'est toutefois pas du même ordre entre l'efficacité médicale et celle des médecines autres. Pour la médecine moderne, l'efficacité est d'abord jugée par rapport à une moyenne. Comment un malade peut-il alors apprécier l'efficacité de la thérapeutique qui lui est proposée ? G. CANGUILHEM nous le rappelle : « *La statistique ne fournit aucun moyen pour décider si un écart est normal ou pas* »[36], dans la mesure où *« la constance de certains traits, révélés par une moyenne, dépend de la fidélité consciente ou inconsciente à certaines normes de la vie. Par suite, dans l'espèce humaine, la fréquence statistique ne traduit pas seulement une normativité vitale, mais une normativité sociale* »[37]. Malgré cette objection, notre modèle épistémologique repose sur l'idée que la preuve de l'efficacité d'une thérapeutique est mesurée par un écart aux effets d'un placébo, écart jugé par les méthodes statistiques. L'individu acceptera des thérapeutiques susceptibles de le diminuer ou de le mutiler, au nom d'une espérance statistique[38], c'est-à-dire en croyant que cette différence, parfois infime, vaut

[34] Cf. François LAPLANTINE, *Anthropologie de la maladie*, Payot, 1986.

[35] J'appelle falsification une démarche qui, par exemple, détourne des données expérimentales pour leur donner une autre signification. C'est le cas de nombreuses études cliniques et pharmacologiques.

[36] G. CANGUILHEM, op.cit. p.130.

[37] G. CANGUILHEM, op.cit. p.135.

[38] « *C'est ce que font les soins de santé à l'âge des systèmes : ils dés-incarnent (dis-embody). Il y a trente ans, le médecin expliquait à son patient l'ombre qui apparaissait sur une*

la peine. De plus, l'idée d'une efficacité statistique est critiquable du point de vue éthique : en quoi une thérapeutique qui apporte quelques semaines d'espérance de vie en plus pour un cancer, ces quelques semaines présentant une différence « statistiquement significative » avec un placébo mais aussi un grand inconfort de vie, voire des effets secondaires graves, peut-elle être considérée comme efficace ?

Dans les « autres » médecines, le seul critère de jugement est la personne elle-même : se sent-elle mieux ? Se sent-elle mieux qu'avec les thérapeutiques médicales ? Aucune récurrence statistique n'est attendue des usagers de ces médecines, car « *c'est le point de vue du malade qui est au fond le vrai (...), car les praticiens d'aujourd'hui sont les héritiers d'une culture transmise par les praticiens d'hier (...) et c'est donc toujours bien en droit, sinon actuellement en fait, parce qu'il y a des hommes qui se sentent malades, qu'il y a une médecine, et non parce qu'il y a des médecins que les hommes apprennent d'eux leurs maladies* »[39].

Mais il existe une volonté du modèle médical de s'imposer comme le seul efficace, en tentant d'éliminer ou de déconsidérer les autres pratiques, voire en les faisant condamner comme des pratiques illégales de la médecine. Cette lutte de la médecine pour l'hégémonie repose en fait sur des valeurs attribuées à la santé dans notre société, valeurs qui ne sont pas intangibles. Maurice HALBWACHS, comme Philippe ARIES ou Louis-Vincent THOMAS, cité par G. CANGUILHEM, traite la mort comme un phénomène social. Il estime que « *l'âge où elle survient résulte en partie des conditions de travail et d'hygiène, à l'attention à la fatigue et aux maladies, bref de conditions sociales autant que physiologiques. Tout se passe comme si une société avait la mortalité qui lui convient (...) laquelle est en fait la durée de vie socialement normative* »[40].

Cette dimension n'est pas la seule. DEVEREUX a constaté une « *tendance des patients Mohaves à se conformer au tableau clinique qu'on attend d'eux démontrée indirectement par le taux de réussite des cures par un chamane adéquatement choisi* »[41]. Ce constat ne concerne pas que des populations primitives dans une médecine traditionnelle. Le psychiatre et anthropologue

---

radiographie ; aujourd'hui, il lui montre un tableau statistique. Alors que la radiographie était celle de la personne, le profil de risque dont il discute avec le patient est totalement abstrait. Il n'y a pas la moindre évocation de chair et de corps : c'est une simple représentation de la fréquence à laquelle des événements surviennent dans une population. On ne saurait, par cette définition, dire quoi que ce soit d'un membre de cette classe ». I. ILLICH, *La société amortelle* in *La perte des sens*, Fayard 2004, p.276.

[39] G. CANGUILHEM, op.cit. pp.68-69.

[40] G. CANGUILHEM, op.cit. p.137.

[41] G. DEVEREUX, op.cit. p.68.

Robert BARRETT l'a constaté dans l'étude qu'il a faite de l'hôpital psychiatrique dans lequel il travaille en Australie : *« La nécessité de documenter un cas en conformité avec les conventions de l'écriture clinique influence l'entretien lui-même (p.125) (...) Les évaluations rédigées sont répétées de nombreuses fois pour un patient individuel par différents membres de l'équipe. La répétition concentre l'attention du patient sur des aspects de sa maladie considérés comme pertinents par l'équipe clinique (p149). C'est par le contact avec une série de cliniciens que le malade en arrive à connaître sa maladie (p.151). A travers ce cycle lecture – parole – écriture, les patients rencontrent leur maladie comme un objet séparé d'eux et ils apprennent à en rendre compte d'une façon bien définie (p.151) »*[42].

On ne peut donc pas éliminer dans l'évaluation de l'efficacité des thérapeutiques médicales un certain nombre d'artéfacts (conformisme au médecin et à ses propositions, valeurs partagées) que la médecine cherche à éliminer dans un processus scientifique – statistique, mais qui rentrent finalement en ligne de compte. Cette dimension non rationnelle de la relation au médecin et à la médecine, tout comme cette foi irrationnelle dans la statistique et les moyennes comme instruments de la vérité peuvent nous faire douter de la réalité de la démarche médicale, tout au moins si elle n'accepte pas d'analyser ce genre de facteurs. C'est le propos de tout le livre de Byron GOOD de montrer que « *le langage de la médecine n'est pas un simple miroir du monde empirique. C'est un riche langage culturel, lié à une vision extrêmement spécialisée de la réalité et du système de relations sociales qui, dans le traitement médical, associe les grandes questions morales à des fonctions techniques plus évidentes* »[43].

De grandes questions morales sont donc constamment en interaction avec la démarche diagnostique et thérapeutique.

Comme celle de la longévité. Elle renvoie à l'idée issue de l'économie que « plus est mieux ». Un des principaux « indicateurs de santé » d'une population est l'espérance de vie. L'espérance de vie est *« la durée de vie moyenne calculée d'une population soumise aux conditions de mortalité d'une époque donnée »*. Plus l'espérance de vie est grande et plus les gens sont censés vivre longtemps. Là encore il s'agit d'une moyenne, et si la quantité de vie globale augmente, c'est surtout par ce qu'on gagne en

---

[42] Robert BARRETT, L*a traite des fous, la construction sociale de la schizophrénie*, Les empêcheurs de penser en rond, 1998. Les références paginées de cette citation étant multiples, elles sont laissées dans le texte.

[43] Byron GOOD, *Comment faire de l'anthropologie médicale* ?, Les empêcheurs de penser en rond, 1998, p.32.

« années de vie » lorsqu'un bébé ou une jeune maman ne meurt pas[44]. Il n'empêche que l'on invoque en permanence comme un bienfait, un progrès, l'augmentation de l'espérance de vie et qu'on l'assimile trop rapidement à une augmentation de la longévité. La longévité est la durée maximale de vie d'une personne humaine sur Terre actuellement. Elle est d'environ 110 ans. A comparer avec l'espérance de vie (autour de 80 ans) dans les pays riches. Le fait que l'espérance de vie soit un indicateur de santé prouve en tout cas que la valeur « quantité de vie » est une valeur partagée et que la médecine et les médecins s'en sont fait les porte-parole et les effecteurs de progrès. Cela dévoile la finalité de la pratique médicale qui est de repousser la mort. C'est ce qu'attend maintenant le patient de son médecin.

Il attend bien sûr aussi de « se sentir bien ». Mais la valeur longévité a d'importantes conséquences pratiques, en particulier sur les questions de la santé des personnes âgées et de la manière de mourir. Ruwen OGIER, dans un ultime livre publié avant sa mort, relate son expérience de malade en cancérologie. Cette dimension de la prolongation « coûte que coûte » de la vie est décrite comme une valorisation du dolorisme. Or l'idée que *« tous les hommes ont pour volonté d'être heureux, dont il ne subsiste que nul homme n'a la volonté de souffrir »* est un vieux cliché réfuté par Duns SCOT[45]. Cette valeur est forte dans la médecine et conduit à une sorte d'impératif thérapeutique, pas toujours inutile, mais souvent excessif.

Paul FEYERABEND s'interroge sur la question de la santé et en dénonce l'hégémonie : *« Vous avez la réponse à notre question de départ : qui va déterminer le sens des expressions « être en bonne santé » « être malade » ? Vous disiez : les médecins, les médecins scientifiques. Moi je dirais que la santé et la maladie doivent être déterminées par la tradition à laquelle appartient la personne en bonne santé ou malade, et en outre, à l'intérieur de cette tradition, par l'idéal auquel chacun cherche à conformer sa vie. Ces formes de vie particulières ne peuvent être étudiées scientifiquement qu'après s'y être « initié », de la même manière qu'on s'initie à une langue, en participant aux activités qui la constituent. C'est ici qu'on voit clairement tous les avantages du vieux généraliste de famille qui connaissait ses patients, qui savait ce dont ils avaient besoin et qui a appris à leur donner ce qu'ils demandaient. Comparés à lui, les docteurs scientifiques modernes sont comme des dictateurs fascistes qui imposent leurs propres idées de la*

---

[44] *« Le combat contre la mort est un devoir. L'escalade des coûts et la douleur prolongée des soins terminaux n'ont eu aucun effet statistique en matière d'augmentation de l'espérance de vie des plus de cinquante-cinq ans. Mais cela a accrédité un mensonge en faisant perdre de vue aux jeunes comme aux vieux que ce n'est pas la durée de vie, mais l'espérance de vie à la naissance qui a augmenté au 20e siècle »*. I. ILLICH, *op.cit.* p.272.

[45] Hannah ARENDT, *La vie de l'esprit 2, le vouloir*, PUF Philosophie d'aujourd'hui, 1983, p. 157.

maladie et de la santé sous couvert d'une thérapie qui, dans la plupart des cas, n'est qu'une entreprise futile. Donc vous voyez bien qu'il est nécessaire, pour toutes ces raisons, de combiner l'enseignement ou la présentation d'idées nouvelles avec des dispositifs de protection »[46].

Ce pourrait bien être le problème principal de l'idée contemporaine de santé : « *La médicalisation du curriculum vitae tout au long de la majeure partie du 20e siècle a conduit les individus à se voir via les yeux des médecins, comme un paquet de diagnostics. Ils ont appris à se sentir en fonction des résultats de leurs derniers examens tout en devenant toujours moins capables de sentir par eux-mêmes. Ils établissent plutôt eux-mêmes leur diagnostic* »[47].

Pourrions-nous nous mettre au travail pour trouver ou retrouver une médecine moins hégémonique, plus humaine ? Cette quête n'obérerait en rien la dimension de l'efficacité dont nous avons vu la relativité, mais permettrait peut-être moins de souffrance. Car au fond, l'imposture n'est pas forcément celle que l'on croit.

---

[46] Paul.K.FEYERABEND, D*ialogues sur la connaissance,* Seuil 1996, p.108.

[47] I. ILLICH, op.cit. p. 275.

CHAPITRE 3

Le Léviathan sanitaire, la quête d'un système « coordonné »

Nous notions dans le chapitre 1 que les pratiques de santé sont envahies par le management et ses procédures, par l'invention de dispositifs superposés transformant la pratique médicale et les politiques de santé en une vaste bureaucratie, déjà regrettée en 1953 par le philosophe Karl JASPERS.

Nous allons maintenant examiner la manière dont les pouvoirs publics, conscients des difficultés engendrées par le fonctionnement du modèle médical, imaginent un système « plus performant ». A la base, les médecins généralistes devaient être les pivots du système et de son évolution. Il était prévu que les médecins généralistes élaborent avec leurs patients un « *projet personnalisé de santé* ». Malheureusement, cette démarche n'a pas fonctionné ou très peu. On attendait du médecin généraliste qu'il pilote, coordonne et gère des dispositifs, ce pour quoi il n'avait ni le temps ni les compétences requises. Ce dispositif s'est alors transformé, dans un but de simplification pour les médecins, en une sorte de mission d'aiguillage dans des filières de soins. Ces filières sont destinées à proposer des réponses normées, structurées et homogénéisées : à problème équivalent, réponse identique et surtout égale pour tous. Cela exigeait des médecins de consacrer du temps à accompagner leurs patients dans leur « parcours de soins », ce qui, semble-t-il, était encore trop leur demander, déjà absorbés qu'ils étaient par la succession ininterrompue de leurs consultations. Il leur était difficile d'envisager qu'une telle réorganisation puisse aboutir à désengorger leurs cabinets.

Cela a conduit l'IGAS à mettre en doute la capacité des médecins à mettre en œuvre cette fonction de coordination[1]. Il est effectivement difficile de

---

[1] http://www.igas.gouv.fr/IMG/pdf/2014-010R_Evaluation_coordination_appui_soins.pdf.

changer les pratiques des médecins libéraux comme des médecins hospitaliers. Cependant, dans les ARS et le ministère de la santé, certains sont bien au fait des dysfonctionnements du système de santé et tentent d'y remédier en inventant, mettant en place de nombreux dispositifs, services et agences. Ces grandes agences ainsi que les ARS ont pour mission de réorganiser l'ensemble du système de santé, de le faire fonctionner de manière plus efficace et pour cela de manière plus coordonnée. Mais ayant multiplié les structures à tous les niveaux, il faut maintenant envisager de coordonner les agences et les dispositifs ! C'est pour ces raisons que nous empruntons à HOBBES son terme de Léviathan [2]. Ces créations institutionnelles manifestent le désir de l'Etat de reprendre le pouvoir sur les acteurs de santé trop désorganisés et autonomes en confiant aux agences et aux ARS un mandat de souveraineté sur les acteurs de terrain, les conduisant à se penser en droit d'imposer leurs modes d'organisation aux acteurs. Ce n'est pas sans poser de problèmes : face à un pouvoir qui s'impose, des contre-pouvoirs naissent et bloquent ces dispositifs (qui, nous le verrons, sont tellement complexes qu'ils ont aussi tendance à se bloquer d'eux-mêmes). CASTORIADIS [3] s'était élevé contre cette délégation de toute puissance en rappelant que la société et ses institutions sont des produits de l'imaginaire instituant de ses membres et que la délibération est toujours supérieure à la force. Nous analyserons donc dans ce chapitre un mode de fonctionnement « Hobbesien » de nos tutelles sanitaires, instruisant notre critique à l'aune de ce déplacement du pouvoir et de l'instituance du côté d'un Etat sous l'emprise de la sphère privée et accaparant l'action publique.

---

[2] Thomas HOBBES, *Léviathan,* Folio essais, Gallimard, 2000. Voir en particulier le chapitre 16 (p.270) où HOBBES affirme que le pouvoir est légitime et personnifié dans le souverain. L'Etat est, dans la modernité à la fois le souverain et le garant de la souveraineté. Il se matérialise non plus dans la personne d'un souverain mais dans ses créations institutionnelles, bureaucratiques et juridiques.

[3] Cornélius CASTORIADIS, P*ouvoir, politique, autonomie* in Le monde morcelé, les carrefours du labyrinthe III, Seuil 1990, pp.124, 125, 130, 138 : « *Le pouvoir explicite n'est pas l'Etat* (…). *L'Etat est une instance séparée de la collectivité et instituée de manière à assurer constamment cette séparation. L'Etat est typiquement une institution seconde* (…) [conduisant à] *la confusion du politique, dimension du pouvoir explicite* (…) [et niant] *l'institution d'ensemble de la société* (…). *La dénégation de la dimension instituante de la société* (…) *va de pair avec la forclusion anticipée de toute interrogation sur le fondement ultime* (…) *des lois* (…). *Il devient alors impératif de former des institutions rendant cette réflexivité collective effectivement possible.* Dans *Une société à la dérive, carrefours du Labyrinthe V,* Seuil 2005, p.19, CASTORIADIS précise : « *Sous l'oligarchie libérale, il y a à la fois domination plus ou moins nette de la sphère publique par une partie de la sphère publique privée (le marché, l'économie)* [confirmant le problème de nos institutions « publiques » de santé qui sont « habitées » par des « experts » venant du privé] *et suppression du caractère effectivement public de la sphère publique (caractère privé et secret de l'Etat contemporain).*

La construction de superstructures multiples, superposées, opaques.

Depuis une vingtaine d'années (on peut situer 1995 avec les réformes du gouvernement Juppé), le système de santé a vu alterner des réformes tendant soit à augmenter le pouvoir des acteurs locaux, des « usagers » et des collectivités locales (par exemple : conférences régionales de santé, loi sur le droit des malades, loi sur le médicosocial, place des usagers, programmes régionaux de santé, ateliers santé ville, contrats locaux de santé), soit à centraliser et reprendre en main un système jugé inefficient, c'est-à-dire trop coûteux par rapport à son efficacité (lois de financement de la sécurité sociale, loi HPST, loi TOURAINE et lois sur l'éthique – loi LEONETTI sur la fin de vie, lois sur la bioéthique, – etc.)

Ces dix dernières années, la tendance a été à la reprise en main par l'état de la gestion de la santé et non plus la liberté d'initiative et de projet. A contre-emploi politique en quelque sorte puisque la décentralisation et la place laissée à l'initiative ont plutôt été des politiques de gauche et la recentralisation et l'étatisation plutôt des politiques de droite... Dans cette complexité croissante, les dispositifs, les plans, les appareillages allant dans cette direction sont devenus innombrables : plans Alzheimer, plans cancer, création d'équipes mobiles, de filières, naissance des ARS, création de grosses agences de santé censées être indépendantes des lobbies : ANSM, INPES, INCA, HAS, HCSP, ARS, ANAP, ANSES, ANESM, ONIAM, IRSN, EFS, INVS, ABM, INVS, EPRUS, DIV, MILDT... [4] (liste non exhaustive).

Ces agences ont pour mission de contrôler alimentation et médicaments, élaborer des plans (cancer, Alzheimer), surveiller (veille sanitaire, radioactivité, infections nosocomiales), éduquer (INPES), produire des recommandations (ANESM, HAS) et déterminer la politique (médicaments, infrastructures). Elles s'ajoutent aux organismes de sécurité sociale, aux organismes de recherche (INSERM, CNRS) et aux services du ministère préalablement existants.

Tout est encore en chantier et il ne se passe pas une année sans nouveau dispositif. Dans le seul secteur des personnes âgées : CLIC, MAIA, PAERPA, filières gérontologiques, équipes mobiles, plateformes de coordination... C'est à peu près analogue pour la petite enfance. Il devient tellement difficile de s'y retrouver (confirmant là la position de CASTORIADIS) que des recherches scientifiques sont nécessaires pour essayer de déceler un plan d'ensemble. Les schémas reproduits ci-après sont issus d'un diaporama élaboré lors d'un colloque de la chambre des métiers

[4] Pour la liste complète et les explications des sigles et des missions, consulter http://social-sante.gouv.fr/ministere/acteurs/agences-et-operateurs/?max_articles=20 .

de Rennes et de l'EHESP[5] par de tels chercheurs. Nous les présentons comme un exemple archétypique afin de montrer d'une part à quel point ces dispositifs sont devenus complexes, se superposent, et d'autre part à quel point cette complexité impose des compétences de plus en plus importantes pour la décrypter. Cela signifie parallèlement que ces dispositifs risquent de demeurer opaques pour les acteurs de terrain, largement laissés en dehors des processus d'élaboration.

Cette complexification institutionnelle s'inscrit en opposition à d'autres dynamiques qui avaient émergé dans les 20 années précédentes où les acteurs de terrain pouvaient imaginer par et pour eux-mêmes des alternatives et des axes de progression : réseaux de santé dans le sillage des épidémies de SIDA et de toxicomanie, conférences régionales de santé avec la participation de tous, réseau de comités d'éducation pour la santé et surtout accompagnement et reconnaissance par l'Etat – très preneur à l'époque – des projets des acteurs locaux (les réseaux en ayant été l'un des aspects, mais aussi les lieux de vie dans la petite enfance et la santé mentale).

Les chercheuses ayant élaboré les schémas ci-dessous essaient de nous faire comprendre une certaine réalité de la production des agences (ici la Haute Autorité de Santé) et le type de modélisation organisationnelle que ces agences peuvent imaginer.

Le premier tableau semble vouloir analyser un fonctionnement optimal de la réponse aux problèmes posés par le tabagisme (prise en charge de la BPCO, bronchopathie chronique obstructive, ainsi que moyens d'arrêter l'addiction au tabac). Il s'agit d'un véritable enjeu de santé publique. Le tableau de la HAS se veut un guide, une aide à la pratique, afin d'améliorer la prise en charge d'un tel problème et en diminuer les conséquences.

Habituellement le médecin traitant, ou encore le tabacologue de l'institution ad hoc, se débrouillent avec un réseau (carnet d'adresses de correspondants). Ce réseau est fonctionnel si le praticien est motivé par la problématique. Cette motivation se traduit par une certaine qualité de la prise en charge. Cependant pouvons-nous imaginer un médecin dans son cabinet ou une maison de santé, devant un patient qui voudrait arrêter de fumer, se demandant quoi faire et consultant ce schéma d'aide à la décision ? Peut-il se reconnaître dans une telle analyse théorique de son fonctionnement ? Ou peut-il imaginer qu'il s'agisse d'un mode de fonctionnement qu'on l'incite à suivre ? Ce modèle de décision algorithmique est peu prisé, car il positionne

[5] Les auteures de ces tableaux sont Marie-Aline BLOCH, professeure de « Management des organisations sociales et médicosociales » et Léonie HENAUT auteure de *Coordination et parcours, la dynamique du monde sanitaire, social et médicosocial*, éditions Dunod/ EHESP.

les praticiens comme des automates, ne considérant pas la motivation du soignant comme essentielle.

Le deuxième schéma est un agrandissement d'une partie du premier. Il s'agit d'un « arbre de décision ». Sa complexité est telle que comprenons aisément pourquoi finalement la prise en charge de la BPCO nécessite d'être améliorée.

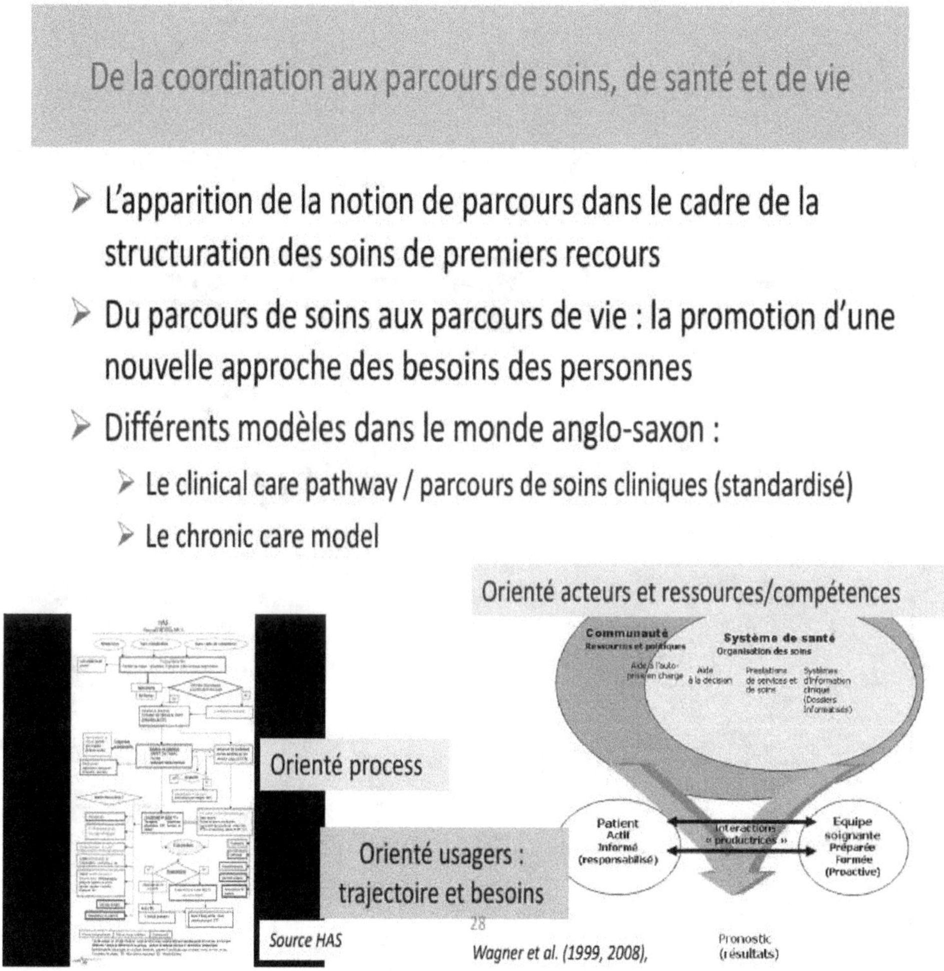

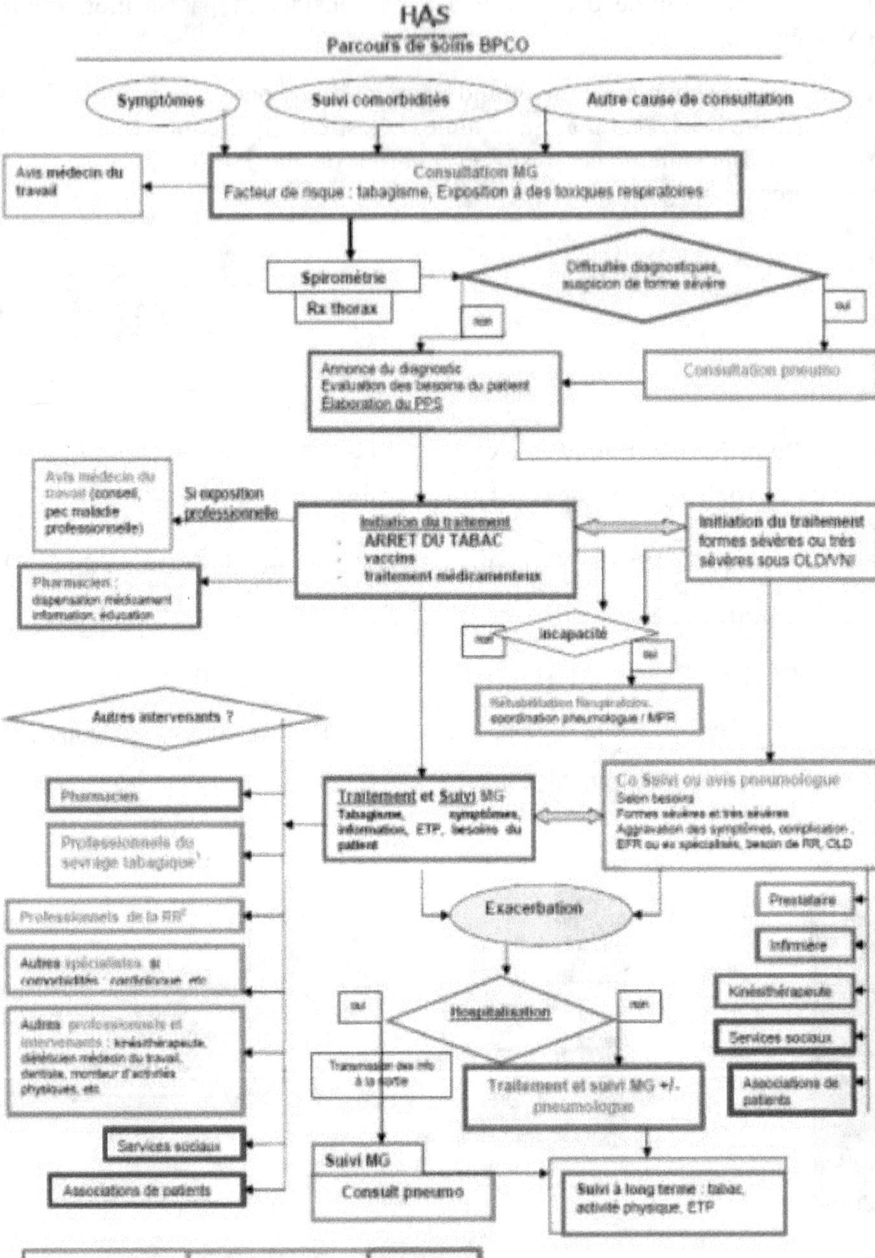

1 professionnels du sevrage tabagique : centre de tabacologie, médecin infirmier/kinésithérapeute tabacologue, psychologue, diététicien 2 équipe de réhabilitation respiratoire : médecin de médecine physique et réadaptation, pneumologue, kinésithérapeute, tabacologue, psychologue, diététicien, moniteur d'activité physique, assistante sociale, services sociaux, associations de patients. RR : réhabilitation respiratoire BD : bronchodilatateur

Le troisième tableau présente une modélisation de la prise en charge des personnes âgées, telle qu'elle est pensée et organisée aujourd'hui. Cette organisation est le résultat d'une accumulation de dispositifs. A chaque constat d'une difficulté ou d'amélioration à apporter, plutôt que de restructurer l'existant, notre organisation s'est enrichie de nouveaux dispositifs, de nouvelles structures, de nouvelles missions.

L'illisibilité de ce schéma est une bonne image de la réalité : illisible et incompréhensible tant pour les administrations chargées de les mettre en œuvre et de les superviser, que, plus encore, pour les acteurs de terrain. A le regarder, nous ne comprenons pas qui doit faire quoi, quand et où.

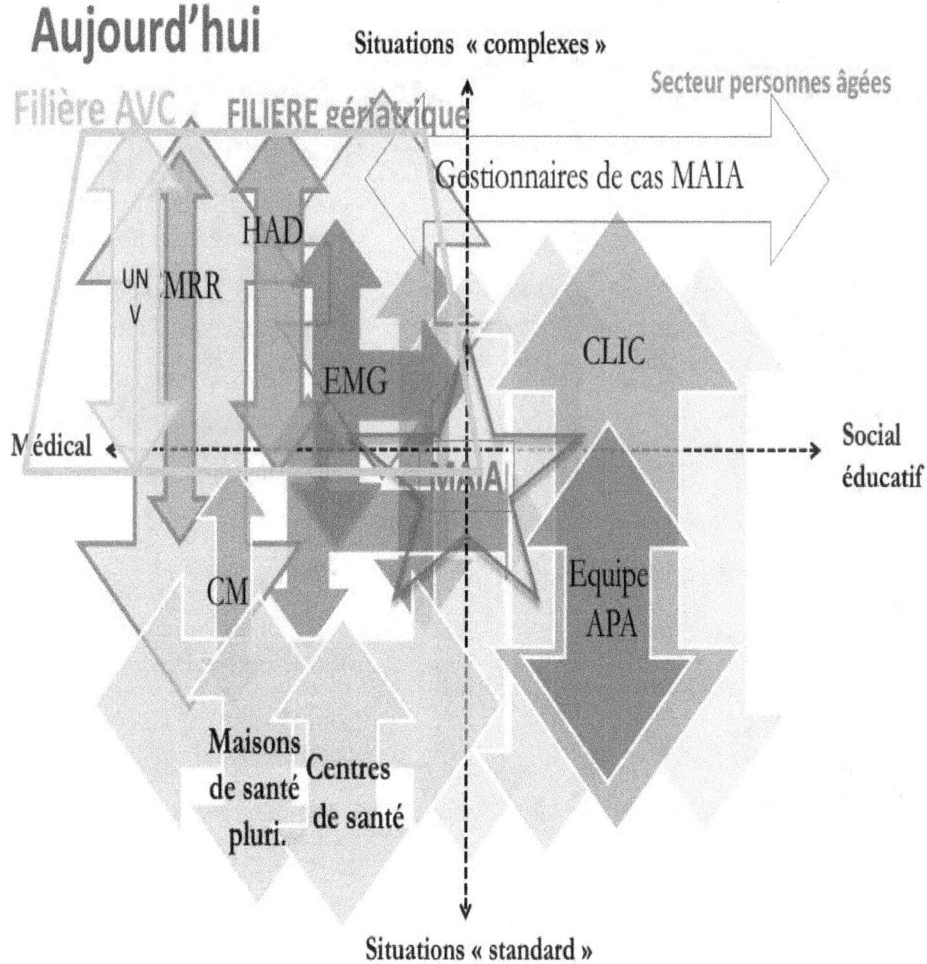

D'après Bloch et Hénaut, 2014

Remarquons tout d'abord la place réservée aux médecins traitants : ils ne sont même pas nommés, sauf au travers du dispositif des maisons de santé, dispositifs dans lesquels l'Etat aimerait bien les voir exercer. Dans ce schéma, les médecins sont positionnés dans le quadrant « situations médicales standard ». Cela signifie-t-il que dès que les situations ne sont plus standard (ce qui représente la majorité des situations des personnes âgées), les médecins sont mis de côté ? Cela ne ferait que confirmer ce qui se passe habituellement dans d'autres secteurs : captation des patients cancéreux par les oncologues, qui renvoient les patients au médecin traitant « quand il n'y a plus rien à faire », proportion de médecins spécialistes unique en Europe instruisant une demande inflationniste de soins tout en continuant d'ignorer la loi confiant la tâche de suivi et de coordination de la santé des patients à leur médecin généraliste.

<table>
<tr><th>Champs d'activité</th><th>Type de coordinateur</th><th>Exemples étudiés</th></tr>
<tr><td rowspan="3">Coordonnateur de parcours</td><td>Médecin généraliste</td><td>-</td></tr>
<tr><td>Gestionnaire de cas</td><td>Gestionnaire de cas MAIA, technicien d'insertion AFM, coursier sanitaire et social</td></tr>
<tr><td rowspan="2">Coordonnateur spécialisé</td><td>Infirmière coordinatrice en EHPAD
SSIAD, HAD, réseau, EMG</td></tr>
<tr><td rowspan="5">Coordonnateur d'innovation</td><td>Coordonnateur de réseau, CMRR, CLIC</td></tr>
<tr><td>Relais-traducteur</td><td>Référent Alzheimer en ARS</td></tr>
<tr><td rowspan="2">Entrepreneur de réforme</td><td>Coordonnateur d'équipe pluridisciplinaire de MDPH</td></tr>
<tr><td>Pilote de MAIA, animateur de filière AVC</td></tr>
<tr><td>Champion organisationnel</td><td>Directeur des soins à l'hôpital</td></tr>
</table>

Les professionnels de la coordination (et du parcours)

Contrairement aux médecins généralistes, les dispositifs tels que MAIA, CLIC ou équipe mobile sont des outils éloignés (géographiquement, cognitivement) des patients et construisant du conseil à distance, de la mise en relation. Sans concertation ni coordination avec les services de premier recours, ces dispositifs risquent de se superposer aux services existants, les excluant de fait. Nous avons eu à traiter dans un projet en Vendée les plaintes de médecins qui n'avaient plus de nouvelles de leur patient dès lors qu'ils avaient été pris en charge par la MAIA locale.

Cette nécessité de coordination et de concertation a conduit à inventer de nouveaux métiers, fonctions et structures pour faire fonctionner l'organisation ainsi créée. Le quatrième tableau, issu du même document que les précédents, montre l'effort fait pour identifier de telles fonctions et métiers.

Quelques commentaires sont nécessaires, les mots ayant des significations symboliques.

Tout d'abord, si le médecin généraliste est cité dans la colonne « type de coordinateur », les chercheuses n'ont aucun exemple à donner dans la colonne « exemples étudiés », corroborant le schéma précédent où le médecin était ignoré. C'est une illustration de la difficulté des institutionnels à appréhender la réalité de la vie de tous les jours. Nous comprenons les jeunes médecins qui ne veulent plus s'engager dans une profession aussi peu reconnue par les institutions.

La variabilité sémantique des fonctions de coordination, coordi**n**atrice (pour l'infirmière d'EHPAD) ou coord**o**nnateur (pour les autres) signe-t-elle un simple flottement sémantique ou plutôt une distinction « bourdieusienne » ? D'une certaine façon, il y a une sorte de hiérarchie implicite : le médecin n'a pas de pratique de coordination. Vient immédiatement au-dessus dans la hiérarchie le gestionnaire, dont la fonction est technique mais sûrement pas sociale, bien que présentée dans une catégorie de coordination : « coordonnateurs de parcours ». Mais pourquoi alors les désigner par ce mot – inapproprié s'il s'agit d'avoir affaire à des personnes – de gestionnaire ? Et que signifie donc un parcours : l'image du parcours est-elle celle du golf où le but est de suivre le parcours déjà tracé ? Ou le parcours est-il individualisé, non prévisible à l'avance, un chemin à tracer et à parcourir ensemble ? Selon l'une ou l'autre option, la qualité de coordonnateur de parcours change radicalement : dans un cas il s'agit de faire jouer un carnet d'adresses de ressources, dans un deuxième cas d'identifier et de mobiliser les ressources et dans un troisième cas de créer avec la personne des ressources qu'elle peut contrôler.

Plus haut dans la hiérarchie, le coordonnateur de réseau ou la coordinatrice d'EHPAD. A noter que le coordonnateur de réseau peut être n'importe quel professionnel, alors que l'infirmière coordinatrice est une infirmière dont le rôle dans les EHPAD n'est pas encore très clair. A noter également l'absence du médecin coordinateur en EHPAD.

Tout en haut de l'échelle, le pilote de MAIA ou l'animateur de filière et le directeur des soins. Là, nous n'avons plus affaire à des infirmières. Il s'agit de postes qualifiés au minimum par un niveau Master.

Les catégorisations qui s'attachent à ces dernières fonctions sont savoureuses : comment un pilote de MAIA peut-il être décrit comme un entrepreneur de réforme alors qu'il applique des « méthodes d'intégration » élaborées par les tutelles, qui le contrôlent au travers d'une gouvernance dont les appellations sont empruntées au fonctionnement des structures canadiennes ? Parmi les évolutions sémantiques, notons que le groupe de travail de la méthodologie de projet devient, dans les MAIA, une « table tactique » et le comité de pilotage une « table stratégique ». En quoi ce changement sémantique a-t-il conduit à une amélioration des pratiques en matière de gérontologie ? Dans ce fonctionnement entièrement sous le contrôle des tutelles, même sous une appellation euphémisée, nous ne voyons pas bien de quelles réformes le pilote de MAIA pourrait être l'entrepreneur…

L'assimilation du directeur des soins à un « champion organisationnel » montre ce qui est attendu d'un champion : vérifier la mise en œuvre des normes, des protocoles et des procédures. Nous y reviendrons dans le chapitre 11 consacré à l'évaluation.

Mais une fois « identifiés » ces fonctions et ces métiers, peut-on réellement dire que l'on y voit plus clair et qu'une personne âgée ou une personne handicapée, son entourage, un enseignant ou une infirmière libérale va rendre ou recevoir un meilleur service grâce à cette nouvelle offre ? Le Léviathan institutionnel qui se donne ici à voir construit des sémantiques floues et des métiers incertains et crée une nouvelle opacité pour les acteurs et la population.

Ces évolutions sémantiques ont concerné d'autres institutions. Les comités d'éducation pour la santé ont disparu au profit d'instituts régionaux d'éducation et de promotion de la santé, sortes de filiales de l'agence nationale (INPES). L'INPES a fusionné avec l'INVS (Institut National de Veille Sanitaire) et l'EPRUS (Etablissement de Préparation et de Réponse aux Urgences Sanitaires) pour fabriquer « SPF, Santé Publique France ». Quel lien existe-t-il entre la réponse aux urgences sanitaires et l'éducation pour la santé ?

Ainsi se trouve confirmé ce que dit le philosophe Günther ANDERS : « *l'incroyable décalage entre l'imagination et la production* »[6]. Nous sommes maintenant capables de produire des organisations si complexes que nous ne pouvons plus nous les représenter. Les effets de nos propres productions sont plus complexes que ce que notre cerveau peut assimiler.

Bureaucratisation contre institution imaginaire de la société.

La conséquence principale de cette complexification du système est que la créativité des acteurs n'est que peu reconnue, peu accompagnée, souvent découragée et remplacée par des expérimentations. Si l'expérimentation se révèle probante, elle s'institue alors en une démarche « labellisée » prélude à des appels à projets élaborés par les institutions. Cela n'est pas forcément judicieux, car les conditions locales de faisabilité des expérimentations sont souvent déterminantes et leur reproductibilité faible. Cela entraîne une grande déperdition d'énergie, de créativité et d'action dans ces dispositifs et ces procédures. La faible reproductibilité, couplée à une « volonté de développement », est une des raisons de l'empilement de structures faiblement intéressantes et de la nécessité de les coordonner, en créant parfois des structures de coordination, qu'il s'agit ensuite de coordonner.

La méthode la plus courante du management de l'innovation est l'appel à projets lancé par les institutions. L'appel à projets provient d'une analyse de ce dont les gens ont besoin, analyse issue de données macrosociales et macro-économiques. Ces données et leur analyse sont confiées à des experts (managers en premier lieu, économistes, épidémiologistes, sociologues, médecins...) mais rarement aux acteurs de terrain. L'écoute de ces acteurs était la règle à l'époque des conférences régionales de santé. Depuis la loi HPST (hôpitaux, patients, santé, territoire), la définition et l'analyse des besoins sont devenues plus « technocratiques ». C'est à partir des résultats des expertises que les services des tutelles vont déterminer s'il est opportun de construire un EHPAD, de fermer un service d'urologie, combien de maisons de santé on va construire. Par l'appel à projets, les tutelles espèrent voir émerger des acteurs locaux pour réaliser les projets dont le besoin a été identifié. Cette démarche est une démarche descendante : des tutelles vers les acteurs, comme l'est l'identification des besoins : par l'intermédiaire de données statistiques. Les commissions régionales chargées d'analyser et évaluer les projets imaginés par les acteurs, dans une démarche ascendante (des acteurs vers les tutelles), existant avant 2009, ont été supprimées par la loi HPST.

[6] G.ANDERS, *L'obsolescence de l'homme*, IVREA 1956/2012.

Dit autrement, la recentralisation du système de santé, qui avait été très décentralisé avec les réformes JUPPE (ordonnances de 1995) et KOUCHNER (lois de janvier et mars 2002), conduit à transférer la créativité de milliers d'acteurs à des services administratifs et des experts pas toujours en phase avec les réalités vécues par les acteurs locaux et les populations, les acteurs locaux conservant la fonction de mettre en place les dispositifs pensés en dehors d'eux. D'une certaine façon, ce fonctionnement ressemble à un oxymore : l'institution est ce qui est institué et non ce qui est instituant. Or la créativité et le changement, ce sont, d'après CASTORIADIS, l'instituant. Même si peuvent exister des acteurs créatifs dans l'institution, ils sont souvent marginalisés, non reconnus, car pour faire carrière dans l'institution il faut d'abord se conformer à ses règles. La dernière loi de santé de 2015, dite loi TOURAINE, a semble-t-il fait le constat de la nécessité de redonner de la liberté aux acteurs. A cette fin, de nouveaux dispositifs pour la santé de terrain ont vu le jour : Equipes de Soins Primaires (ESP), Coordination Professionnelle Territoriale de Santé (CPTS) et Plateformes Territoriales d'Appui (PTA). Bientôt deux ans après la publication de la loi et de ses premiers décrets, rien n'a encore bougé. Nous verrons dans le chapitre 12 (conclusion 1) l'expérimentation de coordination microlocale en cours dans une petite ville de Vendée[7], qui peine à trouver son financement et sa légitimité malgré l'existence de ces nouveaux dispositifs. Repasser d'un fonctionnement descendant à un fonctionnement plus transversal prendra du temps, temps nécessaire pour que les tutelles acceptent de partager un peu de leur pouvoir et pour que ses acteurs en tirent les conséquences.

Malgré tous ces efforts de formalisation[8], le système de santé bouge peu, ou alors se réorganise dans une finalité difficile à appréhender en matière de santé publique. Nous pensons, à ce propos, et dans la droite ligne du rapport de la DGOS, à la réorganisation des réseaux de santé ayant eu lieu en Ile-de-France. Nous avons connaissance d'un réseau de soins palliatifs en Ile-de-France qui fonctionnait remarquablement. La demande de réorganisation l'a contraint, par le biais d'un appel à projets, à absorber, en plus des soins palliatifs à domicile, les problématiques plus générales de la cancérologie et de la gérontologie, ce qui l'a fait changer de dimension. Le réseau, qui fonctionnait comme un groupe humain soudé et solidaire, est maintenant une équipe de plus de 20 personnes nécessitant du management. Pour assurer son

[7] Une nouvelle expérimentation est en cours dans une zone rurale de la Drôme : la haute vallée de l'Herbasse. Les tutelles (ARS) ont visiblement du mal à mettre en œuvre de tels projets qui correspondent cependant bien à la philosophie du travail collaboratif local.

[8] Cf. par exemple DGOS (Direction Générale de l'Offre de Soins, ministère de la Santé), *Evolution des réseaux de santé en vue d'un renforcement de la coordination des soins, Guide méthodologique,* juillet 2012.

avenir, il lui faut à présent penser stratégie de développement sur son territoire ; et c'est ainsi qu'il a pris la responsabilité d'un CLIC et d'une MAIA. Bientôt peut-être d'une PTA (Plateforme Territoriale d'Appui). Sa directrice, psychologue, est prise dans les meccanos organisationnels et les réunions institutionnelles, au détriment justement de la qualité du travail bien que cette évolution s'est faite au nom de la qualité. Et quel sens cela a-t-il finalement de concentrer les réponses à ce point, si ce n'est de vouloir réaliser des économies d'échelle, finalité qui ne relève pas de la santé publique[9]?

Cette évolution bureaucratique de notre système de santé a pour but de contrôler, en y insufflant de l'énergie organisatrice, un système entropique (c'est-à-dire qui se désorganise spontanément). Face à ces institutions de l'état, le corps professionnel, particulièrement médical, reste attaché à des prérogatives obtenues de haute lutte il y a déjà plus d'un siècle : l'idéologie du libéralisme médical, qui irrigue la profession dans son entier y compris dans le service public hospitalier, veille jalousement sur la liberté d'installation, la liberté de prescription et la liberté d'organisation. Deux pôles de pouvoir antagonistes essaient donc de prendre le pouvoir l'un sur l'autre : l'Etat, par ses réformes bureaucratiques, essaie de contourner le pouvoir médical immobile qui résiste fortement.

Ces efforts d'organisation, comme les lois de la thermodynamique sont là pour nous le rappeler, nécessitent énormément d'énergie (temps, argent, compétences). Les luttes de pouvoir, les antagonismes, prennent le pas sur une réflexion commune sur l'avenir du système de santé et accaparent beaucoup le temps des acteurs. La réponse organisationnelle, rendant notre système toujours plus complexe, nécessite de la régulation et de la coordination (comme le système immunitaire ou le système hormonal). Mais comment penser une coordination quand l'un des moteurs est la lutte pour le pouvoir ?

La bureaucratisation de l'organisation comme paradigme de l'action.

Cela explique pourquoi, malgré cette passion bureaucratique et de l'organisation, les mêmes défauts et insuffisances persistent. Par exemple, les « déserts médicaux » ne sont pas mieux fournis, les listes d'attente en EHPAD, en FAM ou en IRM ne sont pas moindres, le nombre de places en crèche est toujours insuffisant, sans parler de la consommation de médicaments, une des plus élevées du monde. Le recours aux urgences hospitalières reste un problème non réglé malgré l'existence d'un très grand

[9] Nous avons pointé récemment la raison pour laquelle les EHPAD sont devenus des concentrations de personnes hébergées : la « rentabilité » est atteinte à partir de 80 résidents...

nombre de médecins de ville, et les relations entre hôpitaux et territoires sont toujours aussi difficiles malgré la loi de 2009 dont le nom « hôpitaux, patients, santé, territoires » semblait indiquer une volonté de s'attaquer à ces difficultés.

Aujourd'hui, se rendre aux urgences hospitalières est devenu banal, même si on sait que l'on va attendre des heures[10]. Avec tout ce remue-ménage organisationnel, force est de constater que l'accès aux soins et à la santé a plutôt eu tendance à se dégrader : par exemple, on n'a pas de médecin après 19 heures (excepté le 15), on revient d'hospitalisation avec tout à gérer soi-même, les médecins sont débordés, les inégalités de santé ne diminuent pas, l'espérance de vie en bonne santé a tendance à diminuer depuis les années 2010, ainsi que l'espérance de vie en 2015, pour la première fois depuis 250 ans (si on exclut les périodes de guerre).

Les facteurs environnementaux conditionnant la santé sont encore largement négligés. La croissance économique passe en priorité et les mesures concernant la pollution de l'air ou de l'eau n'avancent que très lentement. La prévention et l'éducation pour la santé sont retournées dans le passé des pratiques de « propagande médicale et hygiéniste » des années 50 à 70 malgré tous les efforts des recherches et des programmes mis en œuvre dans les années 80 et 90.

Ce n'est pas faute d'idées originales, d'acteurs motivés, de projets novateurs, de politiques engagés.

D'où viennent ces difficultés ? Il nous semble qu'existe au fond une pensée de l'organisation basée sur la science économique. Ces sciences nous ont conduits à penser les institutions et les systèmes à l'image d'une machine. Ce raisonnement est très proche de l'idée médicale qui interprète de plus en plus le corps comme une machine. Il s'agit bien d'un paradigme général, celui de l'épistémologie mécaniciste développée depuis le 17e siècle, dans lequel les sciences physiques ont interprété le monde physique comme une mécanique. C'est pourquoi nos méthodes organisationnelles nous conduisent à imaginer de réformer le système de santé comme on réglerait une machine. Le sociologue Eugène ENRIQUEZ avait parfaitement analysé cette difficulté en nous rappelant que « *trop d'organisateurs et de théoriciens pensent qu'il suffit de réformes de structure pour résoudre le mode de fonctionnement bureaucratique, comme une machine qu'il suffirait de régler sans qu'il soit nécessaire de vérifier ou de contrôler l'environnement. La*

---

[10] Le Dr VIALY, médecin généraliste régulateur des urgences à Romans, nous fait remarquer à quel point il est difficile de refuser d'envoyer une ambulance chez les personnes qui appellent le 15 pour les conduire aux urgences, même quand, après écoute, le médecin estime non nécessaire la consultation en urgence.

bureaucratisation signifie que le mode de fonctionnement acquiert progressivement son autonomie, les buts sont oubliés, les moyens pris pour des fins, la technique fétichisée, objet de tous les soins. Les hommes sont considérés comme des prolongements de la machine et traités principalement comme des marchandises. Mais non totalement, car pour n'être qu'un exécutant, il faudrait qu'il y ait, de l'autre côté, un maître absolu »[11].

Or un maître absolu n'existe pas. Il existe une contradiction dans le fait de considérer l'organisation ou l'homme comme une machine, car aucun maître ne peut les réguler. Les réformes organisationnelles et de structures montrent à quel point cette contradiction n'est pas analysée. Résoudre ce genre de contradiction suppose de changer de paradigme sociologique. L'effort à faire est du même ordre que celui fait par les sciences physiques avec la découverte de la relativité et du principe d'incertitude. Il est très incertain d'essayer de travailler en concertation et en coopération. Mais cette incertitude est consubstantielle de la vie humaine. Faire évoluer notre système de santé suppose d'accepter une négociation et une coopération permanente entre les acteurs. Les institutions de tutelle ont-elles les moyens de penser une telle évolution ? Nous verrons dans le chapitre 13 de conclusions que cette analyse fait partie de l'approche coopérative de la santé que nous proposons. Nous souhaiterions que les institutions puissent évoluer vers plus de coopération.

Les difficultés sont immenses : les deux piliers de notre système de santé sont en crise. Nos hôpitaux sont à bout de souffle et la médecine de ville, la médecine générale, est désertée par les jeunes médecins[12]. Les autorités publiques (ainsi que les unions professionnelles et l'ordre des médecins) ont réintroduit une logique inflationniste dans les hôpitaux (y compris l'HAD) par l'introduction du paiement à l'activité (T2A), vrai facteur d'inégalités de traitement selon les lieux et les maladies. L'espoir dans les nouvelles technologies voudrait faire croire que les défauts structurels pourraient être compensés par des mesures techniques : géronto technologie, télémédecine, intelligence artificielle, robotisation.

L'avenir est plus probablement à rechercher dans un meilleur accompagnement des personnes, dans une coordination des services, dans une analyse des besoins des gens au plus proche de chacun, mais aussi de la

---

[11] Eugène ENRIQUEZ, *L'organisation en analyse*, Paris, PUF, 1992 p.91.

[12] Ce ne sont pas seulement les territoires qui seraient désertés par les médecins, mais également la médecine générale (ou plus généralement la médecine clinique) qui est désertée. Le désert médical dont on parle est au moins autant un problème de répartition territoriale que le résultat d'un long processus de développement à outrance de la médecine spécialisée, dont l'avenir probable est la robotisation. Mort de la clinique…

population dans son ensemble. Ce n'est pas par un accroissement illimité des moyens, des réorganisations et des structures que le problème pourra être résolu, car l'accroissement continu des moyens et des coûts, la multiplication des agences, des services, des normes et procédures, les réorganisations, les nouveaux mastères universitaires de coordination n'y ont pas réussi. La superposition toujours plus complexe des services et des institutions les rend illisibles au commun des mortels, usagers comme professionnels de santé et compromet jusqu'à l'utilité de leur existence. L'usager se débrouille localement avec les services qu'il connaît et avec son médecin traitant, qui passe de plus en plus de temps à essayer de naviguer dans cette complexité (en se plaignant d'être assailli de « tâches administratives »).

Ce constat trouve un écho dans les critiques plus pointues des pratiques de santé elles-mêmes, dénoncées en son temps par le philosophe Ivan ILLICH (« *Némésis médicale* »). I. ILLICH pointait l'iatrogènie médicale, c'est-à-dire les dégâts collatéraux des pratiques visant à améliorer la santé. Si aujourd'hui iatrogénie est souvent assimilée à « *infections nosocomiales* », le concept est cependant bien plus vaste : on pense spontanément iatrogénie des médicaments, des chirurgies excessives (par exemple les prostatectomies), des thérapeutiques « jusqu'au-boutistes » des cancérologues, à la génétique (médecine prédictive) et au transhumanisme. Il faudrait maintenant considérer la complexité des institutions comme une iatrogénie.

CHAPITRE 4

Comprendre les idéologies à l'œuvre dans le système de santé

La médecine, comme toute science, est un sous-ensemble de la culture et de la société. Ce qui la constitue est le résultat d'une interaction constante entre la dimension formelle de la recherche et les dynamiques sociétales, culturelles et idéologiques, le chercheur étant lui-même acteur de cette société. Cette interaction est inéluctable, dans la mesure où la médecine est le produit de la rencontre entre médecins et patients. Cela a des conséquences : une part importante de la médecine n'est pas scientifique, mais un art de la relation à l'autre dans lequel la dimension morale, éthique, culturelle, les valeurs et croyances des uns et des autres est bien présente. Les motivations de la radiation du Pr EVEN (le professeur de médecine Philippe EVEN a été radié récemment de l'ordre des médecins) sont là pour témoigner de ce mélange entre science et société : « *En faisant cela, le Pr EVEN « a manqué à ses obligations de moralité et à son devoir de confraternité et « a gravement déconsidéré la profession médicale » ajoute la Chambre qui a décidé de le radier du tableau de l'Ordre. La décision de radiation de la chambre disciplinaire, présidée par une magistrate, prendra effet le 1er avril 2017* »[1]. Le fond (la critique de la technique médicale que développait le Pr EVEN) est esquivé pour s'attacher à la forme en l'accusant de diffamation envers ses collègues qu'il accusait de corruption et de compromission avec les laboratoires. « *Obligations morales* », « *devoir de confraternité* » et « *déconsidération de la profession* » ne sont pas des concepts scientifiques et cependant, ils deviennent des critères de jugement du positionnement scientifique d'un professeur de médecine. Ils relèvent bien plutôt d'une idéologie interne à la médecine, une façon dont les médecins devraient se comporter, toujours et partout.

[1] http://www.20minutes.fr/societe/1982327-20161216-pr-philippe-even-radie-ordre-medecins

La pratique médicale n'est pas exempte d'approche moralisatrice, de corruption, de conflits d'intérêts, de promotion de médicaments inutiles ou dangereux[2]. Ces dimensions non scientifiques sont à l'œuvre dans notre système de santé, rendant difficile une évaluation critique des actions. Mieux comprendre le fonctionnement de notre médecine et de notre système de santé exige de prendre en compte ces dimensions comme constitutives de nos actions et d'en examiner les effets.

Qu'est-ce qu'une idéologie ?

Une idéologie « *tend à enfermer les faits dans une représentation unique qui rend compte totalement du réel et qui exprime la vérité de ce qu'elle révèle* (…). *Elle provoque la croyance chaque fois que la représentation qu'elle offre peut avoir un répondant même approximatif du côté de la réalité* (…). *Elle va avoir pour fonction d'occulter les rapports de domination* (…). *La science et la parole* [sont accaparées] *par quelques-uns qui se trouvent toujours du côté du mortel et du mortifère* »[3]. La science, qui se revendique comme la seule explication légitime de la réalité, qui se veut le paradigme explicatif total de la réalité, s'impose comme un système pratique obligatoire et est donc une idéologie, appelée scientisme[4]. Ne sera considéré comme vrai que ce qui est valide dans le cadre de ses méthodes et manières de penser. Toute idée sortant du cadre sera rejetée.

Il existe une autre dimension à ce problème, bien identifié par H.ARENDT : « S*i nous suivions le conseil, si souvent répété aujourd'hui, d'adapter nos attitudes culturelles à l'état actuel des sciences, nous adopterions en toute honnêteté un mode de vie dans lequel le langage n'aurait plus de sens* (…). *S'il est bon, peut-être de se méfier du jugement politique des savants* (…) *c'est précisément de ce fait qu'ils se meuvent dans un monde où le langage a perdu son pouvoir* »[5], où la parole est purement celle du pouvoir dépolitisé. Le fait qu'une théorie ne soit pas discutable représente, pour le philosophe Karl POPPER[6] un critère de non-scientificité (la non-possibilité de la « réfutabilité »). Ce qui détermine une dimension idéologique, c'est qu'elle

[2] Revenant des USA, nous avons pu constater à quel point l'offre technique est sans limites. Ainsi, dans un magazine grand public (« *Family Circle* »), de nombreuses publicités pleine page vantent des médicaments et pas des moindres : «*Votre antidépresseur n'est pas assez efficace, essayez XXX – un neuroleptique nouvelle génération – et vous verrez votre état s'améliorer. Parlez-en à votre médecin…* ».

[3] Eugène ENRIQUEZ, *L'organisation en analyse*, PUF, 1992, p.64/67.

[4] Le scientisme est une foi dans la science prônant une sorte de supériorité et d'infaillibilité de la science. En tant que tel, le scientisme est anti-scientifique…

[5] H.ARENDT, *Condition de l'homme moderne*, Calmann-Lévy Pocket, 1983, p.36.

[6] Karl POPPER, *Logique de la découverte scientifique, Payot, 2017.*

invalide a priori la parole critique. Pour POPPER, la démarche de réfutabilité est le noyau de la démarche scientifique et signifie le retour du pouvoir du langage humain dont parle H.ARENDT. La pluralité des points de vue est la condition du sens dans nos pratiques.

Une définition de l'idéologie pourrait alors être la suivante : une pensée globale d'un domaine qui s'institue pour expliquer la totalité des phénomènes connus ou nouveaux tout en refusant toute autre explication. « L*e concept d'une science totale et achevée est un concept non scientifique* (...) *ce qui revient à dire que la science doit coexister avec les autres formations mentales* »[7]. L'idée d'une science totale, d'une démarche totale médicale ou managériale, devient un « mythe » moderne, ou, pour le dire dans les termes d'Eugène ENRIQUEZ, « *Les sociétés modernes ont la tentation de revêtir une forme sociale leur assurant une cohésion* (...) [où l'idéologie] *a pris la place* [du mythe] *et remplit la même fonction de réponse unique* (...) *en créant de nouveaux sacrés transcendants,* (...) *incarnations chacun à sa manière de l'universel* »[8].

L'idéologie médicale

La médecine, comme la science ou le management, se pense indemne de toute idéologie, de représentation ou de valeurs alors que la pratique médicale est en interaction permanente avec la dynamique culturelle et sociale. Penser la médecine comme une pure objectivité est une position peu défendable. Comment, sinon, pourrait-on comprendre la dimension quasi mystique de l'engagement de nombre de soignants dans la **croyance** d'une médecine absolument bonne et surtout non critiquable ?

Instrumentalisation de la science.

L'ensemble institué du système de santé, médecine comme santé publique, prévention comme soins curatifs, chirurgie comme gériatrie, fonctionne autant avec la science qu'avec ses valeurs et son idéologie. La dimension idéologique tend à instrumentaliser la science pour en faire une explication totale des maladies et de leurs causes, imposant ses thérapeutiques. C'est parce que science et idéologie sont inextricablement mêlées que la médecine peut revendiquer d'englober tout ce qui, dans notre société moderne, concerne la maladie et son traitement, toutes les questions de santé, se construisant de façon hégémonique[9].

---

[7] Jean BAECHLER, *Qu'est-ce que l'idéologie ?* Gallimard, 1976, p.19.

[8] Eugène ENRIQUEZ, *op.cit.* p.58.

[9] Claudine HERZLICH, dans *Médecine moderne en quête de sens* in Le sens du mal, Ed. Des archives contemporaines 1984, p. 196, est sur une position exactement inverse : «*il y a aussi*

Aujourd'hui le diagnostic médical est un monopole du médecin et ouvre les droits à une prise en charge socialisée (sécurité sociale)[10]. Une souffrance ou une maladie ne peuvent être reconnues que si elles ont fait l'objet d'un diagnostic médical. Ce diagnostic est la mise en œuvre d'une procédure respectant strictement le cadre épistémologique formant le paradigme de la maladie et de la santé. Sans diagnostic médical et donc sans médecin, il n'y a pas de maladie reconnue. Toutes les maladies n'ont cependant pas le même statut, les maladies rentrant le mieux dans le paradigme médical étant mieux et plus facilement reconnues[11] (cf. chapitre 2). De même, plus les maladies correspondent au paradigme et plus l'action menée sera efficace : les antibiotiques sont plus efficaces sur les maladies infectieuses que ne le sont les chimiothérapies anticancéreuses sur les cancers. L'efficacité avérée de la médecine sur les maladies les plus proches de son paradigme (comme certaines maladies infectieuses) ne devrait pas nous conduire à en déduire une efficacité globale, dans toutes les situations pathologiques. Or le paradigme biosanitaire s'impose dans tout le reste de la pathocénose[12], même dans les domaines où la valeur de l'approche biomédicale est reconnue comme insuffisante (c'est particulièrement vrai en ce qui concerne les cancers et les maladies mentales). Dans l'approche biomédicale, et à la différence d'autres médecines, une efficacité partielle peut suffire à sa légitimation. La condition consiste, au nom de l'idéologie médicale, à faire oublier que l'efficacité est partielle et à affirmer l'efficacité totale. Nous constatons, dans ce désir d'efficacité globale, cette dimension de l'idéologie décrite plus haut : la prétention à accaparer l'ensemble des pratiques et des discours explicatifs.

Hégémonie, libre arbitre et liberté.

Du point de vue scientifique, la prétention de la médecine à avoir eu un rôle prépondérant dans l'amélioration de la santé publique est exagérée. D'après un rapport du Haut Comité de la Santé Publique[13], les progrès techniques et

---

des limites à vouloir traiter de la médecine sans référence à la positivité de son savoir ou à l'efficacité de sa pratique, comme simple réponse symbolique ou comme pure idéologie ». Nous pensons pour notre part qu'il convient d'interroger l'hégémonie de ce modèle basé justement sur l'idée de l'efficacité qui justifierait tout.

[10] Une contestation de l'homéopathie a été lancée par un groupe de médecins et de chercheurs, demandant le déremboursement des médicaments, dont l'efficacité ne répond pas aux critères de la médecine « *Evidence Based Medicine* ».

[11] Le diagnostic de maladie entraîne une reconnaissance sociale de son état de malade. Le malade sera plus facilement reconnu s'il présente une pneumonie ou un cancer qu'une colopathie fonctionnelle ou une fatigue chronique.

[12] Cf. Chapitre 2, p.53.

[13] Allocation régionale des ressources et réduction des inégalités de santé, Haut Comité de la Santé Publique, éditions ENSP, 1998. « *On rappellera ici les conclusions du rapport du*

les découvertes scientifiques ont apporté moins de 20% de l'évolution constatée de la santé mesurée sur les indicateurs habituels de l'espérance de vie, de la mortalité infantile et de la morbi-mortalité. De nombreux facteurs non médicaux conditionnent la santé de l'homme. Cette notion pourtant très connue n'a pas conduit à une remise en question des pratiques médicales, car le seul jugement acceptable pour les médecins est basé sur les preuves de type médical[14]. On appelle ce mode de fonctionnement un fonctionnement autoréférencé. Or, devant la complexité de la société, de la souffrance humaine, et des institutions, aucune approche, aucune théorie, aucune discipline ne peut se prévaloir d'en comprendre la totalité. Comprendre une totalité, voire la totalité elle-même, est une impossibilité épistémologique. La volonté de ne conserver qu'un seul point de vue (comme la médecine qui explique la santé par la maladie et la maladie par le corps) nous renvoie à une histoire lourde de sens : Copernic et Galilée ont été jugés par l'institution religieuse qui refusait toute autre approche de la cosmologie que la sienne et envoyait ceux qui en proposaient d'autres sur le bûcher. S'il n'y avait, dans la revendication hégémonique de la médecine, qu'une prétention explicative, nous serions dans ce que Thomas KUHN a appelé un paradigme dont l'histoire nous montre qu'ils peuvent changer brutalement, formant des « révolutions scientifiques »[15]. Mais il y a dans la médecine et la santé publique une dimension supplémentaire pratique et normative, qui s'impose et impose aux gens comme aux professionnels un certain mode de fonctionnement qui a des répercussions tout à fait concrètes dans la vie quotidienne des malades, des résidents hébergés, des professionnels de santé ou des employés des institutions. Que ce soit la manière dont la société privilégie et organise la médecine pour la santé de la population, que ce soit la manière dont une aide-soignante peut envisager son métier ou la manière dont elle a été formée, que ce soit la manière dont l'institution s'organise, essaie de contrôler, en la limitant, la liberté de ses agents, l'idéologie aboutit à restreindre les choix des agents et de la population à des choix préétablis, prédéfinis.

Etre contraint à des choix préétablis limite la possibilité de l'innovation et du changement. On parle alors de *libre arbitre,* notion qui s'oppose à la liberté. Dans le libre arbitre, il n'y a pas de possibilité de construire des alternatives à ce qui est déjà existant. Le libre arbitre n'est en définitive que la liberté de choisir ce qui a déjà été décidé ailleurs, c'est-à-dire dans les sphères du

---

HCSP de 1994 (la santé en France) mettant l'accent sur le faible impact (entre 10 et 20%) du système de soins sur la diminution de la mortalité » (p.15).

[14] Les débats actuels sur les vaccins témoignent de cette attitude : il n'y a pas à discuter, puisque les vaccins auraient fait la preuve de leur efficacité. D'où l'idée de les rendre obligatoires.

[15] Cf. Thomas KUHN, L*a structure des révolutions scientifiques*, Flammarion, 1983.

pouvoir[16]. Il consacre le désir de penser comme le maître[17], la pensée du maître s'exprimant dans son idéologie. A contrario, la liberté (et non plus le libre arbitre) serait la possibilité offerte à tout être humain de commencer quelque chose de radicalement nouveau dans l'histoire de l'humanité, et ce faisant d'en infléchir l'histoire. « *Le liberum arbitrium, liberté de choix entre deux ou plusieurs objets ou conduites désirables* [s'oppose au] *pouvoir de commencer quelque chose de nouveau* (…) *acte qui par définition peut ne pas être accompli* [et qui renvoie] *à la libre volonté* »[18].

Cette distinction entre libre arbitre et liberté peut permettre de comprendre pourquoi la « prise en charge » des maladies continue de se cantonner aux soins au (ou sur le) corps : la conception ancienne de la santé comme absence de maladie perdure malgré la fameuse définition de l'OMS de 1948, [19]ce qui signifie que le changement, l'évolution n'a pas été possible. Presque 70 ans après cette volonté politique exprimée de changer les conceptions que l'on se fait de la santé, la pratique médicale n'a pas bougé : les médecins ne s'occupent quasiment que des maladies, qu'ils repèrent dans le corps des malades. Toute la médecine a continué de se développer dans le champ de l'ancienne conception.

Le corps comme machine, ou l'appropriation du paradigme de la physique classique par la médecine.

Le paradigme biomédical s'est approprié le modèle des sciences physiques. Dans le modèle de la physique classique, le monde est perçu comme une machine. Si le monde de la physique a pu construire de nouvelles théories invalidant cette conception du monde comme machine (théorie quantique, relativité) dans une véritable révolution scientifique, ce n'est pas le cas de la médecine. Le changement de paradigme des sciences physiques a engendré des évolutions radicales de nos modes de vie, avec l'invention de technologies entièrement nouvelles. Mais la médecine, même si elle bénéficie des technologies issues de la révolution de la physique, en est restée au paradigme mécaniciste, dans lequel le corps est conçu comme une machine, certes complexe, mais une machine qu'il suffirait de régler et d'entretenir. C'est devenu particulièrement clair avec la psychiatrie contemporaine dont la pratique principale consiste à adapter les posologies

[16] Les managers parlent pour leur part de « management participatif ».

[17] Voir La BOETIE, D*iscours de la servitude volontaire.*

[18] H.ARENDT, *La vie de l'esprit 2, le vouloir*, Philosophie aujourd'hui, 1983, p.44.

[19] La santé n'est pas seulement l'absence de maladie ou d'infirmité, c'est un état complet de bien-être physique, mental et social.

des psychotropes aux comportements des malades[20]. Cette conception de la médecine comme soins au corps et réglage de machine a éloigné la pratique médicale du malade pour s'occuper de la maladie. D'une certaine façon, la médecine est passée d'une prise en considération à une prise en charge. Et l'attention au malade est détournée au profit de l'attention au fonctionnement du corps. C'est bien une approche scientiste de la maladie et plus encore du malade qui nous a conduits à ces pratiques.

La mort comme ennemie.

La médecine est poussée par le désir de repousser la mort à tout prix, manifestant par là une volonté de toute puissance, une volonté de contrôle des phénomènes de la vie. Mais la mort ne peut pas être évitée (ce qui est quand même une évidence malgré les velléités des transhumanistes). La médecine se l'est donc d'une certaine façon appropriée en déclarant qu'elle doit être médicalisée au sens où seule la médecine pourrait nous procurer une mort douce, mort douce étant devenue une sorte d'obligation sociale et morale sous, justement, la pression médicale. Cela dépasse une éthique de la fin de vie : devoir désirer une mort douce et pour cela désirer médicaliser la mort dépasse l'idée d'un simple accompagnement humain. Nous sommes amenés à désirer certains soins, cette gestion de notre fin de vie, car nous adhérons à cette idée de la mort inacceptable, de la mort interdite, interdit dans lequel « *l'homme demeure curieusement prisonnier* ». Cette manière de concevoir la mort provient du « *pouvoir qu'a le médecin de conserver la vie » (…) et où la mort devient une maladie comme une autre (…).* [La question de Saint Thomas d'Aquin qui se demandait] *s'il est permis de dépenser des sommes considérables pour reculer la vie humaine (…) est une question qui ne se poserait pas aujourd'hui »* [21].

Refusant la mort, la médecine est capable de s'acharner sur les maladies. Il ne s'agit pas uniquement des soins déraisonnables proposés à des malades en situation dépassée, mais aussi de nombreuses situations en cancérologie, en neurologie ou dans d'autres domaines. Il est très difficile de renoncer à des soins, car *« aussi infime soit la chance de s'en sortir, il faut la saisir »*. Mais que signifie alors la vie proposée aux malades [22] ? Les propositions alternatives des « médecines douces » n'ont-elles pas leur utilité propre, et

[20] Les dernières versions du DSM sont là pour témoigner de l'inversion des problématiques en psychiatrie : les maladies mentales sont maintenant définies à partir des intérêts de l'industrie pharmaceutique (exemple : une psychose est un état mental qui s'améliore sous neuroleptiques).

[21] Louis-Vincent THOMAS, A*nthropologie de la mort*, Paris, Payot, 1975, pp.7, 119, 350 et 353.

[22] Nous verrons dans la 3e partie du livre à quel point cette dimension conditionne les pratiques auprès des personnes âgées dans les institutions chargées de les accueillir.

pas seulement en tant que thérapeutiques « complémentaires » ou « sans danger » mais comme de véritables alternatives ? Quand les traitements proposés par la médecine sont lourds, voire mutilants, sans pour autant augmenter radicalement l'espérance de vie, alors ne vaut-il pas mieux vivre sa maladie le plus doucement possible ? La dimension idéologique de la médecine se manifeste par le rejet parfois violent de telles alternatives. Il est difficile de savoir ce qu'en feraient les malades tant que la médecine ne leur en laissera pas vraiment le choix, c'est-à-dire une médecine où les médecins pourraient présenter ces alternatives dans le cadre de l'ensemble de leurs propositions et de manière égalitaire.

Tout faire pour repousser la mort, comme le décrit I. ILLICH dans son article « L*a société de l'a-mortalité* » est aussi une manière dont on fait manquer leur heure aux gens en construisant une survie de souffrance. Démontrant le danger contre-productif et iatrogène d'une pensée figée.

Appropriation de la philosophie individualiste issue des lumières.
La philosophie individualiste, issue de la philosophie des lumières a conduit à l'idéologie du libéralisme économique et social. Cette philosophie s'est intégrée et a façonné l'idée médicale : on la retrouve dans la revendication de la liberté du médecin (liberté de prescription, liberté d'installation) tout comme on la retrouve dans l'épistémologie de la médecine concentrant son regard sur l'individu et cherchant la maladie dans le corps. Une philosophie plus sociale, communautaire, est difficile à comprendre pour les soignants. Celle-ci conduirait à ne plus autant privilégier, dans le soin, le seul « colloque singulier » si tant est que ce colloque singulier consacre la privatisation de la question de la maladie. Comment pouvoir comprendre que la maladie dépasse l'individu, a des causalités sociales ou environnementales, si le principe individuel est à la base de nos compréhensions du malheur ?

Evolution technocratique.
La crainte d'une évolution du système de santé vers un système technocratique (c'est-à-dire un système où la science et la technique sont les instruments principaux de l'action) préoccupait le philosophe et médecin Karl JASPERS dès 1953[23]. Il dénonçait l'influence de la technocratie sur l'organisation et la pratique de la profession médicale. En ce sens, il avait déjà bien situé le problème que nous analysons maintenant : « L*e problème de la profession médicale entre dans le cadre du processus général de technicisation : dans cet univers, le problème n'est plus « médecins libres ou*

[23] Karl JASPERS, *L'idée médicale*, discours devant le congrès des médecins suisses à Bâle en 1953, in *Essais philosophiques*, PAYOT 1970.

médecins pour esclaves, mais plutôt médecins individuels ou médecins impersonnels et collectifs[24] *(…). L'enjeu de cette alternative est l'existence humaine (…) où la vie de toute l'humanité peut désormais se présenter soit comme une chute dans l'esclavage, soit comme une ascension vers la liberté. Dans cette situation, il paraît objectif de se demander si nous allons au-devant d'une vie inacceptable pour l'homme, et si elle nous mène vers la fin de notre espèce…*

Cette évolution qui a paru porter le médecin au summum de ses possibilités pourrait le précipiter à sa ruine [car] *l'activité médicale est organisée sur le modèle des entreprises (…) il n'y a plus de praticiens mais des rouages (…) il était humain de veiller à ce que toute la population pût se faire soigner mais cela devient inhumain à cause de la manière dont les choses sont organisées (…). Les médecins raisonnables qui sont une minorité ne peuvent agir comme ils le souhaiteraient.*

Pour redresser la situation [il conviendrait d'] *une limitation volontaire de l'organisation, toutes les fois que les maux à écarter sont des bagatelles au regard des maux causés par le remède (…), car le dialogue entre le médecin et le malade demeure l'essentiel (…) pour ne pas être détourné vers l'antiphilosophie du miracle pseudoscientifique ».*

L'idéologie sanitaire

L'idéologie sanitaire se différencie de l'idéologie médicale même si aujourd'hui une part importante de la politique sanitaire repose sur des conceptions purement médicales. Elle provient des grandes pathologies du passé (épidémies de peste, tuberculose, pneumonies et syphilis) qui décimaient et effrayaient les populations. Ce n'est que récemment, avec la découverte fortuite des antibiotiques avant la Seconde Guerre mondiale, que ces grandes peurs se sont atténuées. Atténuées sans disparaître, car les épidémies et les maladies infectieuses sont loin d'avoir disparu, y compris la tuberculose qui, malgré un traitement efficace et bon marché, continue de tuer plusieurs millions de personnes tous les ans dans le monde. De plus chaque année de nouveaux virus font leur apparition. Si pour le moment, on est parvenu à les confiner (Ebola en Afrique, H1N1 en Asie) ou si les épidémies qui nous ont atteints étaient sans danger véritable, nul ne peut dire que l'on est à l'abri. L'idée récente de rendre obligatoires onze vaccins

[24] Dans le même chapitre, JASPERS rappelle les critiques de PLATON à propos des médecins : « *Pour les esclaves, il y a des médecins d'esclaves (...) Ils ne disent jamais pourquoi tel de ces esclaves a telle maladie (...) Ils prescrivent tout de suite ce que leur dicte leur expérience avec l'autorité d'un tyran (...) Pour un homme libre, le médecin (...) ne donne pas de médicaments à son patient avant de l'avoir persuadé, et c'est le malade qui décidera* ».

provient de cette peur. Ce faisant, on ne se prémunit absolument pas de ce qui devrait nous faire vraiment peur. On imagine, grâce au vaccin, se débarrasser de nombre de maladies bénignes (oreillons, rougeole) ou rares (méningite) en oubliant qu'il est contre-productif de prendre des mesures générales pour des problèmes de second ordre. Il s'agit de se rassurer à bon compte, empêchant de se préoccuper de l'essentiel. On pourrait dire que cette idéologie est celle de l'hygiénisme, celle qu'Hygie voulait faire triompher au détriment de sa sœur Panace, les 2 filles d'Asclépios[25]. C'est ce qui a donné naissance, bien plus tard, à l'hygiénisme et à la santé publique : il fallait organiser la société, la médecine, les comportements des gens en vue de leur santé, et parfois à leur corps défendant[26]. Cette idéologie sanitaire repose sur des valeurs sociales très fortes dont la médecine s'est emparée renforçant en retour ces valeurs dans la société : en particulier la longévité et le jeunisme[27], l'enfance en étant une troisième. Les valeurs sont au fondement de nos conceptions et « agissent » en continu sur nos attitudes, nos comportements, nos désirs, nos peurs. Ces valeurs sanitaires façonnent l'idéologie sanitaire. Partager ces valeurs ne conduit pas automatiquement à devoir adhérer à l'injonction de santé qui en résulte, injonction qui transforme la santé en un souci généralisé et un but à atteindre, voire une injonction morale (« *tu dois être en bonne santé* ») et non plus une ressource pour la vie. Mais quand les valeurs se transforment en injonctions sociétales, alors se dévoile l'idéologie sanitaire.

L'idéologie sanitaire influence les pratiques quotidiennes dans les établissements de santé : privilégier la longévité et pour cela être très interventionniste, respecter des normes alimentaires ou hygiéniques excessives par exemple dans les crèches ou les EHPAD, médicaliser la vieillesse et conduire à une « impossibilité de la mort ». Ainsi « *La recherche de la santé est devenue le facteur pathogène prédominant* » nous dit I. ILLICH[28]. Il ajoute : *« L'être humain qui a besoin de santé est considéré comme un sous-système de la biosphère, un système immunitaire qu'il faut contrôler, régler, optimiser comme 'une vie'... Par sa réduction à*

---

[25] Cf. Chapitre 5 p.110.

[26] Dans *La Peste,* Camus a magnifiquement perçu cette dimension du corps défendant : alors que le cordon sanitaire est en place – mesure rationnelle et adaptée s'il en fut – des citoyens négocient avec les gardiens le droit de sortir de la ville. C'est la transcription romanesque de ce qui s'est passé lors de la grande peste de Marseille en 1347.

[27] Longévité : le plus c'est le mieux. Grand parallélisme avec l'idéologie néolibérale. Jeunisme : ne pas vieillir, ne pas accepter la marche du temps, la mort, c'est aussi l'idée de l'obsolescence programmée : nous devons renouveler nos objets avant qu'ils ne vieillissent.

[28] I. ILLICH, dans *Ne nous laissez pas succomber au diagnostic...* in *Dans le miroir du passé*, Descartes et Cie, 1994, p. 256 et suivantes.

une vie, le sujet tombe dans un vide qui l'étouffe »[29]. Et, parlant d'une vieille amie malade de pneumonie : « *L'Etat soignant ne pouvait la laisser tranquille. Ses agents* [lui administrèrent] *des antibiotiques. Depuis il est trop tard. L'aide sociale et la médecine l'ont brisée et embrouillée (…) elle a manqué l'heure de sa mort (…) et a perdu ce désir automnal de s'en aller* ». Il conclut de la manière suivante : « *Le médecin devrait connaître les signes indiquant le moment à partir duquel tout effort de guérison serait intempestif* »[30]. Nous nous souvenons, dans notre pratique personnelle, de l'histoire de Mme BOUCHON : cette dame âgée et porteuse d'une démence sévère souffrait aussi d'une insuffisance rénale. Il nous a fallu plusieurs jours et de nombreuses discussions avec les cadres, les infirmières et les soignantes pour faire comprendre qu'il n'était pas forcément utile (c'est-à-dire positif pour le bien-être) de l'envoyer chez le néphrologue. Nous nous souvenons aussi de M. TRUC, souffrant de psychose depuis plusieurs dizaines d'années, insuffisant respiratoire et très dépendant physiquement, dont le seul plaisir était de manger gâteaux et chips, de boire coca et bière sans alcool. En réunion d'équipe, les « soignantes » se sont demandé comment il fallait faire pour que M. TRUC cesse de grignoter toute la journée, car « *cela est mauvais pour sa santé, met en jeu son équilibre alimentaire et entraîne une perte d'appétit aux repas* ». Il n'a pas été facile de se décentrer de cette idéologie sanitaire.

L'idéologie managériale

Le management est tout aussi envahissant dans les institutions sanitaires que l'idéologie médicale ou sanitaire. Ce serait la seule méthode pour la conduite des équipes dans les institutions. Mais ce management ne permet pas de résoudre nombre des questions essentielles qui se posent dans les pratiques, dans les rapports entre membres des équipes, dans l'attitude des agents face aux contraintes. Il a même une fonction d'évitement, car, en tant que discours idéologique (donc globalement explicatif et performatif), « *il remplit une fonction psychique essentielle (…) celle d'éviter tout conflit psychique (...)* [conflit qui se dissout dans trois positions typiques et inconscientes de l'agent] : *la position masochiste (le désir d'un maître qui soit maître du désir), la position paranoïaque (trouver des persécuteurs qui doivent être anéantis) et la position apathique (celle de l'individu qui fait disparaître en lui tout investissement, sauf celui du maître idéalisé)* »[31].

---

[29] Ivan ILLICH, *La perte des sens, FAYARD 2004, p.329.*

[30] Ivan ILLICH, *Longévité posthume*, in *La perte des sens*, op.cit. p. *215- 219.*

[31] Eugène ENRIQUEZ, op.cit. p.70/71.

Excluant de fait cette dimension de l'inconscient[32], le management se dévoile dans sa fonction de pouvoir coercitif, dans une fonction permettant à chaque acteur d'économiser son énergie psychique : l'idéologie, c'est ce en quoi on peut croire sans penser, et l'idéologie managériale permet d'adhérer au projet de l'institution et de l'organisation à moindres frais psychiques. Cela rejoint BAECHLER qui définit ainsi l'idéologie : « *J'entends par idéologies les états de conscience liés à l'action politique* ».

L'idéologie managériale impose une organisation bureaucratique (normes, protocoles, procédures, reporting permanent, division sociale du travail, spécialisation des fonctions, hiérarchie, évaluation, etc.) à laquelle tout agent employé dans une institution sanitaire se trouve confronté jour après jour. Il convient de ne pas oublier d'où est née l'idée du management : la production industrielle a conduit à une division du travail et à une nécessité d'élaborer des process de production, où chacun est à sa place, rien qu'à sa place (TAYLOR). D'où l'irruption et le pouvoir des bureaucrates, ceux qui ne travaillent pas à la production, mais dans des bureaux, à l'organisation des tâches et à leur exécution et pour lesquelles un simple contremaître compétent sur les tâches ne suffit plus. Ce sont les fameux « cols blancs ». Dans nos établissements de santé, comme dans l'ensemble de nos institutions publiques comme privées, de service ou de production industrielle, l'organisation du travail et le respect de normes exigent cette bureaucratisation. *« Les réformes du marché n'ont fait que renforcer cette tendance* [à constamment être] *surveillés par une armée intrusive de cocheurs de cases moralisateurs* (…). « *Nous n'avons pas coutume d'envisager les maisons de repos* (…) *comme des institutions violentes* [mais] *ces structures n'ont pu être instituées et maintenues que par la menace de la violence, même si* (…) *au quotidien aucune violence physique n'est nécessaire* »[33].

Ce travail et ces normes existent, dans notre domaine, largement du fait de l'idéologie sanitaire (hygiène, soins aux corps). Mais aussi du fait de la nécessité de « productivité » inhérente au modèle industriel que signifie le management et qui se traduit par des politiques de grandeur (grands territoires, grands établissements, tendance à la création de gigantesques « *groupements hospitaliers de territoire* » ou de *« plateformes territoriales d'appui* » où le territoire peut comporter jusqu'à plusieurs centaines de milliers de personnes…). Organiser de tels ensembles humains et techniques devient un métier en soi qui conduit à « *envisager un mode de relation fait d'obligations contractuelles, où les partenaires ne sont pas en relation*

[32] S'il en tient compte, c'est pour tenter de le manipuler. Cf. notre article « *le management peut-il être motivant* » disponible sur www.afresc.org .

[33] D. GRAEBER, *Bureaucratie*, Les liens qui libèrent, 2015, pp.53, 71 et 73.

réciprocitaire, où la méfiance est de règle. Ce n'est pas la meilleure façon d'imaginer un mode d'organisation du travail collectif. Or c'est bien sur ces prémisses que se construit le management »[34]. La vie des gens pourrait être plus simple, sans tout ce stress autour de la place de chacun dans l'appareil productif. Ce stress permanent rend difficile une élaboration collective. Il est particulièrement net, dans les établissements pour personnes âgées, que l'on pourrait développer des organisations « familiales » (en gestion de « bon père de famille » plutôt qu'en manager), sans cette pression permanente à la transparence et à l'évaluation, dans des unités toutes petites, avec une présence réelle des familles. Un peu comme les crèches parentales relativement aux grosses crèches collectives.

L'idéologie de la qualité

Cette idéologie managériale (où l'organisation devient un but en soi et la production la finalité) s'est modernisée avec la question de la qualité. En effet, malgré les efforts d'organisation et de management, la production n'atteint que rarement les attentes de leurs concepteurs. Deux problèmes se posent à propos de cette idéologie de la qualité, ainsi qu'une question méthodologique.

Premier problème : pourquoi donc la qualité n'est-elle pas suffisante, nous contraignant à toujours plus d'efforts ? L'humain est incertain, il pense, il agit et réagit. C'est pourquoi la production par des machines est infiniment plus performante et « de qualité » que la production par ces incertains humains. Une machine ne se trompe pas, n'est jamais fatiguée et ne fait pas grève. En ce sens, la machine est performante et ses produits sont standardisés, de qualité toujours homogène. Nos métiers nous conduisent à intervenir sur des humains. La qualité d'un service ne peut-elle être comparée à la qualité d'un produit ? L'idée de TOYOTA du « 0 défaut » veut-elle dire quelque chose quand on s'occupe d'êtres humains qui par essence sont instables et ambivalents ? Ces services pourraient-ils être rendus par des machines ? Une robotisation des services pourrait-elle tenir compte de l'incertitude de l'humain à qui elle aurait à faire[35] ? Peut-on standardiser les soins à apporter aux malades ? La standardisation des techniques médicales par les procédures et protocoles apporte-t-elle une meilleure santé à chacun ?

---

[34] Michel BASS, *Le management peut-il être motivant* ?, intervention au séminaire AIR FORMATION le 24 09 2010, publié sur www.afresc.org : Le management peut-il être motivant ?

[35] Certains pensent que cette difficulté sera résolue grâce à l'intelligence artificielle…

Deuxième problème issu du premier : les machines sont infiniment plus performantes que les humains. « *Nous ne sommes pas de taille à nous mesurer à la perfection de nos produits ; ce que nous produisons excède notre capacité de représentation et notre responsabilité* »[36]. C'est l'un des problèmes de la notion de qualité : la qualité du service et la performance de l'agent seront de plus en plus comparées à ce qu'on pourrait attendre comme perfection d'une machine. Cette performance et cette qualité sont évidemment inatteignables. Mais en développant cette idéologie de la qualité, à quoi confronte-t-on agents comme bénéficiaires des produits et des services ?

Problème méthodologique, presque sémantique : la qualité, pour être mesurée et appréciée, doit être quantifiée. « *C'est la mise en œuvre effective et systématique de la science mathématique* (...) *qui a favorisé une vision formalisable du réel, un développement du processus rationalisateur s'accompagnant d'un dédain et d'une mise entre parenthèses des êtres humains et des drames qui tissent leur existence* » [37] . Le temps bureaucratique croissant consacré, dans les institutions sanitaires et médicosociales, au reporting (transmissions, réunions, écrits en tous genres) est le processus de cette quantification et il se fait au détriment non du soin (tâche prescrite des soignants et donc quantité mesurée dans nos établissements) mais de la relation (« on n'a pas le temps » - Cf. chapitre 9). La relation devient un simple accessoire du soin. La confusion entre management, qualité, soin et médecine est totale.

Le problème méthodologique de la quantification de la qualité dénote un habile subterfuge faisant disparaître le Réel au profit du principe de réalité qui, pour ZIZEK, ne désigne que « *ce qui est vécu comme possible au sein de l'espace social symboliquement construit*[38] », ou, dit autrement n'est que l'expression idéologique du Réel. Montrant en quoi l'idée bureaucratique de la qualité dissimule les pratiques réelles et interdit toute action authentique, ZIZEK ajoute: « *Un acte n'est pas seulement un geste qui fait l'impossible, mais une intervention dans la réalité sociale qui bouleverse ce qui est perçu comme possible* »[39].

Nous avions pu observer dans une enquête sur les services de santé d'Ile et Vilaine à quel point l'institution, même dans sa volonté d'une réflexion sur la qualité, était incapable de s'apercevoir des initiatives et innovations de ses

---

[36] G.ANDERS, *L'obsolescence de l'homme*, IVREA 1956/2012, p.11.

[37] Eugène ENRIQUEZ, op.cit. p.66.

[38] S.ZIZEK, *Vous avez dit totalitarisme ?* Amsterdam Poches 2013, p.182.

[39] ZIZEK en cela rejoint Hannah ARENDT (*La condition de l'homme moderne*, Calmann-Lévy, 1983) pour qui agir, c'est avoir la possibilité de commencer quelque chose de radicalement nouveau.

propres agents. De même au cours des évaluations des établissements où nous étions médecin coordinateur, la quantification de la qualité manquait totalement le difficile vécu des agents devant la mort. La procédure, bras armé de la qualité, leur enjoignait de prévenir la famille, d'anticiper les démarches, etc., mais jamais de décrire les difficultés dans l'accompagnement des fins de vie. Ainsi, l'idée de la qualité quantifiée ne signifie rien d'autre que l'interdiction de l'agir.

L'idéologie de l'éthique

Tout le monde est bien conscient de ce décalage qui s'ouvre comme un abîme entre les discours du management (« nous sommes là pour les personnes âgées, pour être bienveillants et bien traitants, pour promouvoir le maintien de leur autonomie ») et la réalité vécue. La crise survient quand le Réel resurgit, comme un retour du refoulé. La pratique managériale devient alors insuffisante et est vécue comme une contrainte. La crise objective l'insuffisance normative du management (c'est-à-dire sa capacité à faire appliquer des normes de production). Les normes sociétales et individuelles, socle du « principe de réalité », n'opèrent plus et sont alors perverties en une nécessité morale pour la pratique, dont la discussion pratique s'appelle l'éthique. Perverties, car une norme est ce qui peut (doit) être transgressé. Dans la vraie vie, on ne se comporte que rarement en « pur kantien » où « *le caractère éthique d'un acte* [résulterait] *de l'intériorité pure d'une intention subjective (…) comme si la différence entre un acte éthique véritable et un simple acte légal ne tenait qu'à l'attitude intérieure du sujet* [car a contrario] *dans un acte légal je me conforme à la loi sur la base de considérations pathologiques (crainte du châtiment, satisfaction narcissique ou encore admiration des pairs)* »[40]. Ce qui fait de l'éthique la norme moderne et le soubassement des discours sur nos pratiques est que contrairement à la manière dont on pourrait définir philosophiquement l'éthique (« *L'acte éthique est une transgression des normes légales* (…) *qui redéfinit ce qu'est une norme légale* »), l'éthique est devenue un discours sur la conformité aux normes pratiques. Plus rien de transgressif, mais puissant agent de confinement de la pensée des soignants. I. ILLICH traduit le paradoxe de l'éthique de la manière suivante : « *L'éthique médicale est un oxymoron, dans la même veine que le sexe sans risque, la protection nucléaire et le renseignement militaire. Depuis 1970, la bioéthique s'est propagée comme une épidémie, créant une apparence de choix moral dans un contexte intrinsèquement immoral. Ce contexte doit sa forme à l'extension de la médecine, de la conception au prélèvement d'organes. Dans ce nouveau champ d'action, la médecine ne s'intéresse plus à la souffrance de la*

[40] S.ZIZEK op.cit. p.185.

personne malade : l'objet de soins, c'est à présent une chose appelée 'vie humaine' (...) *dans lequel la vie figure comme objet de gestion médicale, professionnelle ou administrative* (...). *Voici que l'éthique médicale éclipse la pratique de la vertu dans l'art de souffrir et de mourir* »[41].

En somme

Nos pratiques, nos organisations et même nos théories sont prises dans un filet qui les étouffe. Discuter de la pratique ne suffit pas. Il faut pouvoir asseoir son jugement, de manière collective. Pour juger, il est nécessaire d'avoir conscience des murs qui nous entourent, de l'obscurité dans laquelle nous nous trouvons. Il faut pouvoir, comme dans la caverne de Platon, bénéficier d'un petit filet de lumière qui nous incite à nous retourner et reconsidérer notre vision des choses.

Insister sur ces multiples dimensions idéologiques des pratiques de santé souhaite contribuer à produire ce petit filet de lumière.

---

[41] I. ILLICH, *Dans le miroir du passé*, Descartes et Cie, 1992, pp. 281-282.

2e PARTIE : Introduction

Application des outils d'analyse à certains domaines particuliers de la santé : les inégalités de santé, la santé mentale, la fonction sociale des médicaments

L'approche scientifique et biomédicale est une épistémologie particulière de l'approche de la santé et de la maladie. Quelles observations pouvons-nous faire des pratiques de santé à l'aune d'une approche critique ? Cette deuxième partie traite plus particulièrement de trois thématiques.

Les inégalités de santé sont connues et souvent dénoncées. Il est maintenant admis que la question des inégalités de santé a d'autres déterminants qu'un accès insuffisant aux soins et aux services de santé. Ainsi, selon Marie-José MOQUET, de l'INPES[1], « *Les déterminants structurels sont ceux qui sont liés au contexte politique et économique du pays* (…). *On y trouve la gouvernance, les politiques macro-économiques, les politiques sociales, les politiques publiques, la culture et les valeurs de la société, les revenus, l'éducation, l'occupation, la puissance, le prestige, etc.*» [2]. Pour M.J MOQUET, « *La réduction des inégalités de santé nécessite la mise en œuvre de politiques publiques intersectorielles* ».

Pour notre part, nous constatons que, si ces analyses montrent une amélioration de notre compréhension, 200 ans de politiques publiques, de politique de développement économique et social n'ont pas réduit ces inégalités. Nous proposons dans le chapitre 5 quelques pistes pour ouvrir la réflexion sur ce sujet, par exemple la difficulté que représentent l'idéologie sanitaire et les valeurs attribuées à la santé dans la définition même des

---

[1] Institut National pour la Prévention et l'Education pour la Santé (récemment intégrée à Santé Publique France).

[2] La santé de l'homme N° 397, septembre-octobre 2008.

inégalités de santé, fabriquant une dimension anthropologique où la santé devient un but, lequel ne peut être que partagé par tous.

L'histoire de la santé mentale est paradoxale. Un grand mouvement de théorisation de la maladie mentale a vu le jour à la fin du 19e siècle avec FREUD et l'école psychanalytique, renforcé d'une certaine manière par l'antipsychiatrie des années 60 à 80. Cela permettait d'envisager la maladie autrement et les malades sous l'angle de personnes respectables à qui on devait garantir une vie bonne et digne et a conduit à la transformation profonde du système de santé mentale, avec la sortie des malades des hôpitaux, un suivi en ville et une déconcentration des services (politique de sectorisation). Cela a représenté un profond bouleversement des pratiques psychiatriques, qui sont passées d'une idéologie d'enfermement des déviants (cf. Michel FOUCAULT) à une idéologie du soin à la personne. Des structures comme la clinique de La Borde (fondée par Jean OURY) ou des psychiatres comme Ronald LAING ou Ronald SEARLES ont entrepris de considérer les « fous » (c'est-à-dire essentiellement des psychotiques) comme des personnes « normales » ou « curables ». Tous ont développé, parallèlement à leur remise en cause de la nosologie psychiatrique, de nouvelles thérapeutiques.

Ces approches n'ont pas résisté à la puissance de l'hégémonie médicale, dès que les premiers neuroleptiques ont été mis sur le marché fin des années 50. Aujourd'hui, on ne traite plus le malade, mais la maladie, considérée comme une maladie chronique, donc qui ne guérit pas. Si cette conception a sans doute amélioré la vie des gens, elle pose de nombreux problèmes non résolus. Que pourrait être une psychiatrie qui accepte de renoncer un peu aux médicaments ? Qui redonne place au malade, à la psychothérapie ? C'est ce que propose le chapitre 6.

Dans une approche plus large et générale, le chapitre 7 aborde la question des médicaments et pas seulement des neuroleptiques. Que soignent en effet les médicaments, si largement utilisés que pas une personne n'en consomme au moins de temps en temps ? Les médicaments font maintenant partie de notre vie. L'approche critique nous permet de rappeler que les médicaments ne sont pas « si efficaces » qu'ils le proclament et non sans danger. La revue Prescrire est là pour nous le rappeler avec constance. Pourquoi alors les médecins en prescrivent-ils autant ? Pourquoi les gens en sont-ils tellement demandeurs ? Mais pourquoi également nombre d'entre nous se tournent-ils vers des médecines parallèles ? Le chapitre 5 montre en quoi le médicament a un rôle social et un rôle dans la relation médecin malade.

CHAPITRE 5

Inégalités de santé, médecine et développement social
Eléments de compréhension

Ce chapitre est la version remaniée d'un article paru initialement dans le numéro 213/214 de *l'Encyclopédie du Développement Durable*, en juillet 2014.

Il développe l'idée que les inégalités devant la santé sont avant tout des inégalités culturelles, économiques et politiques. Souvent réduites à la question d'un inégal accès aux soins, à des « renoncements aux soins » pour des raisons économiques (et donc cherchant à rationaliser le système d'un point de vue administratif et économique), les solutions envisagées dénotent leur foi dans « les progrès de la médecine ou de la technique ».

Comme nous l'avons exposé dans les chapitres précédents, les approches théoriques de la biomédecine comme les politiques publiques en matière de santé n'arrivent pas à se déprendre de plusieurs idées reçues : les progrès de la médecine, considérés comme à l'origine de l'amélioration de la santé, seraient devenus accessibles au plus grand nombre grâce au développement économique et social via la mise en place et l'organisation socialisée des services de santé. S'il est vrai que l'accès aux soins s'est largement développé, ce n'est pas la raison principale de l'amélioration de la santé (on vit plus vieux et plus longtemps sans handicap), pas plus que les politiques actives de développement n'ont permis de résorber les inégalités, toujours bien présentes[1]. Mais si tout le monde croit dans les bienfaits de notre

---

[1] La question des inégalités sociales et de revenus est de nouveau à l'ordre du jour depuis la première rédaction de cet article (2009). Non seulement le développement social et économique n'a pas été capable de réduire les inégalités, mais depuis la crise financière de 2008, ces dernières explosent partout dans le monde. Elles sont même devenues un objet de préoccupation politique aux USA qui n'avaient jamais eu jusqu'à aujourd'hui de telles inégalités. Cf. à ce sujet : Thomas PIKETTY, *Le capitalisme au XXIe siècle,* Seuil, 2013.

système sanitaire en matière de santé, c'est bien que la médecine a triomphé. Pourquoi alors n'a-t-elle rien pu faire pour réduire ces inégalités, alors que les préoccupations sur les inégalités de santé sont déjà anciennes ? Tout se passe comme si la médecine, ce système de production de soins, était devenue un obstacle à la pensée sur les inégalités de santé.

Mais dit comme cela, on pourrait penser qu'à une certaine époque, la finalité d'une santé publique égalitaire aurait été à l'agenda politique. Bien plutôt l'action publique s'est-elle agencée autour de craintes (contagion) et de désagréments (la puanteur des villes par exemple). L'impact sur la santé des actions menées face à ces craintes n'est qu'un effet induit. Il existait bien quelques individus éclairés, qui tentaient de faire passer leurs idées avant-gardistes et qui ont permis quelques actions en ce sens, mais dans l'ensemble, le développement social fut plutôt lié à la peur des indigents, ainsi qu'à la crainte des insurrections.

L'histoire de l'eau que nous développons dans ce chapitre est exemplaire en la matière. Elle illustre en quoi « ce qui a le plus contribué » à l'amélioration de la santé est le résultat de hasards, d'essais, d'expérimentations et d'approximations[2], le plus souvent en dehors du champ de la médecine ou des services de santé. Les modifications apportées dans les habitudes et modes de vie des populations ne reposaient pas sur des arguments réellement solides. On n'a appelé ces modifications des progrès que parce que l'on a pu observer des résultats qui nous ont satisfaits. L'histoire de l'eau confirme le fait que les facteurs principaux de l'amélioration de la santé ne sont pas les facteurs médicaux, mais plutôt les facteurs sociaux et environnementaux.

Ces modifications du cadre de vie, facteurs de santé, sont, nous l'avons dit, davantage le résultat soit de francs-tireurs, soit de démocrates éclairés, que de politiques de développement en tant que telles. L'état de santé d'une population est le résultat d'un équilibre systémique fort complexe, qui fait que la volonté d'agir sur l'un ou l'autre des facteurs entraîne une modification de tout le système, plus ou moins imprévisible, rendant la volonté d'agir bien incertaine. Cela nous permettra de conclure que les perspectives pour une évolution « durable » de nos pratiques « pour la santé » devraient être plus modérées et surtout plus démocratiques, c'est-à-dire le fruit d'une réelle coopération entre experts, politiques et acteurs sociaux ; autrement dit d'une refondation coopérative, mutualiste et associative de la politique publique. C'est, nous semble-t-il, la condition préalable pour vraiment s'intéresser aux inégalités sociales et de santé.

---

[2] Finalement un peu comme les approches expérimentales de Claude Bernard ou de Xavier BICHAT. cf. G. CANGUILHEM, *Le normal et le pathologique*, PUF, 2015.

Les inégalités de santé étaient déjà une préoccupation au 19e siècle, sans que la nature des inégalités ait changé depuis

1832. Une épidémie de choléra frappe la ville de Paris. Elle fait 18 602 victimes[3]. Sans aucun appareillage statistique moderne, les médecins et l'administration parisienne font le constat suivant : dans les rues les plus étroites et les plus sordides, le taux de mortalité cholérique a été de 33,87 %, comparé à un taux de 19,25 % dans les « quartiers bourgeois ». Précisons bien la signification de ces chiffres : les personnes, une fois atteintes par le choléra, meurent plus souvent (presque 2 fois plus) si leurs conditions de vie sont moins bonnes, du point de vue environnemental.

Les épidémies se succèdent : en 1892, la dernière épidémie de choléra parisienne fait 906 morts. Les arrondissements les plus touchés sont ceux de l'Est parisien (11e : 104 décès, 18e : 116 décès, 19e : 106 décès). R.H.GUERRAND fait remarquer la subtilité de l'observation : les arrondissements les plus touchés sont ceux « habités par le peuple ». Les chiffres produits et la manière de les présenter mettent en évidence la préoccupation de leurs auteurs : la question des inégalités sociales est déjà présente dès la première moitié du 19e siècle et « le peuple » est la première victime.

Ces constats amènent le Dr Jacques BERTILLON[4], lors du recensement de 1891 portant sur 884 345 familles, à identifier des conditions de vie « propices aux maladies ». Cela en fait l'un des précurseurs de la santé publique, laquelle ne pourra s'édifier ultérieurement que grâce au développement et à la large utilisation de la science statistique.

14 % des Parisiens (c'est-à-dire 331 000 personnes) vivaient dans un « état d'encombrement excessif ». R.H.GUERRAND poursuit : « *L'incidence sur la mortalité était claire : là où on comptait le moins d'habitants par pièce, dans les 8e et 9e arrondissements, il y avait aussi le moins de décès. Là où ils s'entassaient, dans les 13e, 19e et 20e, la courbe des morts s'élevait.* »

Une décennie plus tard, Charles NICOLLE, devenu sourd et incapable de continuer son métier de clinicien, est nommé directeur de l'Institut Pasteur de Tunis. Il est reconnu pour ses travaux de microbiologie et de bactériologie qui lui ont valu un prix Nobel, en identifiant par exemple le pou comme

---

[3] R.H.GUERRAND, *Histoire des taudis* in *Exclusion, l'état des savoirs* (sous la direction de Serge PAUGAM), Ed. La découverte, 1996.

[4] Jacques BERTILLON (1851-1922) était statisticien et démographe, fils du statisticien Louis BERTILLON. Médecin de formation, il succède à son père comme chef de service de la statistique municipale de la ville de Paris. Il est à l'origine d'une classification des causes de décès (1893), ancêtre de la Classification Internationale des Maladies.

vecteur du typhus. François DAGOGNET cependant montre une autre facette de cet éminent médecin : « *Charles NICOLLE se transforme en cartographe. Il note l'étrange distribution de ce fléau. Ainsi il se manifeste dans les villes, mais inégalement. Plus surprenant il se propage jusqu'au seuil de l'hôpital (notamment l'hôpital Sadi Ki, réservé aux indigènes) et atteint le personnel des entrées, mais la contagion cesse à l'intérieur des salles où meurent les typhiques* »[5].

Par des constats géographiques, il permet d'objectiver une « *réalité* » invisible autrement, c'est-à-dire la perception d'un problème de santé et non plus seulement d'une maladie (identifiable dans le seul corps de l'individu, base de l'épistémologie de la biomédecine). H. BECKER[6] fut très intéressé par l'importance de la manière dont nous cherchons à « montrer la réalité sociale » : certaines manières de montrer et de représenter les faits sociaux sont plus visibles et plus compréhensibles que d'autres, ou en tout cas permettent d'en révéler des facettes cachées. Charles NICOLLE, empiriquement, a découvert une nouvelle façon de représenter la maladie : une façon qui dépasse la médecine, le corps, la biologie et qui affiche une réalité plus complexe de la santé et de la maladie, une réalité sociale.

De ces recherches empiriques, une méthodologie nouvelle a pu naître, appelée depuis santé publique. Ces approches ont montré que les facteurs qui amènent, contribuent, causent les maladies ne sont jamais uniques (comme on a pu le croire après la découverte des microbes par Pasteur) et que ces multiples facteurs sont pour une grande part complètement extérieurs à l'individu et à son corps : il ne suffit plus de regarder à l'intérieur du corps malade pour comprendre l'origine de la maladie[7]. La santé publique est cependant restée, à ce jour, marginale à l'intérieur du système de santé. Elle peine à s'imposer à la pratique médicale. Elle est la portion congrue des études médicales. L'épistémologie biomédicale, par une pensée trop univoque sur la santé et la maladie, bloque une réflexion sur les problèmes de santé élargie à leurs dimensions sociales, culturelles et économiques. Ce déficit d'analyse a des répercussions pratiques. En ramenant les causes, les explications des problèmes de santé à l'individu, à son corps et à son comportement, l'épistémologie biomédicale omet ainsi d'approfondir d'autres facteurs essentiels[8].

---

[5] François DAGOGNET, *Savoir et pouvoir en médecine*, Les Empêcheurs de Penser en Rond, 1998, p.106. La raison maintenant connue pour laquelle la contagion cessait dans les services d'hospitalisation est que les malades étaient épouillés à l'entrée.

[6] H.S. BECKER : *Comment parler de la société*, La Découverte, 2009.

[7] Cf. note 24, chapitre 2 p.49.

[8] Les conceptions évoluent et l'analyse sociologique ou anthropologique est de plus en plus revendiquée par certains médecins comme outil d'analyse des problèmes de santé rencontrés.

C'est donc parallèlement et en marge du développement extraordinaire de la biomédecine que vont s'élaborer les conceptions de la santé publique. Ces conceptions seront le fait d'humanistes, médecins, administrateurs ou patrons d'industrie, qui constatent à quel point les conditions de vie – et partant, la nécessité économique de la productivité [9] – sont délétères sur la santé des ouvriers, des plus pauvres. De grands mouvements sociaux verront le jour et des expérimentations souvent très importantes qualitativement et politiquement resteront pourtant marginales dans la manière d'appréhender et de mettre en œuvre les politiques de santé publique et de développement.

L'exemple de l'eau

C'est dès le 16e siècle que la question de l'eau revient[10] à l'ordre du jour. L'utilisation de l'eau comme moyen de production (blanchisseries, tanneries, teintureries qui répandaient une puanteur infernale dans certaines villes) va vite aboutir à altérer l'eau, qui devient saumâtre, polluée, impropre à la

---

Mais il s'agit plus de rechercher des facteurs personnels, comme une étiologie élargie de la maladie, qui viendraient déterminer l'occurrence de la maladie chez un malade donné et qui viendraient influencer sa manière de vouloir ou non guérir. Il ne s'agit pas en général de changer de modèle et d'essayer de comprendre la santé d'un point de vue anthropologique. En faisant de la dimension anthropologique de la santé un champ d'investigation médicale supplémentaire, « *on arrive ainsi à une sorte de détournement de la dimension sociopolitique de la maladie* (…). *Les professionnels de santé resteront encore les seuls à pouvoir parler entre eux des problèmes de santé. L'anthropologie de la maladie devient un champ d'investigation annexe* [annexé ?] *laissant croire que le champ anthropologique est occupé* [grâce à ces nouvelles approches médicales]. *L'espace dangereux est ainsi neutralisé : les problèmes de santé, base de tout le raisonnement de santé publique, peuvent garder leur statut de vérité scientifique non négociable* ». Thierry BERCHE, A*nthropologie et santé publique en pays Dogon*, APAD-KARTHALA, 1998, p.87.

[9] Pour Mahjid RAHNEMA (*La puissance des pauvres,* Actes Sud, 2008), le développement, consacré par la production mécanisée de masse, loin de supprimer la rareté et le manque, a institué la rareté sous le vocable « besoins ». Avec cette évolution (analysée comme telle en particulier par K.POLANY, *La grande transformation,* Gallimard, 1983), la pauvreté s'est transformée en misère. Dit autrement, l'enrichissement par le système moderne de production (le développement …) a puissamment renforcé les inégalités, sous couvert d'un discours de résorption de la pauvreté et des inégalités. Je rappelle aussi à quel point, pour des philosophes comme HEIDEGGER, H. ARENDT, G. ANDERS, J. HABERMAS, la question du rapport moderne à la technique est problématique pour l'être et l'humanité.

[10] Revient, car cette question était traitée dans l'antiquité, puis a été occultée pendant un millénaire en Europe.

consommation[11]. Cette conscience de la relation entre la qualité de l'eau et la santé va progressivement remettre à l'agenda politique les nécessités d'un approvisionnement en eau potable pour tous d'une part, et la séparation plus nette entre les sources d'eau (fontaines, puits) et les eaux usées (souillées) d'autre part. Ainsi, en ville, voit-on apparaître des porteurs d'eau, qui ramènent de l'eau propre puisée en amont de la ville. Petit à petit, l'idée d'acheminer l'eau réapparaît (n'oublions pas les aqueducs romains). Le problème de l'eau est cependant complexe : il faut des sources (que l'on va chercher en profondeur, l'eau profonde étant censée être pure) ou il faut purifier l'eau, la transporter sans qu'elle se souille et finalement, arrivée à destination, l'utiliser de manière cohérente. Ainsi, PAISLEY, en Ecosse, invente-t-il un système d'approvisionnement en eau pour les blanchisseries en 1804. James SIMPSON, en 1827, met en place un procédé de filtration de l'eau par le sable.

Frans Von POPPEL et Cor Van Der HEIJDEN, en analysant les résultats de l'adduction de l'eau dans de nombreuses villes du monde et dans une étude sur la ville de TILBURG (Pays-Bas), montrent que les baisses de mortalité observées dans les villes où était mise en place une adduction d'eau ont conduit à des jugements erronés sur la baisse de la mortalité : l'existence d'une relation de cause à effet « *entre la distribution et l'assainissement d'un côté et la baisse de la mortalité de l'autre* [n'était que le résultat du fait que] *les deux évolutions furent simultanées* »[12]. Pour ces auteurs, les modalités de l'utilisation de l'eau par les gens constituent un facteur venant

[11] Il existe maintenant de nombreuses études historiques de la question de l'eau. En voici un exemple : Guy THUILLIER, *Pour une histoire régionale de l'eau en Nivernais au 19e siècle*, Annales Economie, Sociétés Civilisations 1968, Volume 23 N°1 : « *Or cet « ancien régime » de l'eau dura jusqu'au début du 20e siècle, sans grandes modifications. Assurément, il est difficile d'étudier les facteurs de transformation, car précisément sur ce point l'évolution des esprits, la transformation des coutumes quotidiennes ne laissent que peu de témoignages et il est difficile de reconstituer les attitudes des divers groupes sociaux devant un tel problème. Tout d'abord, les médecins ont exercé une certaine pression sur les autorités à l'occasion des épidémies, et surtout le choléra en 1834, 1849, 1884 : le comité départemental d'hygiène dénonçait, dès 1850, l'insalubrité des eaux, la multiplicité des fumiers et des tueries particulières, la pollution des fontaines et des puits : mais ses protestations n'étaient pas toujours entendues, car il fallait lutter contre des abus séculaires, des intérêts personnels. De plus, les conceptions médicales demeuraient confuses : les fièvres intermittentes étaient traditionnellement attribuées aux miasmes délétères des eaux stagnantes ou à l'orientation des vents, la contagion par les eaux souillées n'était point encore reconnue – jusqu'à la fin du siècle : il fallut attendre 1887 pour que soit admise – à Paris mais non en Province – l'origine hydrique des fièvres typhoïdes. Ces incertitudes médicales, jointes à l'absence d'analyse chimique véritable des eaux avant 1880-1890 expliquent, en partie, l'indifférence générale* (p.7).

[12] Frans Von POPPEL et Cor Van Der HEIJDEN, *Les effets controversés de l'adduction d'eau sur la santé*, in Annales de démographie historique, Ed. Odile Jacob ; 1997, p.159.

interférer avec la technique de l'adduction d'eau. Il se peut que les habitants entreposent l'eau dans des bacs qui, bien que filtrée et surveillée, devient vite impropre à la consommation, car équivalente aux eaux stagnantes[13]. Les auteurs ajoutent que la question de l'éducation sanitaire joue donc un rôle fondamental dans l'efficacité des mesures d'hygiène publique, au moins aussi important que la mesure technique elle-même.

Eau, politique de développement urbain et santé publique

Cette complexité décrite pour l'eau est généralisable : le développement urbain amène des progrès dans de nombreux domaines de la vie des populations, dont l'impact sanitaire va être fondamental. Mais les connaissances – souvent d'origine médicale – permettant d'imaginer les améliorations sont toujours incomplètes, difficiles à partager, à mettre en place. Elles se heurtent aux résistances des élus, de l'administration, aux intérêts locaux, aux habitudes et usages des gens. Ainsi, pour l'eau, alors que la question biologique et bactériologique est reconnue et documentée, 23 % seulement des Français disposent d'un réseau d'adduction d'eau en 1930 et encore seulement 70 % en 1970. De plus, cet effort en matière d'adduction d'eau est contrecarré par le fait que l'eau amenée sert essentiellement, en tant que fluide liquide aux températures usuelles, à véhiculer la saleté produite par la vie et l'activité humaines (nettoyage, éliminations, industrie). C'est par l'épandage dans des champs (pour filtration) que l'eau va être traitée. Seuls 12 % des Français sont reliés au tout à l'égout en 1960. Comparé aux 70 % reliés au réseau d'eau, on voit là une des difficultés principales de l'eau, déjà connue à la fin du moyen-âge : les modes d'utilisation initiés par le développement d'une nouvelle technique ont en eux-mêmes nombre d'effets collatéraux, rendant ambigu le rapport entre développement et santé.

Ces questions sont loin d'être résolues aujourd'hui : les événements les plus récents en matière d'eau, en Bretagne par exemple, où l'épandage des lisiers issus d'une agriculture industrielle, pollue massivement les eaux, qui rejettent leurs polluants dans la mer et favorisent la prolifération d'algues toxiques.

La rationalité de l'eau, bel exemple de la relation entre santé, développement et modes de vie, peut encore être poussée plus loin. Les besoins d'eau, l'idée (l'idéologie) de l'hygiène poussent à utiliser de plus en plus d'eau (pour exemple : entre 20 et 30 litres par personne et par jour au début du 20e siècle, sans doute 20 à 40 fois plus aujourd'hui). Il faut donc toujours plus

[13] Cette remarque est toujours d'actualité : c'est par les eaux stagnantes que le chikungunya s'est développé il y a peu à La Réunion.

« organiser » la distribution d'eau. Au 19e siècle à Paris, HAUSMANN met en place une vaste politique de dérivation des petites rivières, de captation des eaux souterraines et de réseaux d'égouts. Ces politiques nécessitent de lourds investissements et l'eau devient non plus une matière première commune (partagée, gratuite) mais un bien de consommation dont il va falloir payer le prix (correspondant non à la matière première, mais au paiement de la distribution et de l'assainissement). L'administration publique commence à déléguer la maîtrise d'œuvre de la « fabrication » de l'eau en la confiant par concession à des entreprises (Compagnie Générale des eaux, Lyonnaise des eaux) qui vont vite devenir d'énormes trusts. Chaque avancée nécessite de nouveaux investissements répercutés sur le coût de l'eau. La rentabilisation des investissements, une fois confiés au secteur privé, aboutit à une « dé-communisation » de l'eau. L'eau, collective, distribuée dans des lavoirs ou des fontaines, va maintenant, moyennant contrats, être distribuée individuellement. Chacun va payer sa consommation[14] et assister, impuissant, à la montée des prix, tout en ayant un service qui semble le satisfaire de plus en plus (l'eau arrive maintenant à domicile – dans des tuyaux de plomb). Les fontaines et les lavoirs disparaissent des grandes villes. L'accès à l'eau[15], pourtant élément de nécessité vitale, et sans doute élément de la santé publique, est depuis conditionné par des impératifs de rentabilité, eux-mêmes favorisant une utilisation dangereuse de l'eau, provoquée par une mentalité à laquelle tout le monde adhère implicitement : l'eau sert principalement à véhiculer des déchets.

Ivan ILLICH écrivait ainsi : « L*a 'paix populaire' sauvegardait l'accès du démuni aux pacages et aux bois ainsi que l'usage public de la route et de la rivière ; elle reconnaissait aux veuves et aux mendiants des droits exceptionnels d'utilisation de l'environnement. La 'pax oeconomica', elle, définit l'environnement comme une ressource rare qu'elle réserve à un emploi optimal pour la production de marchandises et les prestations des professionnels* »[16]. Il ajoute : « *Voilà ce qu'a signifié historiquement le développement (...) : l'exclusion brutale de ceux qui voulaient survivre sans dépendre de la consommation de valeurs d'utilisation de l'environnement. La 'pax oeconomica' alimente la guerre contre les communaux* ».

---

[14] Il existe encore des compteurs collectifs dans certains immeubles, peu à peu remplacés par des compteurs individuels, que l'usager est d'ailleurs obligé de louer…

[15] Ce fut sous l'impulsion de François 1er que l'on se mit à construire à nouveau des fontaines dans les villes pour rendre l'eau disponible à la population.

[16] I. ILLICH, *Pour un découplage de la paix et du développement* in Dans le miroir du passé, Descartes et Compagnie 1992, p.28.

Eau, santé publique et usages sociaux, la fabrication des inégalités par le progrès

La question de l'eau montre à quel point il est nécessaire de complexifier la question des conditions de vie ayant une influence sur la santé : à côté des questions et débats techniques (l'accès à l'eau est un facteur de santé) existent des enjeux politiques et idéologiques qui contredisent le beau discours sanitaire : détruire les biens communs, les transformer en marchandises ou en intrants de marchandises, supprimer l'accès gratuit au nécessaire, définir des besoins, les faire payer, produit des effets de stratification sociale. Les rapports à la vie et à la santé sont très affectés par la possibilité d'accès aux ressources. Ce mode de développement conduit à fabriquer de la rareté (l'accès aux services, aux besoins de base), au nom du progrès, du bien ou de la santé. Si techniquement, l'accès industriel à l'eau potable représente un progrès, avec des répercussions indéniables sur la santé, les choix de production, d'accès et d'utilisation sont contradictoires avec ce progrès, qui en devient très théorique. D'une ressource commune et partagée, on a fait de l'eau un bien de consommation industrialisé, c'est-à-dire dont on garantit la qualité. La ressource commune était effectivement viciée par une utilisation abusive dans les villes. Sa transformation en marchandise payante est-elle pour autant légitime, même du point de vue de la santé publique ?

I. ILLICH rappelle que les architectes britanniques du 19e siècle « *concevaient la ville comme un corps social à travers lequel l'eau devait constamment circuler et repartir en charriant ce qui la souillait* ». Cela correspond d'ailleurs étroitement à la conception générale de la santé humaine, laquelle est bien calquée (ou l'inverse ?) sur le modèle mercantiliste de la richesse : « *L'idée que la santé humaine dépend de la circulation rapide du sang s'insérait bien dans le modèle mercantiliste de la richesse – juste avant Adam Smith – basé sur l'intensité de la circulation monétaire* ».[17]/[18]

[17] I. ILLICH, *H^2O et les eaux de l'oubli,* op.cit. p. 175.

[18] Serge LATOUCHE, *L'autre Afrique, Albin Michel 1998,* indique bien, invoquant Aristote et Marx, à quel point la question de la richesse « réelle (c'est-à-dire disponible pour les besoins élémentaires) » dépend de la vitesse de circulation de la monnaie – vecteur de la valeur. Survivre dans une grande ville africaine, alors que les ressources sont très rares, est rendu possible par une accélération de la vitesse de circulation de la monnaie au travers de nombreuses tontines. Cette accélération est rendue nécessaire, bien sûr, par la production de rareté des moyens élémentaires de la vie, résultat d'une part du modèle économique de production, et d'autre part du développement urbain.

« *Etre une personne de qualité* [signifie désormais] *être propre : ne pas sentir mauvais, avoir un chez-soi inodore* »[19]. L'accès à l'hygiène, le contrôle par l'odeur et la propreté, la découverte des effets sur la santé (épidémies, mortalité) vont servir une politique de démarcation entre les riches et les pauvres – toujours et imperturbablement active – : c'est une véritable police sanitaire[20] qui va se mettre en place, car il s'agit de « *désodoriser ceux qui sont en majorité – les pauvres* »[21]. Mais dès la fin du 19e siècle, « *on commence à constater la dissémination, par l'eau courante, de germes pathogènes d'origine fécale en raison de la pollution des eaux vives par l'évacuation des toilettes* »[22]. Les choix politico-administratifs de développement et de santé – l'urbanisation « culturelle » – en laissant grandir des préjugés sous couvert d'évidences scientifiques et techniques[23] ont des conséquences redoutables : parce que les fèces doivent être déposées dans des w.c. pour être emportées par l'eau et parce que la plupart des grandes villes pauvres n'ont tout simplement pas l'argent minimum[24] pour apporter l'eau nécessaire à cette élimination, une grande partie des habitants de Mexico n'utilisent pas de toilettes pour leurs excréments, sans qu'on développe pour autant d'alternative. Le résultat est alarmant : « *Mexico offre au monde un nouveau fléau. C'est aujourd'hui un endroit où salmonelles et amibes sont couramment transmises par les voies respiratoires* ». Pour I. ILLICH, cela transforme jusqu'à la définition même

---

[19] I. ILLICH, op.cit. p.184.

[20] Ces politiques de salubrité publique, de mise à l'écart des classes dangereuses (donc politiquement, sanitairement, éducativement) vont conduire à des politiques extrêmement agressives à l'égard des pauvres, bien décrites par M. FOUCAULT (*Surveiller et punir*) en ce qui concerne l'enfermement (prisons, hôpitaux psychiatriques) ou par Jacques DONZELOT (*la police des familles*) en ce qui concerne le social et l'éducation (mariage, allocations familiales, lutte contre l'alcoolisme, assistance aux familles, pédopsychiatrie). Ces grands domaines de la police des pauvres vont se transformer en se renforçant (PMI, Aide sociale à l'Enfance, lutte contre les « fléaux sociaux », RMI) avec une tendance constante au renforcement du désir de contrôle (l'ASE s'adresse essentiellement aux enfants de pauvres, les parents sont décrits comme provoquant des carences éducatives, l'enfermement des fous « dangereux » revient à l'agenda politique, l'éducation se recentre sur la (et les) discipline(s)).

[21] I. ILLICH, op.cit. p.185.

[22] I. ILLICH, op.cit. p. 187.

[23] I. ILLICH, *Disvaleur*, op. cit. p. 90 : « *Le préjugé anglo-saxon qui bloque physiologiquement les mouvements péristaltiques sauf si l'on est posté sur la lunette, papier hygiénique à portée de main, est devenu endémique chez l'élite gouvernante du Mexique* ».

[24] Ce n'est d'ailleurs pas qu'une question d'argent : pomper l'eau en milieu rural, là où elle est déjà rare, pour l'acheminer en ville – moyennant d'ailleurs des pertes très importantes – uniquement pour diluer des excréments, est assurément une absurdité, quand on n'oublie pas que ces déchets pourraient être compostés et utilisés à la place de nombre de produits issus de la chimie industrielle.

des besoins : « L*es gens apprennent qu'ils sont tributaires de services même quand ils agissent sous l'incitation des besoins les plus élémentaires* » [25].

La question de l'odeur, de la salubrité, de la propreté, du risque, est évidemment puissamment alimentée par les représentations, les idéologies, les préjugés. Par exemple nous pourrissons la planète par l'eau polluée, par des pratiques en matière d'hygiène et d'utilisation de l'eau somme toute délétères, mais nous estimons que grâce à cela, les mauvaises odeurs ont disparu, que les risques sont jugulés. I. ILLICH a raison de faire remarquer que « *le désodorisant neutralise le nez. Nos villes construisent des espaces où sévit une puanteur industrielle sans précédent. Et nous sommes devenus aussi insensibles à cette pollution que les Parisiens du 18e siècle l'étaient à l'odeur de leurs cadavres et de leurs excréments* »[26].

Actualité de la problématique

Que ce soit l'eau potable dans les régions rurales où l'agriculture est hautement industrialisée ou en ville, le constat est le même. L'eau devient ou redevient insalubre dans les pays riches. Seuls les causes, les risques ont changé. Hier le péril fécal, aujourd'hui les pesticides, les déchets médicaux (médicaments), les nitrates, les métaux lourds, la radioactivité. Les captages doivent être protégés, parfois par la police. L'eau devient un enjeu de ressource au même titre que l'énergie et pas seulement dans les pays secs, nécessitant une surveillance constante, une sécurisation[27]. L'utilisation d'eau contrôlée devient la règle (eau en bouteille), car malgré les discours rassurants des autorités sur la potabilité de l'eau du robinet, personne n'y croit vraiment. Sinon pourquoi continuer à prôner de l'eau en bouteille pour les nourrissons ? En n'oubliant pas que l'eau en bouteille n'est que 100 fois plus chère que l'eau du robinet… Les plastiques et les transports de l'eau sont énergivores, anti écologiques, mais peu importe. La nécessité d'une eau de qualité est devenue un tel enjeu que l'on voit fleurir toujours plus de marques d'eau en bouteille[28]. Bien évidemment, l'accès aux produits sains se paie cher. Dans la mesure où l'eau saine serait une nécessité de santé, l'inégalité d'accès à cette « ressource de santé » se renforce, ou encore la nécessité construite de boire de l'eau en bouteille renforce les inégalités sociales.

---

[25] I. ILLICH, *Disvaleur*, op.cit. p.89 / 92.

[26] I. ILLICH, *H²O et les eaux de l'oubli*, op.cit.p.188.

[27] En l'absence de sécurisation (c'est-à-dire de contrôle), l'eau est déclarée non potable, et on peut voir de telles inscriptions sur les fontaines perdues au milieu de la montagne !

[28] Sans oublier le problème des plastiques comme déchets et des perturbateurs endocriniens présents dans la plupart des plastiques.

L'actualité du problème de l'eau aide à voir que nombreuses sont les problématiques équivalentes pour lesquelles les politiques menées se ressemblent étonnamment. Le constat est clair : si la nature des problèmes a changé au cours de l'histoire, les problèmes subsistent et leurs inégales conséquences sociales perdurent. Revenons aux problèmes posés par l'analyse des épidémies de maladies infectieuses à Paris au 19e siècle. Comme a pu le faire Charles NICOLLE pour le typhus, il convient de visualiser la cartographie de ces épidémies. Ce sont les arrondissements du Nord-est parisien qui sont les plus touchés. Cette géographie est entièrement superposable à la répartition de la pauvreté (ou de la richesse) dans la capitale. Deux siècles plus tard, de nouveaux problèmes sont apparus. Par exemple le saturnisme à Paris et en banlieue. La géographie du saturnisme se superpose exactement à celle du choléra. Ce sont les quartiers pauvres qui sont les plus touchés, malgré plusieurs décennies de politique publique de l'habitat (Haussmann, Front populaire, Grands ensembles, villes nouvelles, politiques de la ville, etc.). Bien entendu, l'explication causale des problèmes change, se précise, devient plus fiable. Les premiers constats se situaient à la limite entre l'empirisme et la statistique (« *la courbe de morts s'élevait dans les quartiers populaires, la cause en étant l'entassement, la promiscuité, l'insalubrité* »). Les causes sont maintenant plus objectives et prouvées scientifiquement : s'il y a plus de saturnisme dans le Nord-est parisien, c'est parce qu'on y trouve plus de vieux logements – construits avant 1948 et la loi sur le logement – libérant les prix des loyers pour les appartements neufs et introduisant des critères de confort et de salubrité – logements dans lesquels les peintures s'écaillent, contiennent du plomb. Les enfants, vivant, jouant au ras du sol, mettant tout à la bouche, ingèrent du plomb, respirent des poussières de peinture chargées en plomb, d'où le saturnisme. La géographie du saturnisme recouvre donc la géographie du choléra à 150 ou 200 ans de distance. Les maladies infectieuses ont disparu (plus ou moins) du paysage et sont remplacées par d'autres problèmes de santé (saturnisme, cancers, alcoolisme). Les mêmes populations sont atteintes, dans les mêmes quartiers. 150 ans de développement, d'amélioration de l'habitat, d'urbanisme n'ont rien changé à la ségrégation spatiale, à la ségrégation sociale et, partant, à la ségrégation sanitaire. Nous pourrions établir le même constat sur nombre d'autres problèmes comme l'alcoolisme, les conséquences du tabagisme, les cancers, pour finir par constater que les indicateurs agrégatifs que sont l'espérance de vie et le taux mortalité reflètent cette ségrégation.

Face à ces constats, qu'est-ce qui, dans les modèles de développement social et de santé, empêche la réduction des inégalités ?

Même si la politique actuelle de gestion de l'assurance maladie nous informe que de plus en plus de monde retarde ou abandonne des soins médicaux faute de ressources suffisantes, nous devons constater, comme nous l'avons montré dans la première partie, que l'origine des inégalités ne peut se résumer à la question de l'accès aux soins. Les inégalités, la ségrégation sociale et spatiale du début du 21e siècle se superposent fortement à celles du 19e siècle, époque où la question de l'accès aux soins ne se posait pas. Force est de constater que la question des inégalités de la santé, constatable d'évidence, n'a pas beaucoup évolué malgré les progrès de l'habitat, de la médecine, de l'éducation et les discours lénifiants des politiques de tous bords. En tout cas, nous avons montré la complexité des causes de ces inégalités et montré que le niveau de santé d'une population ne pouvait pas être imputé au seul système de soins même dans les dernières décennies de « progrès technologiques » intenses dans les soins. Les effets environnementaux, d'aménagement, les politiques publiques, ont continué à jouer leur rôle, ne serait-ce que dans la progression de la mise aux normes de l'assainissement et du retraitement des eaux usées. Ces effets touchent probablement à leur fin et les effets pervers apparaissent : épidémie de cancers par exemple, dont les causes probables sont sans doute à rechercher du côté des pesticides et autres perturbateurs endocriniens (en attendant la probable contamination radioactive qui nous guette).

Il nous faut maintenant essayer de comprendre ce qui, dans les modèles de développement social et de santé, empêche la réduction des inégalités et quelles pistes politiques pourraient permettre de les dépasser.

Analyse systémique des problèmes de santé

Le concept de *pathocénose*[29] développé par l'historien M.GRMEK nous aide à mieux comprendre les raisons de la persistance des inégalités.

En ce qui concerne notre propos, deux points de cette définition sont particulièrement importants : la pathocénose concerne une population déterminée ayant des propriétés structurales particulières (incluant une dimension nosologique singulière) et la pathocénose tend vers un équilibre dans une *situation écologique stable.* Aucune amélioration ne peut donc se produire en matière de santé d'une population si d'une part on ne s'attaque pas aux propriétés structurales (par exemple les conditions de vie et

---

[29] Cf. note 33 p.53.

d'exposition au risque) de cette population, et d'autre part si la situation « écologique » reste stable (en entendant écologique au sens de l'ensemble des facteurs interagissant dans une situation, en particulier le logement, l'eau, les soins, etc.). Nous constatons effectivement une stabilité écologique particulière et une reproduction radicale – à l'instar de ce que nous a montré BOURDIEU – des propriétés structurales de la population pauvre. Même si certains facteurs évoluent (la qualité des logements pour nombre de pauvres), l'équilibre systémique entre tous les facteurs n'évolue guère.

C'est lors d'une étude pour la politique de la ville de l'agglomération dunkerquoise[30] que ce phénomène nous est apparu avec netteté. Lors de notre enquête, nous avions mis en évidence des différences sensibles de définition des problèmes de santé publique qui atteignent les habitants selon la qualité de nos interlocuteurs (habitants, professionnels de santé, politiques, administratifs, professionnels autres). Pour les habitants, le problème majeur résidait dans la pathologie liée à l'amiante. Beaucoup de familles d'ouvriers, une, parfois même plusieurs personnes d'une même famille sont atteintes ou sont mortes du mésothéliome. Ce problème est pris à bras le corps par les élus, qui essaient de faire travailler ensemble professionnels, industriels, syndicats, associations. Les professionnels de santé, et particulièrement les médecins et les pharmaciens, pour leur part, n'expriment qu'à la marge ce problème lié à l'amiante. De telle sorte que les habitants se sentent délaissés, abandonnés face à ce problème gravissime. Ce constat nous a poussés à essayer de comprendre les raisons d'un tel sentiment de délaissement : selon notre analyse, les professionnels se sentent et se trouvent face à un problème qui les dépasse, insoluble dans le cadre des réponses qu'ils peuvent apporter. D'une certaine manière, c'est préserver sa faculté d'agir que de se cantonner à du faisable. On sera « plus efficace » en traitant ce qu'on peut traiter qu'en essayant d'agir sur un problème pour lequel on n'a pas de solution[31]. Le résultat constaté est une sorte de démission professionnelle et une suspicion envers les professionnels de la part de la population. Cet exemple illustre bien la plurifactorialité des problèmes de santé publique. Si les médecins ne s'impliquent pas dans la compréhension du problème afin d'en réduire les conséquences, ou au moins d'en réduire de nouvelles occurrences, qui le fera, qui aidera les populations ?

---

[30] Cf. AFRESC, *Diagnostic santé des quartiers en politique de la ville de l'agglomération de Dunkerque, 2005*. www.afresc.org

[31] Ce type de raisonnement a été modélisé en particulier en santé publique dans l'établissement des critères de priorisation des problèmes de santé : une solution existe-telle et est-elle applicable devenant un critère principal de choix.

Car une chose apparaissait avec clarté : chaque réponse politique en matière d'urbanisme ou de santé était marquée d'une volonté d'apporter des solutions immédiates à un problème et non d'analyser le problème dans ses différentes composantes. Les concertations mises en place par les élus successifs n'abordaient pas plus la complexité dans laquelle se débattent les gens que les médecins pour l'amiante. De fait, les populations ne sont jamais associées à la détermination de la politique urbaine. Cette insuffisance d'analyse ou de prise en compte du vécu des gens (excepté peut-être par quelques sociologues militants sur la question de l'amiante) aboutit à des résultats qui, s'ils ne mettaient pas la vie des gens en jeu, pourraient prêter à rire : une des villes de l'agglomération (Saint Pol sur Mer) est un ancien port de pêche et n'a plus accès à la mer, le site industriel ayant été construit par emprise sur la mer. Le grand ensemble d'immeubles construits dans cette même ville, au mépris de l'habitat et du mode de vie traditionnel du Nord, est bordé par une avenue dont le nom est Boulevard de l'Espérance.

La politique de santé et la politique urbaine et de logement, d'aménagement du territoire contre le développement durable

Cette symbolique du lieu, de l'habitat, du travail (le travail tue mais il n'y en a plus et les jeunes n'en veulent surtout pas) fait partie des facteurs tout à fait déterminants pour comprendre l'enjeu de la santé aujourd'hui dans la ville et les évolutions qu'il faudrait prévoir.

Si les « solutions » [32] techniques, administratives, bureaucratiques, humanistes ne datent pas d'hier, on ne semble pas avoir suffisamment tiré les leçons de leurs insuffisances et surtout on oublie que de nombreuses expériences « d'amélioration de la condition ouvrière » ont été tentées dans le passé, dont on pourrait s'inspirer. Si la plupart furent le fait de patrons paternalistes (SCHNEIDER au Creusot, BATAVILLE en Moselle, MEUNIER à Noisiel), certains projets, de par leur philosophie coopérative ou sociale, sont à analyser avec finesse, car ils semblent montrer une dimension que nous avons perdue, celle de la durabilité par la participation et le bénéfice de tous.

Ainsi en est-il de Jean-Baptiste André GODIN, disciple de Charles FOURIER, qui a fait construire son familistère sur le modèle du phalanstère de Fourier, dans l'Aisne. Il s'agit d'une sorte d'hôtel coopératif où 400 familles pouvaient loger et où 400 hectares étaient réservés à la culture maraîchère. Tout y est pensé : grands réfectoires, chambres agréables,

---

[32] Notion prise au sens de l'école de Palo Alto : les solutions immédiates, ne posant pas les problèmes dans leur complexité, sont, au mieux, inefficaces et plus souvent aggravent les problèmes ou en créent de nouveaux.

chauffage, luminosité, circulation de l'air, accès à l'eau potable à tous les étages, buanderie (permettant de laver et sécher le linge sans créer d'humidité à l'intérieur des logements d'habitation), douches, piscine avec plancher mobile (pour permettre aux enfants d'aller nager en toute sécurité), sans oublier la protection sociale, l'approvisionnement grâce à des magasins coopératifs où les produits de première nécessité sont vendus au prix coûtant, ainsi que l'éducation des enfants et des adultes grâce à des écoles, des bibliothèques, un théâtre. Il s'agissait là d'une démarche qui s'inspirait utopiquement du socialisme. L'entreprise – « *citoyenne* » ? – fonctionnait sur un mode coopératif où les ouvriers étaient copropriétaires et les bénéfices reversés au projet social[33].

Cet esprit coopérateur va disparaître quand l'entreprise sera rachetée et se mettra à fonctionner comme une entreprise, c'est-à-dire à s'adapter à un marché. Le familistère a néanmoins continué à fonctionner jusque dans les années 1960. L'esprit coopérateur avait disparu et les conflits sont nés au moment où il a été décidé que les enfants des occupants des logements seraient prioritaires pour l'attribution des logements vacants. Dans la mesure où aucun nouveau logement n'était plus construit, il y avait forcément crise, sauf si les enfants n'avaient pas voulu rester. Le familistère a été fermé… en 1968 ! Il est depuis inscrit au patrimoine de l'architecture industrielle (!), ce qui est une manière moderne d'enterrer ce genre d'expérience en la reléguant dans le passé (c'est-à-dire en faisant comprendre que ce serait impossible aujourd'hui).

Cet exemple, célèbre entre tous, montre des pistes permettant de s'interroger sur ce que pourrait être une politique urbaine favorable à la santé : une prise en compte simultanée de nombreux facteurs, une priorité donnée à cette prise à bras le corps du bien-être des gens, un amalgame entre production, coopération, éducation, conditions de vie, une priorité donnée à la finalité de la vie et non de la production. Bref, sans philanthrope humaniste, voici un projet impossible à réaliser dans une société économiciste et libérale, techniciste et étatique (l'Etat ne se donne aucun moyen de penser une politique qui pourrait ressembler à des projets authentiquement sociaux).

C'est sans doute pourquoi la plupart des projets d'urbanisme, de logement ou de « ville en santé »[34] restent si loin des réalités sociales, ou fabriquent

---

[33] Aujourd'hui, on dirait que l'on privilégie le capital humain comme investissement productif…

[34] Il s'agit là d'un programme de l'OMS région Europe auquel adhèrent plusieurs dizaines de villes françaises. Il s'agit d'essayer de penser la politique de la ville (urbanisme, mais aussi éducative et sociale) en fonction de finalités de santé et maintenant de développement durable. On y retrouve l'étroitesse des idées émergeant de l'idéologie gestionnaire des élus de tous bords gérant aujourd'hui les villes.

des effets pervers innombrables. Rappelons-en quelques réalisations clés : les cités de cheminots dans les années 20 et 30, les cités jardins, les villes nouvelles, les grands ensembles.

De nombreuses cités jardins, construites dans les années 30 à 60 pour produire des « Habitations à Bon Marché » (HBM), existent encore aujourd'hui. A l'origine, il s'agissait, par une maîtrise publique du foncier, de réaliser de nombreux logements confortables, modernes, dans une densité relativement faible (30 logements par hectare), en lotissements incluant tous les services et permettant de maintenir une ceinture agricole en périphérie des grandes villes. Cette politique se heurta bien vite à la pression foncière qui a conduit à construire des immeubles de plus en plus hauts et à une construction de masse, industrielle, de médiocre qualité.

C'est donc devant ces problèmes fonciers et de coût, et devant l'urgence de loger des millions de personnes que la politique urbaine a évolué et a conduit à ces strates successives d'urbanisme autoritaire que l'on a constaté dans notre étude de Dunkerque. Lequel urbanisme, s'il réfléchit à plusieurs questions simultanément, semble ne jamais être en mesure d'en faire une synthèse opératoire. Les grands ensembles (nous pensons par exemple à La Grande Borne) sont construits en pensant aux enfants. Mais sans doute pas aux futurs adolescents. Et sans doute pas aux aspirations des premiers habitants qui, lorsque l'occasion s'est présentée (et c'était aussi une décision politique), ont préféré opter pour un habitat individuel beaucoup moins dense et finalement pas plus isolé.

De la nécessité d'une approche coopérative et non plus économique pour dépasser les politiques sectorielles et les solutions purement techniques

Du temps de GODIN, un choix avait été fait à partir d'une réflexion sociopolitique : comment faire accéder les ouvriers à de bonnes conditions de vie, de confort et de salubrité, sachant qu'ils ne peuvent y accéder par eux-mêmes faute de revenus. La réponse est très sociologique, presque maussienne [35] avant l'heure : ces conditions de vie ne peuvent être développées que si d'autres rapports que marchands, d'autres rapports que

[35] Cf. M. MAUSS, *Essai sur le don* et plus généralement le travail fondamental d'Alain CAILLE et de la revue du MAUSS (Ed. La découverte). L'approche maussienne postule que la société ne peut exister et reposer uniquement sur la mise en concurrence des intérêts individuels, sauf à penser comme HOBBES et supposer un état autoritaire, ou comme A.SMITH et s'en remettre à une mystérieuse main invisible. La charge anti économiciste de l'approche maussienne convient parfaitement pour comprendre l'enjeu du bien-être des populations dans la modernité. Pour une analyse détaillée de cette approche, voir chapitre 7 et notre article « *Pourquoi et comment participer* », avril 2014, sur le site de l'AFRESC.

d'intérêt permettent à la collectivité de se penser et d'agir par et pour elle-même. C'est dans le principe de coopération que réside l'originalité de la démarche de GODIN. Sans cette « *méthodologie* », aucune des réponses concrètes ou techniques ne se serait suffi à elle-même. Construire La Grande Borne, comme la cité des 4000 de La Courneuve, revient finalement à penser une petite partie du problème, celle que certains (technocrates) se pensent capables de résoudre, ce qui ressemble beaucoup à l'attitude médicale observée à Dunkerque pour le problème de l'amiante.

Cela illustre le fait qu'une solution partielle, non travaillée collectivement, coopérativement, sur ses rapports avec la finalité du vivre ensemble, aboutit souvent à un résultat inverse. Parler des drogues aux enfants, par exemple. Mais aussi développer des prolongements de ligne de métro…[36]

Aujourd'hui, pour ne pas désespérer, on tente de se rassurer en montrant à quel point les logements du Val Fourré ou de Pantin sont salubres, spacieux, par rapport à ce qui existait auparavant. C'est évidemment vouloir se rassurer à bon compte.

Cette approche de la santé techniciste, biomédicale et centrée sur le soin, qui oublie que la santé est un résultat social, n'est pas récente

D'une certaine façon, la question de la santé, des inégalités de santé reflète des tensions théoriques existant sans doute depuis l'Antiquité. En effet, les deux déesses représentant la santé chez les Grecs étaient filles d'Asclépios, lui-même fils d'Apollon. Apollon représente la clarté, la raison, la vertu et le respect des règles, le chant, la musique et la poésie. Il symbolise l'intelligence rationnelle, opposée à la démesure, représentée par Dionysos. Asclépios, Dieu de la médecine (Esculape en latin) mourra foudroyé par Zeus pour avoir ressuscité des morts. Il est l'ancêtre de la lignée des Asclépiades dont Hippocrate est un illustre descendant. Deux de ses filles, Hygie et Panacée vont symboliser les modalités complémentaires de la technique de santé : Hygie considère que la santé est la conséquence de la propreté et de la vertu, alors que Panacée pense résoudre le problème de la maladie et de la mort par des remèdes (des plantes).

---

[36] Lors d'un séminaire de l'EHESS, nous avions étudié les effets de tels prolongements, d'un strict point de vue micro-économique. Le chercheur montrait que le prolongement de la ligne de métro, loin d'améliorer le transport des personnes vivant à proximité du nouveau terminus, avait tendance à le dégrader. En effet, l'arrivée du métro faisait monter le prix du foncier et des loyers, contraignant la population à se loger plus loin en banlieue. Du côté nord de Paris, une barrière de bas prix existe avec l'aéroport de Roissy. Du côté sud, on voit arriver en pleine campagne de Seine et Marne des populations très marginalisées et qui perdent là les services dont elles bénéficiaient en ville.

Cette source étymologique et mythique de la médecine caractérise encore des modes de pensée différenciés de la santé publique contemporaine.

Aujourd'hui, Panacée est triomphante. C'est par des remèdes, des soins et de la technique que chacun croit garantir sa santé. L'accès à la santé, l'amélioration de la santé de la population sont ainsi excessivement attribués aux « progrès de la médecine », c'est-à-dire aux remèdes[37]. De cette foi excessive et sans doute injustifiée « en l'idéologie de la médecine », en « Panacée », découle la plupart des explications sur les inégalités de santé : c'est parce que les gens, la population « manquent » de remèdes (de soins) que leur santé serait moins bonne (au sens de l'espérance de vie et de l'espérance de vie sans incapacité). Et l'on réduit les conditions de leur santé à des « besoins de soins », lesquels ne seraient pas couverts. Le problème est comme souvent défini par la solution que l'on estime devoir lui apporter.

Cette approche dominante et partagée par la grande majorité de nos concitoyens conduit à expliquer l'accès à la santé et la réduction des inégalités de santé, par une inégalité de « droit de tirage » sur l'offre de soins, occultant ce qu'Hygie (comme Pline l'Ancien plus tard) avait remarqué : que la propreté, la tempérance, les conditions de vie et la vertu sont les conditions de la bonne santé. Pline ajoutait, pour sa part, que l'intempérance, les excès étaient rendus possibles par la promesse de guérison de la médecine hippocratique, rendant inutiles les efforts individuels ou collectifs pour se maintenir en bonne santé. D'ailleurs Asclépios a été puni par Zeus pour ses excès…

Finalement, quelle serait une conduite « vertueuse » en matière de santé ? Respecter la sobriété et la tempérance ? Brûler la vie par les 2 bouts comme le suggère Dionysos, quitte à faire appel à Asclépios pour guérir (voire ressusciter) ? Ou établir des règles et des conditions de la vie commune garantissant à la collectivité la paix, l'égalité, la justice par la participation citoyenne, le châtiment des crimes et l'éducation, c'est-à-dire les conditions sociales et politiques d'un bien vivre collectif ?

Cette dernière option, définissant la santé comme une société juste et en harmonie, harmonie obtenue par la Loi et son respect, dépassant le déterminisme individuel de la tempérance ou de l'excès de l'individu, est peut-être ce que Socrate a voulu nous signifier lorsqu'il demanda qu'on sacrifie un coq à Asclépios lors de sa mise à mort : refusant l'évasion que ses amis lui proposaient, il sembla préférer la mort, accepter l'injustice, par

---

[37] Les Français et leurs médecins sont d'ailleurs champions en matière de prescription et de consommation de médicaments. Mais I.STENGERS évoque pour sa part le *pharmakon* qui est à la foi remède et poison, d'où l'idée d'iatrogènie. Cf. chapitre 7.

respect d'une décision légale du fait du caractère transcendant de la Loi [38]. Sans ce respect de la Loi[39], aucune communauté, aucune société n'est plus tenable. Cette Loi est aussi la loi des hommes et sa valeur provient d'une élaboration citoyenne seule garantie de la justice. La vertu et le respect des lois se construisent dans le processus citoyen d'élaboration de la loi et le processus psychique d'intégration de la Loi. C'est parce que la communauté peut se donner des lois justes (l'autonomie), que la paix et la santé peuvent régner.

Les exemples développés dans ce chapitre montrent à l'envi la distinction et la démarcation entre trois tendances de la santé. Outre les soins, c'est par l'hygiène, les conditions de vie optimales et les « bons » comportements que l'on peut garantir la santé du plus grand nombre. Cette branche de la santé – la santé publique – s'est elle-même divisée en deux : une branche qui s'occupe de prévention, très centrée sur l'individu et une branche qui s'intéresse à l'élaboration de conditions générales du bien-être, ce que beaucoup continuent d'ignorer. Didier TABUTEAU dans son livre récent ramène la santé publique à l'hygiénisme et la promotion de la santé à l'alphabétisation médicale : « *Développer une culture de la santé publique* [c'est développer] *un enseignement spécifique dédié à la santé permettant une formation à l'hygiène et à la prévention, mais aussi une initiation aux différentes pathologies et risques sanitaires* [qui] *renforceraient la capacité de chacun à gérer sa santé* [et] *serait un levier fondamental de réduction des inégalités dans la mesure où les facteurs socioculturels sont prédominants* » [40]. On ne peut qu'être navré en 2014 d'être revenu au 19e siècle et à son moralo-puritanisme, sous couvert de parler politique de santé et réduction des inégalités ...

Ainsi, encore aujourd'hui, la prévention renvoie-t-elle à l'individu les causes de son mal-être ou de sa santé : c'est par son comportement (il fume, boit, met un préservatif, dort, s'alimente correctement) que l'individu accède ou non à la santé (ou son manque d'éducation). Dans cette optique, découvrir des inégalités de santé conduit à s'interroger sur la dimension éducative,

---

[38] Voir à ce sujet notre article « *La dignité, approche philosophique* », in La revue de l'infirmière, novembre 2013 où nous rappelons les conditions que posaient PLATON pour une vie vertueuse, elle-même à la base de la dignité humaine.

[39] C'est volontairement que le mot loi est écrit tantôt avec L majuscule, tantôt avec L minuscule : la Loi de Moïse est aussi la loi écrite des hommes. Les rationalités hébraïque et grecque ont permis de mieux comprendre l'articulation entre la Loi symbolique et la rationalité des hommes dans une réflexion sur la nature du juste. Nos lois modernes et leur fonctionnement dans le système judiciaire et administratif sont bien loin de cette articulation...et de la notion du juste.

[40] Didier TABUTEAU, *Démocratie sanitaire, les nouveaux défis de la politique de santé*, Odile Jacob, 2013, p.236.

culturelle, voire une dimension plus policière de contrôle des comportements. On est du côté de l'hygiénisme.

Cette dernière manière de considérer la santé publique, les inégalités de santé, autrement que dans leur rapport aux soins, est la plus acceptable par Panacée, car, comme elle, elle renvoie le travail et la responsabilité de sa santé à l'individu et peut être intégrée sans risque dans le cadre de l'activité médicale. A côté des soins, il est possible de prodiguer de l'éducation (l'éducation thérapeutique) et d'établir des contrôles (surveillance des gens, des parents, des malades mentaux, injonctions thérapeutiques, enfermement, etc.).

En revanche, élaborer des conditions optimales du bien-être, créer les conditions de la bonne santé, relèvent d'une autre dimension, autrement contraignante pour la société et où les médecins se sentent peu à l'aise. La découverte des inégalités devant les conditions de la santé, inégalités créées par les conditions sociales et la ségrégation socio-économique, est incompréhensible pour la rationalité médicale. Comment comprendre que des maladies comme la tuberculose aient pu largement décroître en dehors de toute technique préventive ou curative[41] ? Quelle théorie permettrait d'expliquer que les pauvres meurent davantage du choléra ? Après tout, riches comme pauvres sont tous atteints du même microbe... De quelles méthodes, quelles techniques, quels savoirs disposent les médecins pour prendre en compte ces dimensions sociales ? Leur apprend-on seulement ?

L'histoire de Dunkerque nous montre des médecins désarmés, démunis devant la complexité des problèmes de santé.

En matière d'inégalités, il ne faut cependant pas en attendre plus des théories et des pratiques du développement que de la médecine ou de la santé publique. On l'a vu, la ségrégation sanitaire, la ségrégation sociale, spatiale et économique des populations pauvres sont d'une rare permanence. Les politiques du développement, le développement urbain, le développement des soins médicaux n'ont pas permis de résoudre le dilemme des inégalités (pas plus sociales que de santé). Si politique de santé et politique de développement urbain ne font pas toujours bon ménage, elles se ressemblent cependant sur une commune insuffisance de réflexion et de synthèse, en oubliant que tous leurs actes se rapportent à des sujets et non à des objets. Le

[41] C'est un épidémiologiste anglais, Thomas Mc.KEOWN, qui a le plus développé cette « épidémiologie historique » de même que certains démographes (voir à ce sujet la revue de démographie historique). Dans un article paru dans *Les déterminants de l'état de santé des populations depuis 3 siècles...* in Médecine et société, les années 80.- Montréal, éditions Saint Martin, 1986, Mc.KEOWN montre que la mortalité par tuberculose pulmonaire avait déjà baissé d'un facteur 8 au moment de l'apparition du premier antibiotique actif contre la tuberculose (la streptomycine).

diaporama de l'agglomération de Dunkerque que nous avions montré aux élus rendait cette problématique explicite. Voilà 150 ans qu'on développe de l'urbain en détruisant l'urbanité, c'est-à-dire les principes et les possibilités mêmes de la coopération, de la vie sociale et donc les conditions de la justice. On remplace ainsi la cité, l'assemblée des citoyens délibérants, par de l'organisation, de la gestion et de la bureaucratie, pendants politiques de ce que rend possible le développement de la technique. Imaginer des « solutions » techniques qu'il suffirait de gérer et d'organiser, en oubliant que ce qui tient la société, c'est précisément la possibilité de l'autonomie et de la délibération collective, revient à créer les conditions de la reproduction des inégalités.

I. ILLICH, pour en revenir à lui, est l'un des premiers à avoir mis en évidence le problème posé par la médecine[42], dans *Némésis Médicale.* Douze ans après la parution de son livre, il écrit : « *De tout ce qui est obtenu en matière de guérison, soulagement de la douleur, rééducation, réconfort et prévention, seul un faible pourcentage est attribuable à la médecine* »[43]. Cela n'empêche pas la quasi-totalité des gens de croire en la médecine, ce qui fait dire à I. ILLICH : « *Je n'avais pas perçu à quel point, au milieu de ce siècle, l'appréhension de notre corps et de notre Moi était devenue le résultat des conceptions médicales* (p.257) (...) *Les systèmes d'aide sociale et d'assurance maladie préparaient chaque individu à se couler dans un statut de patient (p.262)* ».

Cette mainmise de la pensée médicale (c'est-à-dire de la rationalité instrumentale et bureaucratique) sur la santé ne s'arrête pas à la médecine et aux soins. Elle perfuse les politiques de santé et plus généralement l'idée même de développement. Les conditions de vie deviennent des « problèmes à régler » de manière technique dont les moyens doivent être organisés par les pouvoirs publics qui en deviennent des (les) gestionnaires et qui doivent s'adresser directement aux individus[44]. Tenter de penser la santé dans une perspective où l'on prend les inégalités au sérieux, ce serait tenter de rétablir une démarche coopérative et de réflexion collective, c'est-à-dire ce qui avait rendu possible l'expérience du familistère et du socialisme utopique, c.-à-d. l'expérience de la participation. A ce prix, on peut envisager une réflexion plus globale, plus systémique, plus sensée, c'est-à-dire prendre la question du bien-vivre ensemble comme une question politique et comme une finalité de

---

[42] Mais d'autres avaient déjà soulevé le problème, tel Karl JASPERS, *L'idée médicale* in Essais philosophiques, Petite Bibliothèque Payot, 1970.

[43] I. ILLICH, *Douze ans après la Némésis médicale*, op.cit. p.257.

[44] « *Trop d'organisateurs et de théoriciens pensent qu'il suffit de réformes de structures pour résoudre le mode de fonctionnement bureaucratique, comme une machine qu'il suffirait de régler sans qu'il soit nécessaire de vérifier ou de contrôler l'environnement* ». Eugène ENRIQUEZ, *L'organisation en analyse,* PUF, 1993, p.91.

la société pour laquelle l'économie n'est qu'un moyen. Seule l'écologie politique à nos yeux fait l'effort de penser cette pluralité, cette démarche coopérative, en questionnant les idéologies gestionnaires et technicistes, en remettant au centre des débats la finalité, l'éthique de la vie humaine. Cela suppose aussi une forte charge de critique de l'économie, de l'économicisme, de la société centrée sur la production de richesse.

Penser la santé, le bien-être, dans les termes d'une société coopérative et désaliénée de son rapport à la richesse et à la technique est sans doute la seule voie « soutenable » du développement. Les mises en œuvre dans les collectivités de politiques dites de développement durable n'en prennent sûrement pas le chemin.

Alors quelles pistes ? Il s'agit encore et toujours de mettre conjointement au travail les gens, les professionnels, les administrations et les élus. Car « *la puissance inquiétante des institutions modernes réside dans leur capacité de créer et de nommer la réalité sociale que forgent leurs experts afin de la gérer.*

Le pouvoir qu'a la gestion de désigner des normes de santé, d'éducation, d'équilibre psychique, de développement et autres idoles modernes n'a pas une moindre dimension que son pouvoir de créer effectivement le contexte social dans lequel le manque, par rapport à ces valeurs, est vécu comme un besoin qui à son tour se traduit en un droit (…). Un autre genre de conjuration nous menace : des pouvoirs qui promeuvent l'assistance, le développement et la justice en tant que moyens du maintien de l'ordre et de la paix »[45].

On a bien du travail pour définir et œuvrer à résorber les inégalités de santé en essayant d'éviter les écueils de l'assistance, du droit aux soins et du bénéfice des politiques de développement…

[45] I. ILLICH, *La construction institutionnelle*, op.cit. p.269 et 272.

CHAPITRE 6

Les effets de l'hégémonie médicale sur la santé mentale

Ce chapitre reprend en 2e partie le texte d'une intervention au colloque de la médecine générale à Nice en juin 2012 et en première partie un texte écrit sur le blog « L'âge la vie »[1].

Depuis, nous avons acquis une expérience directe en psychiatrie des sujets vieillissants en travaillant dans un service parapublic qui accueille préférentiellement des malades mentaux vieillissants. Ces personnes se retrouvent dans ce service de type EHPAD[2] après avoir passé leur vie entre foyers de vie, domicile ou hôpital psychiatrique.

Dans la première version de ce texte, nous reconnaissions les profondes modifications de la prise en charge des malades mentaux survenues depuis les années 1970. Mais une fois arrivé comme médecin dans ce service, nous avons été abasourdi. L'image de la psychiatrie « d'avant » ressortait comme un diable d'une boîte : personnes hébétées, tournant en rond, sans perspective, dans l'ennui, victimes de crises régulières (agitation, violence, régression, refus, etc.). Je revoyais en fait les images du film de R.DEPARDON dans lequel il avait inclus des archives d'un film de F.BASAGLIA des années 50 sur un hôpital psychiatrique.

Dans un premier temps, nous nous sommes dit qu'il s'agissait d'un problème lié au vieillissement, à la structure même d'EHPAD où les moyens sont limités, les résidents nombreux et l'organisation hospitalière inadaptée à la vie quotidienne, voire à la vie tout court. Ces explications étaient insuffisantes.

---

[1] Publié le 11 janvier 2016 : http://lagelavie.blog.lemonde.fr/2016/01/11/pas-dautonomie-sans-reciprocite/

[2] Etablissement d'Hébergement pour Personnes Agées Dépendantes.

Plusieurs constats se sont imposés

Premier constat : tous les « patients » sont traités par des médicaments. Tous ont en moyenne entre trois et sept psychotropes différents, dont souvent un neuroleptique, parfois deux ou trois (anti psychotiques), un antidépresseur (parfois deux), un anxiolytique (tranquillisant), un hypnotique (somnifère), un régulateur de l'humeur (type dépakine) et parfois en plus un régulateur antiparkinsonien. Il est difficile de comprendre la rationalité de ces prescriptions.

Deuxième constat : le psychiatre du service est considéré comme le seul à même de comprendre et traiter les désordres de la maladie mentale. En miroir, tout trouble de type comportemental est d'abord considéré par l'équipe soignante comme relevant de la maladie, justifiant le recours au psychiatre et appelant une réévaluation de la prescription médicamenteuse. « *Les préoccupations du patient jugées étrangères à la définition écrite* [dans le dossier] *de la maladie sont évacuées* (…). [Car ce qui caractérise la maladie c'est que] *le patient est passif, et la maladie active. Désormais, le patient n'est plus à l'origine de son comportement : c'est la maladie qui se voit attribuer ce rôle* »[3].

Troisième constat : la maladie est le résultat d'une longue construction de type accumulative et de laquelle rien n'est effacé ou réévalué : « *Le passage des données aux conclusions ne procède pas d'un processus d'induction mais de réécriture* (…). *Le dossier offre toujours une image de cet idéal de logique inductive. Dans la plupart des entretiens, la relation entre données et conclusion est un cercle interprétatif, un ensemble de symptômes suggérant un modèle diagnostique, qui entraîne à son tour la recherche de symptômes supplémentaires et ainsi de suite* »[4]. Un trouble ne peut relever que de la maladie décrite parfois depuis des décennies et ces troubles viennent s'ajouter à l'accumulation de preuves. D'une certaine façon, le diagnostic est une sorte de prison interprétative. Tout comportement est rapporté au diagnostic.

Quatrième constat : la parole du patient, et en particulier l'analyse qu'il fait de sa situation est déniée. La répétition des observations et des comptes-rendus « *concentre l'attention du patient sur des aspects de sa maladie considérés comme pertinents par l'équipe clinique* (…). *C'est par le contact avec une série de cliniciens que le malade en arrive à connaître sa maladie* (…). *A travers ce cycle lecture – parole – écriture les patients rencontrent*

[3] Robert BARRETT, *La traite des fous,* Les empêcheurs de penser en rond, 1998, p.155.

[4] Robert BARRETT, op.cit. p.148.

leur maladie comme un objet séparé d'eux et ils apprennent à en rendre compte d'une façon bien définie »[5]. Plus : c'est en fonction de la maladie que les soignants attribuent au patient que celui-ci va orienter ses comportements et ses manières d'en parler.

Cinquième constat : la thérapeutique sert de quasi-diagnostic. C'est parce que certains médicaments sont prescrits que les troubles observés sont rattachés à tel ou tel type de pathologie. Devant un trouble nouveau ou la répétition d'un trouble ancien, il n'est jamais question de comprendre ce qui se passe comme un fait nouveau, mais bien plutôt comme un fait s'insérant dans l'histoire de la maladie. La conséquence la plus importante est l'impossibilité de toucher à la prescription médicamenteuse. Car si le trouble est rattaché à la pathologie, alors le traitement est la preuve de la maladie et il n'en faut pas changer, sauf à éventuellement le renforcer (d'où l'accumulation de molécules). Diminuer ou arrêter un médicament ne peut que renforcer le trouble, car sans traitement spécifique (tellement spécifique qu'il définit la maladie : un neuroleptique est un anti psychotique), la maladie ne serait plus contenue. D'ailleurs, quand on essaie de diminuer le traitement, l'interprétation du comportement du patient est tout de suite rattachée à ce changement de thérapeutique. Nous avons pu expérimenter de « faux changements », c'est-à-dire où le médecin affirmait avoir diminué un traitement et constatait que les transmissions concernant les problèmes posés par le patient augmentaient de manière inversement proportionnelle. Réciproquement, l'augmentation d'une posologie ne se solde pas par une diminution des transmissions.

Sixième constat : la maladie étant essentiellement un trouble du comportement, une déviance par rapport à un comportement socialement adapté, le rôle de la thérapeutique est essentiellement un rôle de contention. Personne ne pense que ces médicaments guérissent quoi que ce soit. La maladie mentale est une maladie chronique imposant de prendre quotidiennement des médicaments, comme l'hypertension artérielle ou le diabète.

Septième constat : « *Une idéologie somato-thérapeutique, dotée d'une vision biologique de la maladie mentale et associée à l'usage de modes physiques de traitement* » est maintenant l'idéologie dominante de la maladie mentale. Les autres approches, comme les approches psycho ou socio thérapeutiques, ont disparu. Tout au plus va-t-on proposer des activités aux malades, pour les occuper, sans plus de perspective de changement. Les malades chroniques ne guérissent pas. Le psychiatre est là pour « régler » les

---

[5] Robert BARRETT, op.cit. p.151.

dosages afin de garantir le comportement le plus adapté et stable possible. Il abandonne la clinique, au profit d'une analyse comparée des troubles du comportement décrits par l'équipe soignante et de la prescription médicamenteuse. A quoi bon en effet aller encore parler au patient dont on connaît déjà le diagnostic ?

C'est pourquoi nous adhérons à l'idée d'E.GOFFMAN [6] selon laquelle l'institution est avant tout coercitive et la « carrière morale » du patient fatalement déterminée par l'institution. La situation présentée ci-dessous de M. OUSTO est caractéristique du fonctionnement de la psychiatrie dans l'institution.

L'histoire de M. OUSTO

M.OUSTO est « placé » en EHPAD depuis quelques mois. A plus de 70 ans, il est traité pour schizophrénie depuis des dizaines d'années. Il vivait auparavant « en autonomie », aidé dans sa vie quotidienne par sa famille. Une petite vie tranquille, avec les copains et le PMU. Quelques crises de temps en temps, bien régulées par la famille. Mais il semble que la sœur vieillissante ne trouve plus les ressources nécessaires pour s'occuper de lui. Et c'est la crise de trop. M. OUSTO est hospitalisé en psychiatrie à la demande de sa sœur et via le CMP[7] qui le « suit ». L'enjeu est de « trouver une solution ». Et c'est ainsi qu'il se retrouve en institution pour personnes âgées. Tout se passe « bien » les premiers mois. Au moment d'une fête familiale, il part passer quelques jours dans sa famille. Et au retour M. OUSTO se renferme, refuse de manger, de se laver. Auparavant, M. OUSTO était très observant, calme, relativement communicatif, venant rigoureusement à l'heure aux repas, allant fumer sa cigarette dans le jardin. Bien qu'il préfère y être seul et s'arrange pour sortir quand il n'y a personne d'autre. Deux mois plus tard, il est de nouveau convié dans sa famille. Le psychiatre est consulté pour donner sa « permission », que d'ailleurs ni lui ni personne n'a à donner, mais 50 ans de carrière psychiatrique de M. OUSTO et de sa famille sont passés par-là. Lors de ce deuxième séjour, catastrophe, il fait une tentative de suicide, il est hospitalisé en urgence et ramené rapidement dans l'institution. Sa sœur nous dira pourtant qu'il était content et allait bien.

---

[6] Erving GOFFAMN, *Asiles, étude sur la condition des malades mentaux*, Les éditions de minuit, 1968.

[7] Centre Médico-Psychologique : lieu déconcentré de l'hôpital psychiatrique public pour le suivi des malades mentaux en ambulatoire, dans le cadre de la sectorisation et de la réduction de l'internement.

Dans l'EHPAD chacun y va de son interprétation. Une infirmière pense que si M. OUSTO va mal, c'est que le traitement a été changé (suppression d'un des deux antidépresseurs, augmentation du neuroleptique). Comment faire comprendre que le changement de traitement est la conséquence et non la cause de la dégradation de la santé mentale de M. OUSTO, pense le psychiatre ?

L'infirmière du CMP pense pour sa part que cette dégradation liée au désir de M.OUSTO de rentrer chez lui relève de sa pathologie, qu'il s'agit d'un « délire structuré » de réinterprétation du monde, car il se comporte comme si le monde était hostile en dehors d'un oncle, depuis longtemps décédé, mais qui, lui, l'accueillerait. De son côté, le médecin traitant lui demande directement ce qui ne va pas ; ce qui ne va pas, c'est sa vie dans la maison de retraite. On lui avait dit que c'était une maison de repos et qu'il rentrerait chez lui au bout de six mois, dès qu'il irait mieux. Durée qui correspond au moment de la tentative de suicide. A quoi bon continuer de vivre dans ces conditions affirme-t-il.

Qu'en est-il de la « réalité » de M.OUSTO ? Entre maladie, traitement, vie sociale, chacun recompose son propre récit de la situation, sous-tendu par son expertise professionnelle. M.OUSTO a aussi son propre récit, « profane », « matière première » de la construction des divers discours experts, à la manière dont Robert BARETT nous rappelle que le patient est partie prenante et contribue à diriger les représentations que les soignants ont de lui[8]. Il existe là un possible espace de liberté dans lequel M. OUSTO pourrait sembler détenir une certaine latitude pour orienter et « abreuver » les constructions narratives des gens en charge de l'aider. Mais dans certaines limites, car, comme l'explique Anne VEGA, les malades sont cependant pris dans une obligation de collaborer, d'accepter les ordonnances, les prescriptions, dans une tension entre la liberté du choix par le malade, conférée par la loi de mars 2002, et la nature « coercitive » de la prescription[9].

---

[8] Robert BARRETT, op.cit. p.26 et p.126. cf. également note 3.

[9] Voir à ce sujet François DAGOGNET, *Prescrire* in *Savoirs et pouvoirs en médecine*, Les empêcheurs de penser en rond, 1998 : *« Ordonnance – ordonner, l'ordre – est d'abord un terme juridique ou administratif : il signifie la promulgation des décisions qui ont force de loi. L'autorité s'exerce à travers elle. Parallèlement la prescription décrit ce qu'il faut faire : ce qui est prescrit est fixé, quasiment imposé (…). L'écriture accuse le côté coercitif de l'opération (…), un acte libre mais entouré de précautions et d'injonctions ; un colloque singulier voire chaleureux, mais qui s'achève en termes juridiques. Curieux mélange » (pp.261-262).*

Mieux comprendre ce jeu d'acteurs où se mêlent négociation et domination

Tout d'abord, l'interaction suppose un lien unissant les soignants et le soigné. Ce lien repose sur la confiance qui se crée entre eux. Pour Marcel MAUSS, il n'y a pas d'alternative : « *Se confier entièrement ou se défier entièrement* ». La confiance naît dans cet instant qui fait « *renoncer à son quant-à-soi* [et savoir s'engager] *à donner et rendre* (...). *Les sociétés ont progressé dans la mesure où elles-mêmes, leurs sous-groupes et enfin leurs individus, ont su stabiliser leurs rapports, donner, recevoir et enfin rendre* »[10]. L'existence d'une dette mutuelle crée la relation et la circulation de la dette assure sa pérennité.

Ensuite, il peut exister une « *volonté du donneur de ne pas recevoir un don provenant du receveur.* [Or] *ne pas pouvoir rendre, c'est devenir ce que l'on reçoit, être transformé dans son identité* »[11]. L'obligation de suivre le parcours de soin, de collaborer est en fait une *obligation de recevoir* des soins[12], faute de quoi le patient peut être exclu, le système ne pouvant fonctionner sans cette « *reconstruction permanente des bases de travail à travers les négociations* ». Ainsi, on attend du patient qu'il soit reconnaissant de toute l'aide qu'on lui apporte et qui lui permet de vivre. Le patient doit accepter avec gratitude cette générosité. Mais Marcel MAUSS nous rappelle que « *le don non rendu rend* (...) *inférieur celui qui l'a accepté, surtout quand il est reçu sans esprit* [espoir] *de retour* (...). *Donner c'est manifester sa supériorité* (...). *Accepter sans rendre ou sans rendre plus, c'est se subordonner, devenir client et serviteur, devenir petit, choir plus bas* »[13].

Pour le médecin traitant, M. OUSTO n'est pas satisfait de sa situation. Il est dépossédé de sa capacité de décider et d'agir. Il sait que, pour lui, le PMU et les copains, c'est terminé. Par ailleurs, ce qu'il aurait à dire, à apporter de lui-même dans sa situation est réinterprété comme partie de son problème, c'est-à-dire non reçu pour ce que c'est, pour le sens qu'il veut lui donner. Outre que ce type de rapports humains rend fou (avoir sa parole constamment réinterprétée), elle place M. OUSTO en situation de « receveur net », en situation *d'aliénation,* c'est-à-dire en situation de devoir renoncer (symboliquement...) au lien qui l'unit aux professionnels dont il a besoin ainsi qu'à sa famille dont maintenant il se défie.

---

[10] M. MAUSS, *Essai sur le don* in *Sociologie et anthropologie*, PUF, 1985, pp.277, 278.

[11] Jacques GODBOUT, *Le don, la dette et l'identité.* La découverte, 2000, pp.179 et 176.

[12] La santé mentale est une des parties de la médecine où l'obligation de soins existe légalement.

[13] M. MAUSS, *op.cit.* (pp.268, 269, 270).

Cette généreuse organisation de l'aide transforme le patient en ce qu'il a reçu, c'est-à-dire un diagnostic, un malade dont les besoins, les désirs ne sont plus que des symptômes nécessaires à sa prise en charge. Tout en essayant de rester dans l'interaction, de renégocier son statut en permanence, la personne malade, souffrante, se voit progressivement dépossédée de tout contrôle sur sa propre vie. Ce qu'elle a à apporter (donner) dans l'élaboration des réponses à sa situation est tout simplement nié. Plus de confiance possible. Il ne reste plus qu'à défier les soignants et la famille.

M. OUSTO a été admis en service psychogériatrique dans un EHPAD parce que l'étayage à son domicile et en ville ne tenait plus. Le réglage médicamenteux ne suffit en effet pas. Avant les grandes réformes psychiatriques qui ont suivi les mouvements de contestation du sort réservé aux malades mentaux dans les années 1960, ce qui « contenait » les malades, au sens psychique comme au sens social, c'était l'asile, ses murs, ses règles contraignantes et sa technique de contention.
Cette méthodologie de la contention existe encore aujourd'hui, même si la puissance chimique a permis de faire vivre les malades sans la contention institutionnelle, ou plus précisément avec une contention institutionnelle allégée (injonction de soins une ou deux fois par mois au CMP). Nous avons pu observer dans un Centre Hospitalier Spécialisé comment cette contrainte était exercée comme méthode thérapeutique avec un autre malade, M. REGRE. Ce monsieur, agité et dans la provocation continuelle, fut mis à l'isolement trois jours dans une chambre capitonnée, seul, attaché au lit, uniquement parce qu'il s'était levé de table sans autorisation, en invectivant les soignants. Lesquels soignants tutoient les patients, les appelant par leur prénom, en imaginant sans doute ainsi construire une proximité sans danger. Cette dimension de la contrainte comme méthode a été récemment dénoncée par la contrôleuse générale des lieux de privation de liberté.

Il n'est pas facile d'être malade ou vieux ! « *Il y a un tragique de la dépersonnalisation, de l'embrigadement des hommes et de la planification bureaucratique de leurs désirs et de leurs besoins, qui ne doit rien à la maladie mentale. L'affirmer, ce n'est pas reculer devant le vertige spécifique de la folie, mais dépasser le confusionnisme d'où naît le pathos* »[14]. Au nom de leur santé, il est demandé de se comporter de manière conforme à ce que les soignants attendent (c'est comme cela que l'on juge les « progrès thérapeutiques », à défaut, ils sont considérés comme « résistants »). Il s'agit d'une véritable « injonction de santé » reposant sur ce que Robert CASTEL appelait le « souci de santé », sorte de pression sociale visant à faire de la santé le but de la vie et laissant peu de place à des alternatives ou des refus,

[14] Robert CASTEL, présentation de « *Asiles* » d'Erving GOFFMAN, *op.cit. p.35.*

imposant une vision normative en matière de comportement, structurant toute déviance du côté de la pathologie. Plus même, les progrès du dépistage, la volonté de prévention étendent ce souci de santé non seulement aux malades mais aussi aux bien-portants qui, comme le rappelait déjà le Dr KNOCK, ne sont rien d'autre que des malades qui s'ignorent ou de futurs malades (voir par exemple la question du dépistage de la délinquance potentielle chez les enfants). Etre en bonne santé devient une lutte, un combat de tous les instants, un envahissement qui ignore les questions de qualité de la vie, de reconnaissance, les questions sociales, le projet que chacun d'entre nous cherche à poursuivre et plus encore sa manière de se considérer comme malade ou bien portant. Une entreprise dont s'empare la médecine, qui lutte, cherche à éradiquer et déclare la guerre aux maladies. Ce vocabulaire guerrier semble antinomique avec l'humanisme médical mais il correspond exactement à ce que la société et ses médecins attendent d'un malade : lutter pour sa santé. Le malade est pris dans une sorte de réalité faisant de la normalité et de la déviance, de la maladie et de la santé, des faits objectifs, des questions à résoudre rationnellement...

Ce que la médecine tente d'évacuer par la grande porte de la science (médicale, cognitive, comportementale) fait un retour (comme un retour du refoulé) par la petite porte sociale : en déclarant pouvoir soigner, ou tout au moins stabiliser les fous, la psychiatrie a permis aux fous d'habiter la cité. La présence de malades mentaux dans la cité préoccupe leur entourage immédiat (familles, voisins), les professionnels de proximité (souvent les généralistes) et les politiques (élus locaux, de quartier) sans pour autant trouver de réponse satisfaisante dans la mesure où les réponses tant médicales que sociales sont insuffisantes pour permettre aux malades de vivre sereinement, si par ailleurs ils n'ont pas de soutien actif et quotidien, soutien que seules les institutions ou les familles peuvent donner. Hors de l'institution, et dès que les familles ou le voisinage défaillent, les malades posent des problèmes dans leur milieu de vie, de travail[15]. Mais ces questions sont délaissées par les spécialistes (médecins et psychiatres) qui, ayant réglé leur patient comme une machine, attendent des non professionnels (voisins, associations, élus) l'étayage que la seule médecine ne peut leur apporter. Les malades se concentrent alors dans les villes (centre-ville et ville centre), non loin des CHS[16], où ils vont trouver leur traitement médical. Il faut les loger, les voisins doivent les tolérer, ils doivent pouvoir se débrouiller de façon plus ou moins autonome. Pour une bonne part, bénéficiaires de l'AAH[17], ils sont souvent au chômage et très isolés. Leur capacité à suivre les

[15] C'est exactement ce qui est arrivé à M. OUSTO.

[16] Centre Hospitalier Spécialisé : euphémisation de « Hôpital Psychiatrique ».

[17] Allocation pour Adulte Handicapé.

recommandations des spécialistes est limitée ou alors stratégique. Leur mode de vie, quand ils habitent seuls dans leur logement, dérange souvent les voisins (que ce soient des schizophrènes, des alcoolodépendants, des drogués ou des Alzheimer – ces derniers que l'on cherche maintenant à institutionnaliser).

Ces questions devraient préoccuper prioritairement les acteurs de santé et les politiques. Malheureusement, les acteurs de la maladie que sont les soignants sont démunis et isolés face à ces questions, ce qui les conduit à s'en désintéresser et à se recentrer sur l'offre thérapeutique. Ces questions trouvent parfois un embryon de réponse dans de l'« offre occupationnelle » (animation en EHPAD ou dans les locaux du CMP avec accueil social et éducatif dont les « bien équilibrés » profitent régulièrement et avec profit) ou la mise en place des GEM[18]. Même insuffisantes, ces offres ne sont pas anodines et sans effets : certains membres de GEM que nous avons rencontrés expriment la possibilité que leur permet cette structure de se réapproprier un peu leur vie, une capacité d'agir, d'influer, de décider. Un endroit où les stratégies utilisées face au système de santé (aller au-devant de ce qu'attendent les soignants pour préserver son autonomie) perdent une partie de leur raison d'être, où ils peuvent enfin « *être eux-mêmes* ». Mais la maladie, étiquette posée par la médecine et imposée aux personnes souffrantes, est lourde à porter. Dans les troubles mentaux, toute sa vie finit par être structurée par la maladie. Les obligations de se soigner, les regards des autres, des voisins, la ségrégation face à l'emploi, tout cela représente une forme d'exclusion qui dure. Pour faire comprendre cela, I. ILLICH parlait d' « *expropriation de la santé* »[19] : la médecine fabrique des malades sous couvert de maladies qu'elle identifie elle-même et chacun d'entre nous est en quelque sorte dépossédé de pouvoir penser pour soi-même sa santé, d'explorer des alternatives thérapeutiques, de choisir ses soins y compris le non-soin, sans être considéré comme dangereux ou résistant.

Comment essayer d'analyser cette problématique ?

Une tension existe à l'intérieur et entre les 3 composantes qui constituent (au moins pour partie) la méthode de prise en charge des patients souffrant de pathologies mentales.

---

[18] Groupes d'Entraide Mutuelle, associations plus ou moins autogérées par les patients, avec l'aide de professionnels, en général des éducateurs ou des animateurs.

[19] I. ILLICH, Némésis Médicale, in Œuvres complètes, Fayard 2012.

1- La première composante vient de la médecine elle-même, ou plus exactement ce que nous avons appelé l'idéologie médicale.

La médecine contemporaine se revendique une pratique efficace, rationnelle, standardisée (de plus en plus) ou pour reprendre les mots à la mode managériale (malheureusement partagée par les institutions de santé) : « performante »[20]. L'idée de performance est en fait une *croyance* (le scientisme) qui construit dans la société une sorte d'emprise médicale sur le fait de la souffrance (ses signes et ses causes) et qui se révèle contre-productive. La médecine dit, énonce ce qu'est ou n'est pas la souffrance et en affirme les causes (dans un paradigme biologique et anatomique)[21]. D'autres dimensions étiologiques comme les difficultés à vivre en société (manière sociologique d'envisager l'étiologie de la maladie mentale[22]) ne sont non pas passées sous silence, mais reléguées en dehors du champ de la pratique médicale. Le social devient l'affaire des familles et de la police (en ville, la police est souvent la première appelée en cas de crise de violence, ou de troubles de voisinage et en milieu rural, c'est le maire qui tient lieu d'officier de police). Cette attitude de refus du social, revendiquée et mise en œuvre par les soignants, repose sur le fait que « *le personnel clinique* [croit] *que si le patient ne s'améliore pas, il résiste au traitement* »[23]. Cette conception réductionniste repose, selon Anne VEGA, sur le fait que « *les médecins évoluent au sein de cultures et sont issus de milieux sociaux qui véhiculent des représentations (des valeurs, des normes, des idéologies et des croyances)* (…). *Du fait de la prévalence d'un modèle dominant de « neutralité scientifique » particulièrement développé en France, les médecins sont supposés avoir des pratiques professionnelles « scientifiques » et des jugements « neutres » (souvent par opposition aux « profanes » placés du côté de l'émotion, de pratiques peu rationnelles et de croyances erronées)* (…). *Ils n'interrogent alors qu'une partie des facteurs influençant les jugements et participant aux décisions médicales : ils mettent l'accent sur les raisons « objectives » aux dépens d'interrogations sur des problématiques sociales* (…)[24].

---

[20] Cette performance, qui « se base sur des preuves » (« Evidence Based Medicine » disent les Anglo-Saxons). Reste à savoir de quelles preuves on parle.

[21] Cf. chapitre 2.

[22] Voir à ce sujet les thèses de G.DEVEREUX dans *Ethnopsychiatrie des Indiens Mohave*, les empêcheurs de penser en rond, 1996. Devereux affirme par exemple que « *l'authentique schizophrénie était absente à l'époque aborigène ou au début des réserves* », le développement ultérieur de cette maladie étant le produit d'une acculturation à la société moderne et complexe (cf. p.383).

[23] Robert BARRETT, *op.cit*, p.43.

[24] Anne VEGA, *Rapport à la CNAMTS*, INSERM et CNRS (CERMES), août 2011.

Cela a une double conséquence :

D'une part, comme le souligne Thierry BERCHE[25], médecin de santé publique et anthropologue, cette emprise médicale sur la problématique de santé est telle que même l'expertise sociologique est accaparée par la médecine comme la médecine accapare chacun d'entre nous pour penser sa santé et ce qu'il est pertinent de faire : « *Les médecins se substituent aux socioanthropologues dans la recherche globale de la pertinence anthropologique de l'action sanitaire* ». Ce qui conduit à l'inaction ou en tout cas à minimiser et rejeter hors du champ de la clinique les éléments non médicaux de la prise en charge. Ou, a contrario, à les réintégrer comme facteurs d'amélioration du diagnostic médical. Mais dans un cas comme dans l'autre, il s'agit de ne pas considérer qu'une dimension de la santé, particulièrement de la santé mentale, échappe, ou devrait échapper, au médecin, lequel devrait alors travailler en pluridisciplinarité. C'est ce qui est tenté dans les hôpitaux psychiatriques (travail conjoint médecins, infirmières, travailleurs sociaux et psychologues). Mais en définitive, comme le rappelle Robert BARRETT, c'est le psychiatre qui décide, dit le vrai, prescrit la marche à suivre.
D'autre part, cette emprise constitue, rappellent COHEN et KARSENTY, la dissymétrie existant de fait entre soignants et soignés : « L*es inégalités de pouvoir entre soignants et soignés,* [créent des] *'dénis' médicaux concernant l'origine et les conséquences de leurs propres prescriptions* » [26] . L'explication des prescriptions médicales et les conséquences de telles prescriptions ne sont jamais discutées du point de vue du patient (psychologique) ou du point de vue de l'environnement (anthropologique) et encore moins du point de vue du lien entre le patient et son environnement (sauf exception comme les cas rares où un malade commet un crime, et encore…).
En bref, l'hypertrophie sans cesse croissante de la médecine dans la prise en charge des problèmes de santé et sa traduction en objectifs de performance imposent aux patients *« l'obligation de collaborer, voire de suivre des parcours de soins et des traitements imposés*[27] » ainsi qu'un déni de ce qui constitue la problématique sociopolitique[28] de la maladie.

---

[25] Thierry BERCHE, *Anthropologie et santé publique en pays Dogon*, APAD KARTHALA, 1998.

[26] Cités par A.VEGA, op.cit. p.8.

[27] Anne VEGA, op.cit. p.9. Et la « mode » de l'éducation thérapeutique du patient tend bien souvent, faute d'une formation adéquate des praticiens, à renforcer le problème.

[28] C'est-à-dire la dimension sociale de la prise en charge des malades, dimension qui préoccupe le pouvoir politique devant l'effacement des institutions psychiatriques.

2- La 2e composante de la prise en charge de la maladie mentale, sociopolitique, souffre d'un déficit d'allocation des moyens à la hauteur de son déni médical et crée un clivage entre acteurs du social et acteur de la santé.

Les préoccupations changent dès lors qu'il s'agit de penser la question de la santé mentale à un échelon non plus clinique mais territorial, c'est-à-dire sur un plan collectif. Tout le monde est à la recherche d'une organisation des ressources nécessaires à la vie des malades dans la ville. Si les ressources sanitaires (soins médicaux, soins hospitaliers, qualité des prises en charge) sont l'objet d'attention angoissée de nos élus (ils sont aussi sous l'emprise), la grande interrogation concerne la possibilité pour les gens de vivre en ville, chez eux, acceptés par leurs voisins. Cette dimension est essentielle : les soins proposés sont soit des médicaments renouvelés chaque mois, soit quelques activités dites occupationnelles[29]. Or le travail, le logement, les relations sociales, l'alimentation sont des problèmes cruciaux pour lesquels une aide est souvent nécessaire mais dont la prise en charge souffre du manque de considération des médecins face à ce genre de problème (ce n'est que le contexte de la maladie…). Les élus des grandes villes où se concentre l'offre de soins redoutent de voir se concentrer cette population dans les centres-villes. D'autant que la situation sociale de la plupart des malades relève le plus souvent de la grande précarité. Les élus et les responsables de services sociaux sont bien conscients que le traitement médical ne prend en compte qu'une petite partie du problème de santé de ces gens. Ils essaient alors de fabriquer du « projet de santé » dans leurs quartiers et dans les centres-villes. Ces démarches de projet, qui mobilisent beaucoup d'acteurs sociaux, ne sont que rarement investies par les professionnels de santé. Il existe donc une tension permanente entre les acteurs sanitaires qui font du soin et les acteurs sociopolitiques qui essaient de faire de la santé. Devant ce constat, certains praticiens réfléchissent et essaient de fabriquer de l'action plus globale. Il en va ainsi des réseaux de santé censés permettre d'intégrer la dimension sociale de la maladie dans un travail collectif. Malheureusement dans ces démarches de projet de santé locale[30], des experts viennent faire des diagnostics généraux sur la situation sociologique ou anthropologique de la santé mentale dans un quartier ou une ville, sans travailler précisément cas après cas, sur les situations des gens. Dans ces

[29] Un adhérent dans un GEM nous décrivait ainsi sa consultation mensuelle : « *C'est bien, cela nous fait un repère, et puis on nous propose des activités, et on peut rencontrer d'autres gens* ». A ma question de savoir alors l'intérêt d'un GEM, il m'a répondu : « *Le GEM, c'est tous les jours et c'est nous qui nous en occupons* ».

[30] N. B. Nous différencions clairement les réseaux de santé des réseaux de professionnels ou des filières de soin.

procédures un peu technocratiques, les gens ne sont en général pas présents (et les médecins encore moins) et sont dépossédés encore un peu plus de leur capacité d'agir : la démarche de diagnostic de territoire, censée faire émerger les problématiques sous de nouvelles perspectives, est en fait calquée sur les procédures diagnostiques de la médecine (observation, analyse, prescription). Nous préférons quant à nous imaginer avec les gens concernés quels pourraient être leur projet de santé, leurs stratégies de vie pour collectivement les accompagner dans leurs choix. Ce qui supposerait de « déposer nos armes » de la « lutte » pour la santé[31].

3- La 3e composante, ce sont les « stratégies » profanes des gens (dans leurs réseaux, leurs familles) qui sont souvent vécues comme des problèmes à résoudre et créent par là même des tensions dans les relations avec l'institution de soin.

Que nous dit Robert BARETT : *« L'activité de professionnels en interaction est largement gouvernée par une reconstitution permanente des bases de travail à travers la négociation »*[32]. Le patient est donc partie prenante et contribue à diriger les représentations que les soignants ont de lui.
Or les stratégies des gens pour tenter de garder le contrôle de leur vie, que ce soit dans leur vie sociale ou dans leur « vie sanitaire », sont le plus souvent déniées et en général réinterprétées comme un frein (cf. plus haut : le patient « résiste »). Reconnaître ces stratégies serait un premier pas dont il faut cependant se méfier si on ne fait pas l'effort d'en mieux comprendre le sens, en rappelant que ces stratégies ne sont pas repérées en tant que telles par les gens eux-mêmes[33] ([34]) : l'emprise pourrait, au contraire, se renforcer par une possibilité nouvelle d'intervention sur les stratégies.

---

[31] Il suffit d'évoquer la terminologie guerrière du domaine sanitaire pour comprendre pourquoi nous parlons d'armes : lutte contre, éradication, guerre, élimination, etc. C'est aussi une référence à Marcel MAUSS dans son *Essai sur le don* : *« Les sociétés ont progressé dans la mesure où elles-mêmes, leurs sous-groupes et enfin leurs individus ont su stabiliser leurs rapports* (…). *S'opposer sans se massacrer, et se donner sans se sacrifier les uns aux autres »* (p.278).

[32] Robert BARRETT, op.cit. p.26

[33] Exemple de ces stratégies que nous avons retrouvé dans une étude anthropologique sur le suicide en Bretagne : l'existence d'une histoire du malheur dans les réseaux primaires, l'existence d'une disjonction culturelle (concepts issus de G.DEVEREUX) et une perturbation du cycle du don dans les réseaux primaire ou secondaire. Ces phénomènes n'étaient ni repérés ni interprétés par les gens eux-mêmes mais les conduisaient à agir en conséquence.

[34] Nous préférons parler de stratégies plutôt que d'action plus ou moins consciente dans la mesure où ces actes s'enchaînent et se répètent dans un processus que les gens mettent concrètement en œuvre, comme cette jeune fille qui avait demandé à son compagnon de ne

Car, comme l'explique Anne VEGA[35], « s'*il existe un « jeu d'influences réciproques » entre soignants et soignés,* [n'oublions pas que] *la relation médecin patient reste largement fondée sur le déséquilibre des compétences et des responsabilités, (…) qu'il s'agisse de patients en médecine générale, comme de personnes atteintes du SIDA ou du cancer. Dans tous les cas, les patients sont dans l'obligation de collaborer, voire de suivre des parcours de soins et des traitements imposés*[36] ». Et Robert BARRETT ajoute que « *bien que* [les patients] *soient impliqués dans le processus de documentation* [ce qu'on écrit sur eux dans le dossier par exemple] *ils ne peuvent pas directement lire ou écrire dans les notes (…). Ceci a d'importantes conséquences sur leur façon de parler*[37]. Et donc dans ce qu'ils donnent à voir de leur pathologie dans la mesure où la pathologie mentale est repérée essentiellement au travers des mots.

En dehors de l'emprise médicale (1re composante) et de l'emprise sociale (2e composante), chaque personne souffrante subit les effets d'une organisation de l'aide qui l'exclut de ce qui constitue le lien social et sa capacité à agir. La personne malade, souffrante, se voit dépossédée de toute possibilité d'autonomie, de contrôle de sa propre vie. L'aide refusée est de la résistance, l'aide acceptée de l'aliénation. Ces considérations, valables pour toutes les maladies et toutes les situations où le malade a besoin d'aide[38], deviennent particulièrement importantes dans le champ de la santé mentale. Le moyen de communiquer est en effet la parole. Cette parole est souvent perturbée dans la maladie mentale et les mots prononcés suspectés de recéler quelque chose de la maladie. Car alors, même les mots ou l'argumentation deviennent une composante de la maladie.

On voit bien la difficulté : des patients « pris » dans les filets du progrès médical et psychiatrique, des médecins peu au fait des parcours de vie, des facteurs nombreux et divers qui influencent, constituent la qualité de vie des patients, un environnement social défavorable et une praxis résistante au changement.

---

pas l'hospitaliser si elle refaisait une tentative de suicide, ce que le compagnon a respecté, au péril de la vie de la jeune fille, mais en un geste salvateur.

[35] Anne VEGA, op.cit. p.9.

[36] Et la « mode » de l'éducation thérapeutique du patient tend bien souvent, faute d'une formation adéquate des praticiens, à renforcer le problème.

[37] Robert BARRETT, op.cit. p.126.

[38] Cf. chapitre 7 sur les médicaments.

Perspectives de promotion de la santé mentale.

La Charte d'Ottawa de la promotion de la santé *(OMS 1986)* définit la promotion de la santé de la manière suivante : « *La promotion de la santé est le processus qui confère aux individus et aux populations un plus grand contrôle sur leur propre santé* (…). *Cela suppose l'accès permanent et illimité aux informations* ».

Il s'agit donc d'imaginer de tels processus, dans lesquels

- Les différents déterminants de la santé seraient pris en compte dans une approche multidisciplinaire et multiréférencée, ce qui supposerait une évolution notable de la pratique médicale tant libérale qu'hospitalière, en particulier sur les sujets d'apprentissage et d'expertise proposés aux médecins.
- La place, individuelle et collective, des gens dans la détermination de leurs stratégies de santé serait pensée et mise en œuvre[39] : le malade cessant d'être au centre des attentions de tout le monde (« *le malade est au centre* »), comme le stipulent classiquement les réseaux de professionnels, devient un partenaire du projet le concernant. C'est son projet auquel les intervenants contribuent alors en se concertant : le sociologue Serge EBERSOLD appelle cela un *système de coopération équitable.*
- La possibilité d'auto organisation comme contre-pouvoir à l'organisation médicale est fondamentale (Les GEM en sont une ébauche, mais nous avons en France une histoire de groupes de malades militants).
- Les liens entre monde médical, monde social, monde politique donneraient lieu à de réelles élaborations en commun.
- Le lieu médical pourrait devenir aussi ce lieu d'élaboration, de convergences, de coopération avec les patients. La mode visant à construire des maisons pluridisciplinaires de santé pourrait être une opportunité pour repenser les pratiques.
- Cela conduirait à replacer la médecine à sa juste place dans la « production de santé publique ».
- Il ne s'agirait pas de se contenter d'un « consentement libre et éclairé » ou d'une « voix au chapitre » même si ces 2 notions sont fondamentales.

Il n'y a rien de nouveau dans ces propositions. Elles faisaient la base de ce qui a été la révolution psychiatrique des années 60 et 70, c'est-à-dire une psychiatrie qui ne renonçait pas à se confronter jour après jour aux malades,

[39] Une recommandation récente de l'académie de médecine concernant la santé des personnes âgées va dans ce sens.

dans une élaboration commune, par exemple dans la psychiatrie institutionnelle.

Malheureusement, les dimensions sociales et psychothérapeutiques ont largement cédé la place au modèle biomédical et au réglage par les médicaments.

Les familles et les élus ont, à notre sens, des raisons d'être inquiets. Et les citoyens s'aperçoivent à quel point le modèle actuel de santé mentale montre ses insuffisances.

CHAPITRE 7

Que soignons-nous avec nos médicaments ?

Ce chapitre est la retranscription modifiée et augmentée d'une intervention à l'émission « Science culture » de France Culture en 2003, déjà publiée une première fois sur le site www.afresc.org.
Dans les chapitres précédents, nous avons évoqué certains des problèmes posés par les médicaments : leur utilisation larga manu par les médecins, leurs effets secondaires et leur coût.
Les médicaments font maintenant partie de la vie courante, de la vie quotidienne. Qui n'a pas de médicaments quelque part à la maison ? Qui n'utilise jamais aucun médicament ?
La qualité des médicaments semble s'être améliorée. Le process industriel et les longues études cliniques et toxicologiques préalables à la mise sur le marché des médicaments nous garantissent que le comprimé ou la gélule avalés sont bien ce qui est annoncé.
Mais le médicament est aussi un instrument puissant du pouvoir médical. Seuls les médecins sont autorisés à prescrire les médicaments, dans leur presque totalité (certains médicaments en petit nombre relevant de l'auto prescription). Le médicament ne sert pas uniquement à traiter une maladie ou à supprimer des symptômes gênants. Si tel était le cas, pourquoi alors les médecins en prescriraient-ils autant ? Pourquoi en prescriraient-ils de manière quasi systématique (la plupart des consultations se terminent par une prescription médicamenteuse, la plupart d'entre elles contiennent plus d'un médicament) ?
C'est donc que le médicament joue un rôle social : il est un instrument de la relation médecin malade, dans le cadre de l'hégémonie du modèle médical et un instrument de « l'excès » qui semble être une nécessité.
Ce chapitre se propose donc d'approfondir cette question du rôle sociomédical du médicament, en faisant appel à l'anthropologie du don telle qu'élaborée par Marcel MAUSS[1].

---

[1] Marcel MAUSS, E*ssai sur le don*, in Sociologie et anthropologie, PUF, 1985. cf. note 13, p.122.

Un système de santé en crise et des médicaments boucs émissaires

A l'heure de la nouvelle « réforme » de l'assurance maladie[2], force est de constater que les analyses du problème aussi bien que les solutions préconisées ne sont guère innovantes et ne poussent pas à l'optimisme[3]. En effet, les ingrédients d'une telle réforme sont ceux que nous entendions déjà dans les années 70 : maîtrise des dépenses, rationalisation des pratiques, organisation bureaucratique accentuée de type management.

Bien que la santé s'améliore[4], on en déplore en permanence le coût (qui, il est vrai, est gigantesque) et son manque d'efficacité (faible productivité en matière de production de santé). Ainsi, en même temps qu'on célèbre l'efficacité de notre médecine, on en critique la faible efficience (le rapport entre l'efficacité et le coût), voire les dangers. La médecine et le système de santé sont ainsi passés peu à peu d'une organisation à forte charge symbolique, voire mythique, à des structures de production comme les autres dans le champ économique et dont l'approche est devenue strictement utilitaire.

Cette faible efficience, de même que l'éternel déficit de l'assurance maladie font émerger des analyses « brillantes » : ce serait parce que la population vieillit (c'est-à-dire qu'il y a de plus en plus de personnes âgées, de plus en plus âgées) que les dépenses de santé croîtraient, en quelque sorte un accroissement « naturel » des dépenses. Ou encore, les progrès de la médecine engendreraient des technologies de plus en plus coûteuses (examens à visée diagnostique, thérapeutique et surtout de plus en plus demandés, comme tout objet de consommation). Ces dépenses, augmentant géométriquement, sont grevées par le haut niveau de chômage (ou le bas niveau d'emploi) ainsi que par le manque à gagner (pour l'assurance maladie) de l'allègement des charges pour les bas salaires non remboursées par l'Etat. Ces dernières équivaudraient, selon Le Monde (mai 2004), à la diminution de l'impôt sur le revenu décidé par ce gouvernement.

---

[2] Au moment de la rédaction de ce texte (2003), une nouvelle réforme de l'assurance maladie était en cours et a donné lieu à la loi d'août 2004.

[3] Parole prémonitoire : depuis 2004, deux autres grandes réformes de la santé ont été votées (loi HPST de 2009 et loi Touraine de 2015) et une nouvelle est en préparation. Il s'agit vraiment de faire « toujours plus de la même chose ». Les changements produits n'ont entraîné aucune avancée notable hormis une bureaucratisation et une marchandisation toujours plus grande de la santé. Cf. à ce sujet chapitre 1 et 3.

[4] Les chapitres précédents nous montrent qu'une telle affirmation est à prendre avec précaution.

La faible efficacité de la médecine viendrait pour sa part des « mauvaises pratiques » des soignants, qui ne seraient pas assez rigoureux, ne respecteraient pas assez les données de la science (Evidence Based Medicine)[5], les protocoles et recommandations. Pour les médecins, cela reste difficile à prouver et surtout à juguler, car, selon eux, les « mauvais usages » des patients en seraient la cause principale : comment résister à la demande insistante ? Car après tout, dans le système actuel de libre choix du médecin par le patient, le patient peut changer de médecin si ce dernier ne répond pas à ses attentes[6]. Arrêts de travail ? Médicaments ? Examens inutiles ? Prévention insuffisante ?

C'est dans ce cadre que le médicament est devenu l'une des cibles de ces débats. Trop cher (vivent les génériques) et souvent peu efficace (des centaines de molécules sont mises sur le marché sans effet thérapeutique démontré)[7]. Ce qui n'empêche pas les pouvoirs publics de continuer à les autoriser, les industries à les produire, les médecins à les prescrire et les gens à les consommer.
Ce serait donc un « défaut » de rationalité du système, un « mauvais usage du médicament » (comme l'a proclamé récemment une campagne de l'assurance maladie) qui seraient les causes du dysfonctionnement. La solution pourrait se résumer à une gestion plus rigoureuse, un surcroît de rationalisme et d'économisme.

Dans ce débat se dégagent trois grandes attitudes des responsables ou des praticiens, toutes utilitaristes, concernant le médicament :

- Une tendance médicale traditionaliste : les médicaments au sens large (la radiothérapie peut être considérée comme un médicament) sont l'instrument privilégié de la thérapeutique (d'ailleurs, cours de thérapeutique et cours de pharmacologie sont souvent conjoints). Grâce à la thérapeutique, on combat les maladies (victorieusement). Grâce à cette victoire, les gens vivent plus vieux, les enfants meurent moins, la qualité de la vie s'améliore. Bref, la santé s'améliore.
- Une tendance médicale alternative. Ce que propose la médecine comme thérapeutique est douteux et surtout dangereux. Il convient de proposer d'autres thérapeutiques. Là aussi, des spécialistes, médecins ou non,

[5] Cette médecine basée sur les preuves est promue par une partie des médecins, particulièrement militants et bien introduits dans les facultés de médecine et les commissions de la Haute Autorité de Santé.

[6] Cf. note 22, chapitre 1, p.27. Anne VEGA, chercheuse à L'INSERM, montre au contraire que ce sont les médecins les principaux responsables des prescriptions.

[7] Y compris en cancérologie. Cf. chapitre 1, p.21, note 15.

déclarent avoir des solutions au problème de la maladie, de la souffrance et finalement de la mort.

- Une tendance critique dite de santé publique : non seulement la médecine moderne, dont le fer de lance est la thérapeutique (beaucoup plus que la prévention…), n'a pas eu l'efficacité qu'elle s'auto proclame, mais elle inonde le système de santé de pratiques inefficaces et coûteuses, dont les médicaments font partie. Il n'est que de constater l'opprobre prononcé à l'encontre du médicament, lequel est considéré comme un facteur décisif dans la surconsommation médicale, elle-même facteur de fabrication du « trou » de la sécurité sociale. Ainsi, le HCSP (Haut Comité de la Santé Publique) affirme, après d'autres études anglo-saxonnes, que le système de santé ne serait à l'origine que de 10 à 20 % (11 % pour les Américains) de l'amélioration de la santé (mesurée par les traditionnels « indicateurs de santé » que sont l'espérance de vie et la mortalité).

Tous ces débats sont internes à une seule et même interprétation : l'utilitarisme. C'est-à-dire une conception de la société et des rapports humains rationaliste, économiciste et techniciste, où la consommation (de médicaments) ne doit obéir qu'au critère de l'efficacité et de la rentabilité et où les individus seraient des calculateurs rationnels.

Toutes ces approches restent bien discrètes sur une autre dimension : l'amélioration de la santé[8], mesurée par l'accroissement de l'espérance de vie (on vient de célébrer une espérance de vie de 80 ans en France), est principalement liée à d'autres facteurs que les progrès médicaux. Au mieux, on expliquera le déséquilibre du système de santé (98% des coûts concernent exclusivement le curatif). Force est de reconnaître que l'utilitarisme économiciste de la santé souscrit au mythe du progrès médical et d'une médecine salvatrice.
Ces problèmes sont connus depuis plusieurs décennies et donnent lieu à de nombreuses théories. Aucune de ces théories n'a permis à ce jour de transformer en profondeur la problématique engendrée par ce rapport peu vertueux existant entre la santé et le système biomédical.

Pour une approche anti-utilitariste du système de santé

C'est pourquoi nous pensons que ces débats, pour importants qu'ils soient dans une société basée sur la production et les techniques, passent à côté de certains points essentiels, qui pourraient permettre de mieux comprendre pourquoi finalement, malgré ces analyses brillantes (l'efficacité

[8] Cf. l'article de Jean de KERVASDOUE dans *Le Monde* daté du 20 mai 2005.

instrumentale des médicaments est prouvée par la pharmacologie clinique, leur inefficacité sociale relative est prouvée par la santé publique, leur coût excessif est prouvé par l'économie), aucune solution réelle et viable n'a pu être trouvée à cette crise.

Nous nous proposons de comprendre les raisons pour lesquelles notre système de santé a pu aboutir, dans le cadre d'une société libérale, à une telle impasse. Dit autrement, les dysfonctionnements de notre système de santé peuvent être considérés comme des symptômes d'un dysfonctionnement plus profond de la société. Ce dysfonctionnement, c'est celui d'une perception du monde centrée sur l'économie, justement critiquée par des sociologues, philosophes et économistes comme MAUSS, POLANY[9], CAILLE[10] ou KARSENTY[11]. Pour ces derniers, la société libérale perturbe « ce qui fait société », c'est-à-dire ce qui permet aux gens de vivre en bonne intelligence.

Dans une approche anti-utilitariste, ce n'est pas parce que les médicaments seraient efficaces que nous en consommerions tant. Et ce n'est pas non plus parce que nous *croyons* en leur efficacité : cette idée est insuffisante, car ce serait réduire la croyance à une dimension utilitaire.
N'oublions pas qu'une bonne part des médicaments consommés sont déclarés « d'intérêt thérapeutique insuffisant » et, réciproquement, certains médicaments considérés efficaces, comme les psychotropes que nous consommons massivement, ne nous font pas aller vraiment mieux (et parfois moins bien d'ailleurs).
La conscience que l'on a de cette gigantesque gabegie ne conduit pas à ce que les mesures (rationnelles) que nous prenons pour la réduire soient suivies d'effet. Chaque jour, de nouvelles techniques inutiles sont inventées, promues, attendues, adulées, espérées. Autrement dit, ce système de santé est un *modèle de production d'inutile*, tout en revendiquant son utilité dans un discours hyper utilitariste (la critique du système de soin par la santé publique est plus utilitaire que le système qu'elle dénonce sans pour autant analyser en profondeur ce mythe de l'utilité dans le domaine de la santé).
Bien plutôt faut-il considérer que les médicaments jouent un autre rôle dans la société que celui assigné de technique utilitaire pour la santé. Ou plus exactement que le rôle que les médicaments jouent pour la santé pourrait bien se situer en bonne partie hors de cet espace utilitaire, ce qui pourrait expliquer pourquoi on en consomme tant.

---

[9] Karl POLANY, *La grande transformation. Aux origines politiques et économiques de notre temps.* Gallimard, 2009.

[10] Alain CAILLE dirige la revue du MAUSS. cf. *Ce que donner veut dire*, La Découverte, 1993. Et… toute la revue du MAUSS depuis sa création !

[11] Bruno KARSENTY, *Marcel MAUSS, le fait social total*, PUF, 1994.

Ce constat d'un système massivement orienté vers la production d'inutile nous renvoie à MAUSS, pour qui l'essentiel de la production humaine ne vise pas à satisfaire des besoins utilitaires. Malgré une société où tant de choses sont objet de calcul, de rentabilité, de retour sur investissement, l'essentiel de la production humaine ne vise pas à satisfaire des besoins utilitaires. « *Nous sommes encore heureusement éloignés de ce constant et glacial calcul utilitaire. Combien de besoins satisfaisons-nous ? Et combien de tendances ne satisfaisons-nous pas qui n'ont pas pour but dernier l'utile ? (MM p. 272*[12]*). Dans notre société, des surplus très grands, absolument parlant, sont amassés ; ils sont dépensés souvent en pure perte, avec un luxe relativement énorme (MM p.266). Ce sont nos sociétés d'Occident qui ont, très récemment, fait de l'homme un animal économique* (…). *Dans nos masses et dans nos élites, la dépense pure et irrationnelle est de pratique courante (MM p.272).*

Pour MAUSS, cette économie « de l'inutile », souvent somptuaire et excessive, est « *loin de rentrer dans les cadres de l'économie soi-disant naturelle.* [Il s'agit d'une] *économie de l'échange-don* » encore omniprésente, laquelle est le substrat de la cohésion sociale, car les dépenses somptuaires, l'inutile, relèvent souvent d'obligations sociales : le cadeau, le prestige, la générosité.

Par ailleurs, P.CLASTRES constate que « *générosité et structure du pouvoir sont liées : il est de la position de leader d'exclure la rétention des biens* »[13] (PC p.21). En remplaçant chef ou leader par état et pouvoir public, on peut suivre son raisonnement : « *L'obligation de générosité contient en elle, on le voit bien, un principe égalitariste qui place en position d'égalité les partenaires échangistes : la société « offre » le prestige, le chef l'acquiert en échange des biens.* (…). [Mais] *se dissimule sous cette apparence la profonde inégalité de la société et du chef en ce que son obligation de générosité est en fait un devoir, c'est-à-dire une dette par rapport à la société en tant justement qu'il en est le leader. Et cette dette, il ne peut jamais s'en acquitter, le temps du moins qu'il veut continuer à être le leader. Au cœur de la relation de pouvoir s'établit la relation de dette* (…). *L'éternel endettement du chef garantit qu'il demeurera extérieur au pouvoir* ». (PC p.25)

Le pouvoir ne va pas sans la dette et cette problématique de la dette et du pouvoir va constituer le socle de notre analyse du rôle des médicaments dans

---

[12] Marcel MAUSS, *L'essai sur le don*, dans *Sociologie et anthropologie*, PUF, 1975. Les références MM renvoient à l'essai sur le don.

[13] Marshall SAHLINS, *Age de pierre, âge d'abondance*, Gallimard, 1976. Les références PC renvoient à la préface écrite par Pierre CLASTRES.

la médecine contemporaine occidentale. Au cœur de cette relation de dette s'établit, en conséquence, une certaine forme de cohésion sociale, reposant sur un rapport plus ou moins équilibré entre la population et les structures du pouvoir. Considérons donc que les dépenses somptuaires de santé sont une forme de dette, médiatisée par le médecin, que paie sans cesse à la population la société hiérarchisée avec son Etat, ses riches, ses inégalités.

Mais pourquoi aborder la question de la dette et du pouvoir dans la médecine moderne sous l'angle du rôle des médicaments ? Parce que l'action contre la maladie, la souffrance et finalement la mort existe partout, dans toutes les cultures et est l'un des facteurs de la cohésion de la société. La circulation de biens sans utilité immédiate construit la cohésion sociale par des échanges « *en apparence purement désintéressés* (…) *qui se distinguent du simple échange de marchandises* ». Et également, parce que ces biens échangés « *diffèrent de ce que nous avons l'habitude de considérer comme des instruments libératoires. D'abord, en plus de leur nature économique, de leur valeur, ils ont plutôt une nature magique et sont surtout des talismans : des life givers (MM p.178).* Et quoi de plus symboliquement « life givers » et magiques que les outils modernes de la production de santé (les médicaments, les examens) ? Faire un examen, prendre des médicaments relève bien de la dimension magique. On y croit, même si aucune preuve d'efficacité n'existe (effet placébo). Même un médicament efficace du point de vue de la médecine ne marche réellement qu'en raison de sa dimension magique : l'effet d'efficacité est le (petit) plus au-delà de l'effet placébo. Que serait l'efficacité d'un médicament sans effet placébo ? Au fond, l'échange (ou l'accès en reconnaissance de dette) de biens à haute valeur symbolique ajoutée permet à la société de se tenir. Nous reviendrons plus loin en profondeur sur la valeur symbolique du médicament dans le système d'échange-don qu'est notre système de santé.

Cet échange de biens à « haute valeur symbolique ajoutée » requiert plusieurs conditions : que la réciprocité soit inscrite dans les modalités de l'échange (et qu'elle puisse être comprise comme telle), mais aussi que l'on comprenne que l'on ne parle pas spécifiquement de l'échange de marchandises, d'objets, et que ce ne sont pas *« des individus qui s'obligent mutuellement, ce sont des collectivités qui s'obligent mutuellement, échangent et contractent »* (MM p.150). Les individus sont pris dans ce système d'obligations morales. Ils y sont reliés. Refuser ces obligations, refuser de donner, de recevoir, c'est se délier. De même, donner sans désir de retour, sans possibilité concrète de retour (le « rendre »), c'est se placer dans une position de pouvoir par rapport à l'autre. Le don oblige le donataire. L'obligation du donataire se transforme en aliénation (au sens littéral : perte du lien) si le donataire ne peut devenir à son tour donateur. « *Au fond, ce sont des mélanges. On mêle les âmes dans les choses ; on mêle les choses dans les âmes. On mêle les vies* (…) (MM p.173). *Les donataires d'un jour étant les donateurs de la fois suivante* (MM p.177) ».

Ces premières considérations montrent l'existence d'une « obligation » de générosité, inscrite dans notre société et toujours très active, qui se manifeste dans les échanges par une dimension non marchande (puisque ce qu'on échange a une valeur essentiellement morale) laquelle ressort de la triple obligation du don, de la réciprocité. Et si on est formellement libre d'accepter ou de refuser le don, nul n'est en effet réellement libre, car « *refuser de donner, négliger d'inviter, comme refuser de prendre équivaut à déclarer la guerre ; c'est refuser l'alliance et la communion* » (MM p.162). Notons que la société marchande contemporaine poursuit le mythe d'une relation sans guerre mais sans don. L'on perçoit combien l'asymptote du don (le don agonistique, excessif) est proche de la guerre. Une société pacifiée, c'est une société où les échanges sont plus basés sur la réciprocité que sur l'intérêt marchand et où le don est « pacifié » c'est-à-dire sans nécessité permanente d'échanges agonistiques.

Conséquences sur la « fonction » des médicaments

Revenons maintenant aux médicaments, leur utilité, leur utilisation massivement « inutile ».

Nous pouvons développer deux types d'analyse : au niveau macrosocial et au niveau microsocial.

1- Analyse du point de vue de la relation population / santé (macrosociale).

Considérons notre société. L'individualisation croissante amène à considérer l'individu comme « *une partie d'une méga machine de production* » qui doit maximiser sa production c'est-à-dire où « *le principe de l'instrumentation et du conformisme, la collaboration neutre, à mi-chemin entre l'activité et la passivité domine aujourd'hui dans toute entreprise. Personne ne peut plus être tenu pour responsable de ce qu'il fait* »[14] (GA p.321). C'est ce qui arrive lorsque « *l'organisation est au travail* [et que] *l'idée d'une moralisation de l'action est automatiquement remplacée par celle d'un parfait fonctionnement* (GA p.274). Ainsi, des « *millions d'hommes qui ont effectivement un emploi ont désormais le sentiment d'être agis* » (GA p.247). Chaque individu devient une machine qu'il convient de régler au mieux

---

[14] Günther ANDERS, *L'obsolescence de l'homme, sur l'âme à l'époque de la deuxième révolution industrielle (1956).* Ed. De l'encyclopédie des nuisances, *IVREA, 2002.*

pour permettre à la société une productivité maximum. Si l'individu n'est plus capable de suivre le rythme (à cause de son âge, de sa situation personnelle de vie), il est rejeté (concepts de disqualification de PAUGAM[15], d'inemployabilité d'EBERSOLD[16]). Pour la société moderne, l'homme est devenu un entrepreneur de sa vie.

Mais l'homme n'est pas que cela. Il reste un humain. En tant que travailleur, il donne de son temps à la collectivité, à la société, parfois sa vie. C'est pourquoi MAUSS, dans les conclusions de sociologie morale de l'essai sur le don, rappelait que « *toute notre législation d'assurance sociale, ce socialisme d'État déjà réalisé, s'inspire du principe suivant : le travailleur a donné sa vie et son labeur à la collectivité d'une part, à ses patrons d'autre part, et, s'il doit collaborer à l'œuvre d'assurance, ceux qui ont bénéficié de ses services ne sont pas quittes envers lui avec le paiement du salaire, et l'Etat lui-même, représentant la communauté, lui doit, avec ses patrons et avec son concours à lui, une certaine sécurité dans la vie, contre le chômage, contre la maladie, contre la vieillesse, contre la mort* (MM p.261).

Toute cette morale et cette législation correspondent, à notre avis, non pas à un trouble, mais à un retour au droit (…). *La société veut retrouver la cellule sociale.* (…) [Pour ce faire] *il faut revenir à des mœurs de dépense noble. Il faut que* (…) *les riches reviennent – librement et aussi forcément – à se considérer comme des sortes de trésoriers de leurs concitoyens* (MM p.262) ».

Bénéficier d'un don en retour de la part de la collectivité est donc un dû. Non pas au sens du droit ou de la comptabilité. Mais au sens de la réciprocité du don, au sens de l'obligation de rendre. Ce don en retour n'est que l'expression de la dette de la société et des employeurs. La valeur travail ne peut se résumer à sa valeur marchande.

Mais ces constats n'expliquent encore pas le rôle des médicaments, ni pourquoi en excès.

L'excès nous renvoie au potlatch. Dans ces grandes fêtes redistributives caractéristiques des sociétés du Nord-Ouest américain, « *la consommation et la destruction y sont réellement sans bornes. Dans certains potlatchs on doit dépenser tout ce qu'on a et ne rien garder. C'est à qui sera le plus riche et le plus follement dépensier* » (MM p.200). Car, « *on perd la face à jamais si on ne rend pas* » (MM p.212).

[15] Serge PAUGAM, *L'exclusion, l'état des savoirs*, La découverte, 1998.
[16] Serge EBERSOLD, *L'invention de l'inemployable*, PU de Rennes, 2002.

Si, et telle est notre hypothèse, le système de protection sociale est une forme moderne de la redistribution, et si cette redistribution est un dû (un don en retour), alors il y a obligation pour celui qui a primitivement reçu (la société, le patron) de rendre. Le prestige du chef et le prestige de son clan sont liés à leur générosité en tant que donateur. Pour assurer leur position, ils devraient être le plus généreux possible. Dépenser tout, se ruiner.

Ne peut-on alors parler de notre « gabegie » sanitaire comme d'une forme particulière de potlatch ?

D'une certaine manière, le système de santé, ruineux et peu efficace, participe de ce rendu somptueux et excessif, de cette production d'inutile. Mais la rationalité économique et politique ne l'entend pas ainsi. Cela coûte trop cher à la collectivité. Les riches, les patrons, l'Etat clament partout leur option comptable. Il ne viendrait pas à l'idée d'un chef indien de se plaindre de ce que lui coûte l'obligation qu'il a de faire des cadeaux. C'est la condition de la cohésion sociale, mais plus encore, nous rappelle P. CLASTRES, du maintien du statut du chef.

Nous serions dans une forme de potlatch dénoncée par ceux qui, par leur place et leur pouvoir dans la société, y sont moralement contraints. Dénoncer l'excès, au nom de la rationalité économique, c'est aussi refuser la cohésion sociale et à terme perdre toute autorité. Comment imaginer que les travailleurs acceptent de continuer à donner leur temps et leur vie dans une réciprocité bloquée ? Comment imaginer autre chose, dans le débat utilitaire sur la sécurité sociale, que le reflet d'une « *perturbation du cycle du don*[17] » ?

A vouloir rationaliser la protection sociale, à vouloir la remettre dans le seul champ du discours économique et rationnel, n'est-on pas en train de déstabiliser ce qui nous reste de régulateur et de moteur de la cohésion sociale ?

La médecine contemporaine assoit son pouvoir sur la contradiction que nous venons de relever : la « nécessité impossible » de juguler rationnellement les dépenses sociales. C'est en effet par et grâce à la médecine que le don en retour prend sa dimension la plus symbolique. La médecine permet en effet aux gens de gagner des années de vie (en principe), de prolonger leur vie, elle donne du temps supplémentaire de vie. Quoi de plus symbolique, dans la redistribution, dans le « rendre », que de rendre du temps au temps donné (de travail) à la collectivité ? Dans l'obligation sociale dont parle MAUSS,

[17] Expression d'Alain CAILLE.

l'aspect santé est ainsi un puissant symbole. Par la médecine, et donc par sa technologie des médicaments en tant que moyen, la société donne du temps aux gens en retour au temps donné par les gens à la société (nous n'oublions pas qu'il y aurait lieu de discuter des exclus du droit, des inégalités justement en matière de temps de vie, du fait que l'on a construit une économie de ce système par le jeu de prélèvements sur le travail, mais cela ne change pas le fond de la question). Surconsommer du médicament, c'est le résultat d'un don en retour obligatoire et excessif. Car après tout, nul n'est obligé de consommer, produire ou prescrire du médicament. Or l'industrie est florissante, les médecins grands prescripteurs et les gens grands consommateurs.

Soigner les gens, leur donner des médicaments (ce qui est le principal de la pratique médicale), mission confiée socialement aux médecins, participe de ce don symbolique en retour. On peut ainsi dire que le médicament, vecteur de l'action médicale, *soigne* la cohésion sociale. Et réciproquement, que la rationalisation de l'utilisation des médicaments, cohérente dans l'approche scientifique, gestionnaire et économiciste de la santé, est porteuse de tensions centrifuges dans la société (exclusion, sentiment d'abandon, aliénation) et surtout d'une perte de légitimité, d'autorité et de respectabilité des gens qui, étant du côté du pouvoir, tentent de limiter la redistribution au nom de l'efficacité. Ce que le médicament soigne, ce ne sont pas d'abord les maladies (puisque nombre des médicaments n'ont pas de valeur thérapeutique réelle), mais la symbolique du temps.

Cela fait dire à Pierre CLASTRES : « *L'obligation de générosité inscrite dans la structure ne résiste pas à l'épreuve du malheur. Incurable imprévoyance des Sauvages, comme le disent les chroniques des voyageurs ? Bien plutôt se lit, en cette insouciance, le souci majeur de leur liberté* » (PC p.19).
La permanence du « trou de la sécu » correspond-elle à de l'insouciance, de l'incompétence ou à ce « souci majeur de la liberté » ?

2- Analyse du point de vue de la relation médecin / malade (microsociale)

L'analyse par le don n'est pas moins intéressante à explorer dans la relation médecin / malade que dans la relation population / système de santé.

Etymologiquement, don provient du latin *dosis* (qui vient lui-même du grec). La dose est ce qu'on prend dans l'échange, mais aussi la dose de poison[18] : le don a une étymologie commune avec le poison (que l'on retrouve en allemand avec le mot gift). Cette étymologie commune subsiste dans notre langage courant avec l'expression « cadeau empoisonné », expression qui signifie aussi, en dehors du sens propre du poison, que recevoir un cadeau soit un véritable poison, qui vous oblige à rendre ou à refuser la relation, bref qui vous engage et vous oblige.

Il n'est pas anodin de considérer la nature de la relation médecin / malade qui s'établit grâce ou avec le médicament, ce poison, mais aussi ce « life givers »[19].

Nous l'avons dit, le médicament comme moyen de la médecine, est le médium du don du temps. Ainsi, pour un médecin, peut-on dire que prescrire un médicament *signifie* donner du temps (de vie). Il s'agit là d'un cadeau inestimable, qui n'a pas de prix. Sa haute valeur symbolique ajoutée met le donataire (le patient) en situation de dette. Et ce n'est pas le paiement d'une contre-valeur monétaire qui peut éteindre cette dette (même en multipliant par 100 le prix de la consultation, le donataire serait encore en dette). Il nous semble que l'industrie pharmaceutique a implicitement compris cela et qu'elle occupe le créneau.

Quels enseignements peut-on en tirer ?

Tout d'abord la position du médecin prescripteur-donateur : il est piquant de constater que le médecin n'a pas (jamais) le temps. Il est toujours débordé et a peu de temps à réellement consacrer à ses malades. Aurait-il du temps d'ailleurs que le problème de la dette du patient ne serait pas éteint (et heureusement, car cela reviendrait à dissoudre le lien entre le patient et son médecin). Le médicament (qui est l'objet principal des prescriptions, lesquelles servent à clore la consultation) est donc la manière, le médium utilisé par le médecin-qui-n'a-pas-le-temps pour donner (symboliquement) du temps. On sait d'ailleurs que la quantité de médicaments prescrits est inversement proportionnelle à la durée de la consultation.

Rappelons la formulation déjà citée de Marcel MAUSS quant aux conditions d'une relation sociale équitable: l'échange doit être réciprocitaire, car « *le don non rendu rend encore inférieur celui qui l'a accepté (...)* »[20].

---

[18] Cf. l'article sur le don dans Emile BENVENISTE, *Le vocabulaire des institutions indo-européennes,* Paris, Les Éditions de Minuit, 1969, 2 vol.
[19] Cf. p.139.
[20] Pour la formulation complète, voir note 13 p.122.

La relation médecin malade est très inégale. Si le médecin « donne du temps » (et non de son temps) se construit alors, par défaut de réciprocité (le malade n'a pas d'espace vrai pour rendre), la subordination du malade à son médecin (qui croit pour sa part qu'il s'agit de confiance). Cette subordination est vécue concrètement bien qu'inconsciemment par les malades : il n'est pas rare que ces derniers essaient de rendre (donner à leur tour), de s'acquitter de cette dette non mutuelle et négative (le malade est endetté, le médecin est un donateur net) par un don en retour, qui prend la forme de cadeaux. Ramener une bouteille de Porto renverse le sens de la dette. Si le médecin l'accepte, alors il est à son tour l'obligé de son patient et en quelque sorte redevable. Cette nouvelle position change la relation et « oblige » parfois le médecin à donner plus de son temps (le contre-don doit être encore plus important que le don reçu) à son patient, à être plus attentif à ces petites choses qui font les relations humaines.

Poussons un peu plus loin ce raisonnement : la situation de donataire net du malade dans la relation médecin / malade est aliénante. Le patient y perd le plus souvent sa capacité d'exister dans la réciprocité. Il subit de ce fait le pouvoir du médecin dans la mesure – et pour retourner la proposition de Pierre CLASTRES à propos des chefs indiens – où « *L'éternel endettement du chef* [du patient…] *garantit qu'il demeurera extérieur au pouvoir* (PC p.25). *Le pouvoir ne va pas sans la dette.* (…) *La nature de la société change avec le sens de la dette. Si la relation de dette va de la chefferie vers la société, c'est que celle-ci reste indivisée, c'est que le pouvoir demeure rabattu sur le corps social homogène. Si, au contraire, la dette court de la société vers la chefferie, c'est que le pouvoir s'est séparé de la société pour se concentrer entre les mains du chef* (PC p.26) ».

Voilà donc un autre rôle du médicament poison « life givers » : permettre au médecin de manifester sa supériorité, son pouvoir, en plaçant le receveur dans une situation de dette pour laquelle les termes de l'échange ne permettent que difficilement la réciprocité. C'est aussi obliger le médecin à jouer le relais des structures sociales du pouvoir.

Dans la relation médecin / malade, cette question est ardue : il s'agit, en tant que malade, de pouvoir s'emparer de sa santé face au médecin. Le médicament (avec le discours techniciste qui voudrait que les gens ne soient pas capables de comprendre leur traitement et qu'il faille absolument lutter contre l'automédication) joue alors ce rôle de préservation de l'inégalité de l'échange. Cela dépasse la notion de savoir-pouvoir développée par Michel FOUCAULT dans sa microphysique du pouvoir. Ce n'est pas parce que le médecin sait qu'il maintient son pouvoir. Son pouvoir réside dans l'unilatéralité de l'échange engendré par la prescription de médicaments, par la dette insolvable ainsi créée. D'où la lutte acharnée des médecins pour préserver leur monopole sur la prescription avec en particulier les conséquences que l'on sait sur les soins infirmiers par exemple. Il s'agit de préserver un outil symbolique leur assurant une position stable de donateur net. Les tentatives pour permettre aux patients de s'emparer collectivement de leur propre santé achoppent la plupart du temps sur l'absence des médecins aux réunions de travail prévues à cette fin.

On voit la difficulté : d'un côté un système de protection sociale reposant sur la réciprocité, conditionnant le pouvoir des chefs et développant un discours ultra utilitaire et de l'autre, une utilisation des médecins pour pérenniser (en transférant par là du pouvoir aux médecins) les dysfonctionnements du système.

Que soignons-nous avec les médicaments ? Nous avons vu que le médicament servait à bien d'autres choses que son but utilitaire revendiqué. En particulier, par le biais de la protection sociale, c'est un bon remède pour la cohésion sociale. Mais c'est aussi le médium du temps donné et par voie de conséquence le médium de la pérennité du pouvoir de la médecine.

Le médicament constitue un outil puissant de l'hégémonie médicale. Et ceci non pas parce qu'il « serait efficace » mais bien plutôt parce qu'il permet de ne pas interroger la question du pouvoir, laquelle réside dans la non-réciprocité à l'œuvre dans la relation médecin / malade et dans la structure du pouvoir dans une société marchande et libérale.
Du point de vue sociétal, le médicament réalise une dépense somptuaire et inutile, malgré les discours rationalisant de la pratique médicale. Ce n'est donc pas en raison de son utilité que le médicament joue un tel rôle dans la société mais bien en raison justement de son inutilité. Voilà un don agonistique de notre société moderne. Ce don est un dû et à ce titre il ne peut être réformé facilement. Réclamer et obtenir des médicaments, c'est une fonction sociale devenue centrale et sensible : un rôle qui, en raison du déficit croissant de cohésion sociale dans le travail et dans la société, contribue à maintenir une certaine cohésion. Tout en permettant aux médecins de pérenniser un mode de fonctionnement basé sur le fait de ne pas avoir suffisamment de temps à consacrer aux patients.

Nous comprenons que ce (dys)-fonctionnement est une conséquence d'une société où la valeur de l'individu, la place des gens dans le fonctionnement de la société sont particulièrement diminuées. Une telle société se structure sur le mode de l'organisation de la production, nécessitant management et bureaucratie, c'est-à-dire une modalité contemporaine de la contrainte (la force, l'obligation) et de la dépolitisation des relations sociales. Si nous voulions réformer la politique du médicament, ce serait d'abord en s'interrogeant sur les modes de relations construisant le pouvoir politique et de l'Etat dans la société.

C'est finalement parce que cette dimension politique est un problème considérable que la question du médicament ne risque pas d'être résolue dans un avenir proche.

3e PARTIE : Introduction

La problématique de la gériatrie et des personnes âgées vue sous l'angle de l'hégémonie du modèle médical et managérial

Dans cette 3e partie, nous allons nous attacher à examiner, sous l'angle de la question de l'hégémonie du modèle médical développé dans les chapitres précédents, certains aspects particuliers du système sociosanitaire : cette partie de notre système de santé qui devient de plus en plus importante et qui propose des réponses aux problèmes du vieillissement dans la société moderne. Nous traiterons certaines des répercussions de l'hégémonie médicale et managériale sur la vie proposée aux personnes vieillissantes, sur l'interaction entre les procédures et la qualité du travail (chapitre 8) ; nous examinerons l'interaction entre le modèle médical hégémonique et la nature du travail que l'on estime devoir faire (chapitre 9) ; nous nous interrogerons sur la nature de l'offre d'hébergement en lieu et place d'habitat (chapitre 10) ; et nous analyserons les apories de la démarche obligatoire de l'évaluation des établissements médicosociaux, aporie dans la mesure où cette démarche, nous le constaterons, ne s'intéresse absolument pas aux réalités décrites dans les chapitres précédents (chapitre 11).

Dans le chapitre 6 consacré à la santé mentale, la description de la situation de M. OUSTO montrait déjà ce que pouvait provoquer cette mainmise du médical et de l'organisation sur le sort des personnes âgées et malades mentales en France.

Cette mainmise se traduit à tous les niveaux : modes d'organisation du travail des professionnels de santé, type de logement proposé aux personnes âgées, répartition des pouvoirs, envahissement bureaucratique, déceptions des soignants dans le décalage entre leurs attentes humanistes et les conditions dans lesquelles ils doivent faire leur travail, mais aussi envahissement de l'idéologie médicale les faisant réfléchir de manière trop univoque au travers du prisme médical et thérapeutique. La place des soignants en gériatrie est complexe et il est difficile de pouvoir penser une médecine humaine sans une critique reposant sur une analyse des enjeux du système sociosanitaire tout entier.

Les chapitres qui suivent ont été publiés, en partie, sur le blog « l'âge la vie » depuis deux ans environ. Ils sont le résultat de réflexions cliniques, prenant en compte la complexité de penser la pratique pour des soignants en interaction constante entre leurs propres conceptions et valeurs, le discours médical largement dominant, les modes d'organisation et de management dans lesquels ils sont pris et bien sûr les relations avec les personnes âgées elles-mêmes. Ces relations sont souvent ambivalentes, car le soignant est en même temps quelqu'un qui éprouve de l'empathie pour les personnes dont il s'occupe et un agent dépositaire d'un pouvoir sur des personnes en situation de vulnérabilité. Cette ambiguïté n'a pas d'espace-temps pour être interrogée. Il est très rare que l'organisation (dépendant étroitement des ressources budgétaires) fasse la place à un travail d'équipe de type analyse de la pratique professionnelle ou supervision. Quelques réunions d'équipe existent, consistant plus à rechercher des réponses aux aléas du quotidien qu'à réfléchir à ce qu'on fait réellement.

L'histoire suivante en est un reflet[1]. Un jour, dans l'EHPAD où nous travaillons, nous entendons une « soignante » crier contre un « résident ». Quelle en est la raison ? Le résident a *chapardé* de la nourriture dans un placard. La soignante le poursuit en criant après lui.

Ce cas nous conduit à parler de l'autonomie des « résidents » lors de la réunion d'équipe. Est-il supportable d'être absolument privé de toute autonomie pour manger ? Nous manquons de temps et de recul pour comprendre l'acte du résident et la réponse spontanée du soignant et nous en restons à l'idée que ce résident est un voleur et qu'il faut trouver une solution pour qu'il ne recommence pas.

Cet exemple montre l'existence d'une subtile microphysique du pouvoir à l'œuvre dans de tels établissements.

Entrée en institution, la personne se trouve soumise à l'impératif professionnel et contrainte de s'adapter à l'organisation des soins qui en est le pendant bureaucratique. Cette organisation, en même temps qu'elle contraint fortement le professionnel (pressions, paroles, incitations, contrats, réunions de concertation, traçabilité, protocoles et procédures, règlement intérieur et même projet de vie), délègue du pouvoir au personnel qui a la charge de faire respecter les règles et les soins proposés. Le professionnel a

[1] Cf. http://lagelavie.blog.lemonde.fr/2015/10/24/microphysique-du-pouvoir-en-ehpad/

la charge de « normaliser » le comportement des personnes (alimentation, hygiène, attitudes) grâce à quoi la vie de (et dans) l'institution devient possible. Justification double : la contrainte est nécessaire à l'institution qui est elle-même nécessaire à la vie des gens.

Il s'ensuit une dérive : ayant « autorité » sur les soins et leur nécessité, chargés de les faire accepter par des personnes souvent « résistantes », cette autorité se transforme en un autoritarisme de celui à qui est conférée une parcelle de pouvoir sur l'autre en même temps qu'il doit rendre sans cesse compte du succès de son entreprise de normalisation (traçabilité selon le modèle en trois temps : DAR Description-Action-Résultat. Toute action doit être tracée jusqu'au résultat, c'est-à-dire la résolution du problème). Mais ils ne sont pas seuls en cause dans l'autoritarisme moral se développant dans les établissements. Ils n'en sont que les effecteurs, effecteurs de règles édictées ailleurs et sans eux.

Observer le fonctionnement des établissements pour personnes âgées permet de comprendre la manière dont une société traite ses vieux et la vieillesse en construisant de l'institution, des normes, des pratiques et des métiers traversés par l'idéologie médicale et sanitaire. Il faut bien se souvenir, en suivant ENRIQUEZ, que l'institution est par essence totalitaire et que l'idée de s'y mettre à penser est relativement contradictoire. Mais prendre acte de ces enjeux n'est pas juger. Tous les acteurs sont pris dans ce jeu de micro pouvoirs. C'est bien ce qui est effrayant dans ces institutions où contrainte, violence et haine existent partout au nom du bien et en prenant bien soin de rechercher le consentement de la personne.

Qui peut décemment avoir le désir de terminer sa vie en EHPAD ?

CHAPITRE 8

Procédures institutionnelles et hégémonie médicale Histoire d'un conflit à fronts renversés en EHPAD.

Ce chapitre a été écrit à l'occasion du séminaire de l'Espace analytique à Paris (2 juin 2017) et du colloque annuel de l'association « ReSanté vous » (27 juin 2017). Il est présenté ici sous une forme remaniée.

Histoire de M. TOUITA

Nous présentons la situation de M. TOUITA, résident en unité réservée aux malades mentaux dans un EHPAD. Il s'agit de montrer certains des processus à l'œuvre dans les institutions médicosociales qui sont là pour « la bientraitance ». Les questions que soulèvent la situation de M. TOUITA sont multiples : existence de boucs émissaires dans les collectifs d'humains, places respectives des soignants et des soignés dans les institutions médicosociales, envahissement des pratiques quotidiennes et des modalités du management par des procédures, utilisation détournée des procédures dans les relations de pouvoir entre salariés et administration, place et rôle de la médecine dans ces (dys)fonctionnements et pour finir, rôle du médecin comme garant soit des (dys)fonctionnements, soit des agents, soit des malades/résidents.

Pour analyser correctement la situation de M. TOUITA et ses prolongements institutionnels, il faut bien se rappeler la dimension des idéologies à l'œuvre dans le modèle sociosanitaire (cf. chapitre 4). Rappelons pour mémoire que de nombreuses idéologies sont à l'œuvre dans la manière dont nos institutions médicosociales fonctionnent : ces idéologies se retrouvent dans toutes les facettes de nos organisations : la médecine en tant que corpus constitué de savoirs et de pratiques, la santé publique en tant que politique de la santé reposant sur l'idéologie médicale, le management en tant que pseudoscience destinée à assurer la contrainte dans l'organisation, la notion de qualité reposant sur une notion contestable de l'efficacité, surtout quand on s'adresse à des personnes âgées, et pour finir une mode de l'éthique qui fait croire que les modèles idéologiques de nos organisations n'en sont pas et que la discussion entre gens de bonne volonté, sans enjeux politiques ou de pouvoir, pourrait être une réponse satisfaisante à nos difficultés.

Rappelons rapidement ces différentes idéologies traversant nos pratiques.

- L'idéologie médicale sous-tend les pratiques médicales en ramenant assez massivement la santé à l'absence de maladie (et ceci malgré la fameuse définition de l'OMS de 1948 [1]) et la maladie au corps. L'attention au malade est détournée au profit de l'attention à la maladie.

- L'idéologie sanitaire se différencie de l'idéologie médicale même si aujourd'hui une part importante de la politique sanitaire repose sur des conceptions purement médicales. C'est sur cette idéologie sanitaire que, par exemple on ne plus faire de cuisine dans les EHPAD ou que la culture de la sécurité prime sur la culture du bien-être.

- L'idéologie managériale est celle de la fausse coercition où le recours à la force n'est plus utilisé, au profit de techniques subtiles de manipulation, imposant du reporting permanent et de l'organisation bureaucratique auxquels tout agent employé dans une institution se trouve confronté jour après jour.

- Cette idéologie managériale s'est modernisée avec la question de la qualité. Pour la mesurer, on a créé des indicateurs pour pouvoir la quantifier (cf. chapitre 11). La quantification de la qualité manque totalement le difficile vécu des agents et des patients devant la maladie et la mort.

Tout le monde est bien conscient de ce décalage qui s'ouvre comme un abîme entre les discours du management (« nous sommes là pour les personnes âgées, pour être bienveillants et bien traitants, pour promouvoir le maintien de leur autonomie) et la réalité vécue par les soignants et les résidents. La crise survient quand le Réel resurgit, comme un retour du refoulé. Et c'est là que l'on fait appel à l'éthique.

L'histoire de M. TOUITA s'inscrit dans cette réalité institutionnelle et sociale que nous venons de résumer, où « réalité sociale » et réalité sanitaire sont mêlées. Il y sera question de l'inacceptabilité pour des soignants d'une

[1] La santé n'est pas seulement l'absence de maladie ou d'infirmité, c'est un état complet de bien-être physique, mental et social.

réponse clinique plutôt que technomédicale et de la dialectique de l'impuissance médicale.

M. TOUITA est depuis quelques mois le bouc émissaire du service accueillant 36 personnes vieillissantes souffrant de troubles mentaux. Il s'agit d'un service dédié à ce genre de pathologies. De manière récurrente, un des résidents est désigné par le personnel comme par les autres résidents comme le fauteur de trouble. La personne désignée fauteur de trouble change régulièrement et en un an, cinq ou six résidents ont joué ce rôle, à leur corps défendant bien sûr.

M. TOUITA a de nombreux défauts : ancien alcoolique, institutionnalisé depuis 28 ans, avec des « tendances paranoïaques », d'origine maghrébine, parlant difficilement (parce qu'il n'a plus de dents et pas les moyens d'un appareillage, parce que neuroleptisé, parce que sa langue maternelle n'est pas le français). M. TOUITA, pour correspondre à l'image que le personnel se fait de lui, donne occasionnellement des coups (à d'autres résidents, à des soignants) et serait « un pervers sexuel » (on dit, sans preuve, qu'il aurait montré son sexe et essayé de toucher les seins d'une femme dans la chambre en face de la sienne). D'ailleurs, il est en érection quand l'aide-soignante lui fait sa douche et il cherche à l'embrasser. Quand M. TOUITA est arrivé dans ce service, venant d'un service pour handicapés adultes, il était quasi grabataire. En diminuant ses traitements psychotropes, il s'est remis à marcher (il peut maintenant parcourir 2 km jusqu'au village voisin et s'alcooliser) mais il s'est remis aussi à donner quelques coups. Inutile de préciser qu'il marche lentement et à petits pas, a du mal à se lever d'une chaise, bien diminué quand même au bout de décennies de traitement neuroleptique ainsi que de consommation d'alcool.

Un matin, M. TOUITA donne un coup de poing à une aide-soignante, comme cela, « sans raison », dans le couloir. Sur le moment, elle n'est pas plus effrayée que cela. Elle dit qu'elle connaît M. TOUITA, qu'elle sait que cela peut arriver. A son retour de la radiologie où nous l'avons envoyée faire des clichés cervicaux, elle a la même attitude. Elle reviendra travailler dans trois jours, pas de problème. Seule l'incommode la minerve en mousse que le chirurgien lui a demandé de porter, « par précaution » dit-elle.

Deux jours après, nous apprenons qu'elle a fait prolonger son arrêt de travail de trois semaines « pour raisons de traumatisme psychologique ». L'impact d'un traumatisme peut bien sûr être secondaire mais l'étonnement est là.

Notre circonspection augmente quand, le troisième jour, nous constatons que le CHSCT s'est mobilisé et a demandé de participer à la réunion clinique hebdomadaire du service. L'institution se met en ébullition : doit-on accepter ? De quoi le CHSCT se saisit-il ? Car une idée traîne dans ce service : les cris, l'agitation, les problèmes de comportement (des résidents bien sûr) rendraient la situation intenable (pour les soignants, tout en n'oubliant pas que « cela est dur *aussi* pour les autres résidents ») : les agents y seraient en danger permanent et le médecin ne les écouterait pas, car « il ne prendrait aucune décision à l'issue des réunions » pour parer à toute cette agitation et toute cette violence.

C'est alors sans réelle surprise que des collègues qui ne sont pas en service ce jour-là s'invitent à la réunion clinique. Leur présence n'est pas interdite, mais cela n'arrive jamais. Y compris une collègue de nuit qui n'assiste jamais à aucune de ces réunions.

Premières constatations

- Le déclenchement de cette affaire est la rédaction d'une « fiche d'événement indésirable » pour faire suite au coup reçu par l'aide-soignante, ainsi que sa déclaration d'accident du travail dont une copie doit être adressée au CHSCT.
- Il est possible qu'une pression ait été exercée sur l'aide-soignante qui a reçu le coup.
- L'idée d'une telle pression se renforce lorsque l'on sait que certaines aides-soignantes du service ont fait état de pressions, menaces et tentatives de manipulation des faits par des collègues, parfois même par celles qui sont syndiquées.
- Des enjeux institutionnels existent et, comme partout, génèrent des rapports de force entre direction, syndicat et personnels.
- La finalité de ce service est vécue par le personnel comme ambiguë : qui a décidé que ce service accueillerait des malades mentaux, sans infrastructure adéquate type Hôpital Psychiatrique ? Cela ne figure en tout cas pas en tant que tel dans le « projet de service » ou le « projet d'établissement ». Les équipes sont de toute façon peu informées de ces documents administratifs.
- Les agents disent ne pas être formés à la maladie mentale. Mais quand bien même le seraient-ils, à quoi seraient-ils formés ? Car ce qui émerge est une plainte/critique quant à la « philosophie du soin » du médecin, anti autoritaire et respectueux de la liberté des gens. Le médecin, se préoccupant « excessivement » de la vie des gens, ne serait pas suffisamment attentif aux difficultés des agents en prenant ses décisions de soins (il évite ou minimise autant que possible la prescription de psychotropes). Autrement dit, la question d'une

formation à la maladie mentale est ambiguë : seraient-ils formés par des psychiatres gestionnaires de psychotropes ? Ou par le médecin du service pour réfléchir à la signification du soin et du médicament pour les gens malades mentaux ? Il y a donc conflit entre deux niveaux d'intérêt (celui des patients, celui des professionnels), l'intérêt des patients semblant porté par le médecin mais d'une manière que les professionnels considèrent comme inadéquate, et en tout cas inadaptée à leurs propres intérêts. Il y aurait, derrière ce souci de « formation », matière à permettre à tout le monde de dialectiser ce genre de situation.

- Non formés, mais formés en fait, les agents le sont à la biomédecine. Ils attendent donc du médecin une réponse médicamenteuse, dans la mesure où l'idéologie sanitaire transmise par leur formation et internalisée secondairement leur fait adhérer à l'idée que la causalité des problèmes est dans la personne portant les symptômes gênants[2]. La question de la contingence, de l'environnement, et finalement du Réel, est occultée. Intervenir sur le porteur de symptôme est la seule solution imaginable, exclusive de toute autre. Et traiter veut dire prescrire…

- Il existe une double attente envers le médecin – des agents soignants, comme de l'administration. Tout d'abord, il doit résoudre les troubles occasionnés par la déviance des résidents, justement institutionnalisés pour cette déviance, car elle gêne l'organisation du travail, l'hygiène et la sécurité des agents. On attend ensuite du médecin qu'il éteigne les tensions de l'institution, elle-même peu capable de penser son fonctionnement et ses dysfonctionnements[3]. Le tout au nom de la bientraitance et d'une attention particulière portée à la « souffrance des résidents »[4].

- Malgré tout cela les résidents ne sont pas sans psychotropes : cela prend beaucoup de temps de travailler à la diminution des prescriptions que recommande la revue PRESCRIRE ou la HAS[5]. La prescription moyenne de molécules psychotropes par résident est encore de 2.6 (dont 1.22 neuroleptiques). Si ces médicaments sont censés résoudre les problèmes exprimés lors de cette crise, et

[2] Cf. chapitre 2.

[3] Malgré d'ailleurs la procédure d'évaluation en cours, qui ne réunit que les cadres et la directrice des soins ainsi que quelques agents sélectionnés ou volontaires. Cf. chapitre 11.

[4] Le dernier (et ultime) livre de Ruwen OGIEN, *Mes mille et une nuits*, Albin Michel 2017, critique cette notion de « dolorisme » à l'œuvre dans les services médicaux ou de santé.

[5] Haute Autorité de Santé, l'une des très nombreuses agences de santé du Léviathan sanitaire. Cf. chapitre 3.

sachant que finalement la crise est survenue malgré les médicaments, alors il faut pouvoir se dire que ces médicaments sont « objectivement » peu efficaces. Nous avons là le paradoxe bien développé par BATESON[6] du « plus de la même chose ». Si une réponse ne fonctionne pas, c'est parce qu'on n'en a pas fait assez. Alors les doses augmentent sans cesse et jamais personne n'est capable, voire désireux, de faire cesser cette escalade.

Ainsi le rapport entre prescription de psychotropes et contrôle de la déviance est-il plus complexe que ce que la sociologie a pu en dire : Anne VEGA[7] montre bien que dans la surconsommation de médicaments, c'est l'offreur (le prescripteur) le principal responsable et c'est bien à lui de changer et de faire changer les mauvais usages en matière de prescription médicamenteuse.

Devant les troubles du comportement des psychotiques vieillissants ou des déments, on peut constater que la tentation de les normaliser aux règles de l'institution et aux contraintes de l'organisation est grande. La demande de médicalisation des troubles par les soignants est une réelle pression sur le médecin. La souffrance et la détresse des soignants devant les comportements déviants sont réelles. Leur désir de « soigner leur souffrance » peut-être authentique.

Mais les identités entre maladie mentale, souffrance psychique, troubles du comportement, déviance sont trop univoques. De quelle souffrance parle-t-on quand on parle de malades qui présentent des comportements perturbateurs ? Qui est gêné par quoi ?

Du mésusage de la procédure et de la notion d'événement indésirable

L'histoire de M. TOUITA est éclairante à plus d'un titre. Mais l'utilisation de la fiche d'événement indésirable montre clairement que l'événement est perturbateur et qu'il est nécessaire de le faire savoir à l'administration. Il s'agit de démontrer à l'administration le « défaut » médical. Il faut qu'enfin le médecin se mette à traiter le malade. Sans ce traitement, c'est le médecin qui fait courir des risques aux soignants[8].

La souffrance du soignant passe par-dessus la situation du malade et c'est de traiter les soignants qu'il est question sous la plainte contre le médecin.

---

[6] Gregory BATESON / Jürgen RUESCH, *Communication et société,* Seuil, 1988.

[7] Anne VEGA, *Rapport à la CNAMTS,* INSERM et CNRS (CERMES), août 2011.

[8] Si tant est que le médecin, du fait des enjeux de pouvoirs, ne soit pas un des soignants.

Qu'est-ce qu'un événement ? Rappelons la conception de l'événement développée par Alain BADIOU[9] : un événement est « *une intervention* [un comportement] *dont il n'est pas possible de rendre compte à partir de ses conditions objectives préexistantes* ». Un événement surgit. Il s'agit de quelque chose d'inattendu, d'imprévisible, même en pensant connaître les acteurs et le contexte. Toutes les explications finalement réductrices visant à rattacher le trouble, la déviance, les actes inacceptables, à la personne sont insuffisantes, car elles présupposent que la contingence n'existe pas, c'est-à-dire que des éléments contextuels imprévisibles ne peuvent pas participer à l'événement.

D'autre part, la procédure d'événement indésirable aboutit à faire valider l'interprétation selon laquelle le problème du service se confond avec « le problème de M. TOUITA ». En bons agents formés au sanitaire, les soignants attendent un réglage du comportement du fauteur de trouble par le médecin dont ils pensent que c'est le métier : ainsi décontextualisé et ramené à l'individu porteur du symptôme, l'événement se transforme en un « pur objet médical » justifiant l'appel au médecin, seul capable ou légitime pour s'occuper des objets médicaux.

Le « sens du mal » disparaît au profit de troubles « objectifs » qu'il convient de juguler. L'appel des soignants à la prescription de psychotropes par le médecin se situe dans ce cadre de la perte de la signification, du sens, au profit d'une explication permettant l'action rationnelle en vue d'une fin[10]. L'idéologie médicale et l'idéologie sanitaire consacrent la médecine ou le sanitaire dans cette finalité de l'agir rationnel.

Le refus du médecin de répondre « médicalement » à cet événement vient heurter ces conceptions des soignants que sont le désir d'explication rationnelle et la réduction de l'analyse de la causalité au porteur du symptôme (oubli de l'Autre). L'attente d'une solution immédiate et efficace est déçue. Malgré tout, il s'agirait de s'intéresser au résident dont les difficultés et souffrances semblent ignorées ou reléguées au second plan, en n'oubliant pas que la personne vulnérable est le résident. Considérant que c'est au médecin de résoudre le problème (les troubles sont portés par le patient), que seul le médecin est à même de résoudre le problème, la réponse d'impuissance du médecin est inaudible : car un « *aveu* (...) *d'impuissance* [renvoie à] (...) *la vérité cachée de la divinisation du Chef* »[11]. Il y donc conflit sur la manière dont se préoccuper du résident et sur la manière dont tenir compte des difficultés rencontrées par les soignants. Selon l'analyse que l'on fait des difficultés, selon la manière dont on pense que ces

---

[9] Cité part S. ZIZEK, V*ous avez dit totalitarisme ?* Amsterdam poches p. 129.

[10] Cf. Jürgen HABERMAS, *La technique et la science comme idéologie*, Denoël, 1973.

[11] ZIZEK, ibid. p.132.

difficultés doivent être résolues, la réponse peut varier du tout au tout. Ainsi, si c'est M. TOUITA qui ne va pas, il faut le soigner. Mais si cet événement dévoile des dysfonctionnements du service (comme rejeter sur la pathologie de M. TOUITA la raison des coups portés et reçus), il faut soigner le service. Soigner M. TOUITA peut vouloir dire également des choses très différentes : lui administrer des médicaments qui limitent voire abolissent son comportement répréhensible. Cela peut aussi vouloir dire essayer de comprendre son comportement dans un ensemble composite : le fait d'être institutionnalisé depuis des années, la perte de dignité liée à l'impossibilité de décider de quoi que ce soit pour soi dans son quotidien, les effets secondaires à long terme des drogues prises (médicaments comme alcool), les règles et l'organisation du service reflétant les nécessités de l'institution et du droit du travail plutôt que le bien-être du résident, sans compter le pouvoir exercé à longueur de temps par les soignants que le résident ne peut que subir, car qui le croirait s'il le dénonçait, et quel risque prendrait-il, lui complètement dépendant des soignants ? De même, « soigner » le service peut prendre diverses directions. On peut compatir à la difficulté des soignants et leur proposer de nouvelles organisations, des renforts, de la formation. On peut aussi imaginer faire une sérieuse analyse institutionnelle avec la participation de tous, et sous l'égide d'un intervenant extérieur non pris dans les enjeux de l'institution, capable d'analyser cette question du trouble à soigner chez le résident. Comment alors juger de la réponse proposée ? La question de l'efficacité montre ici ses limites.

Mais cela n'explique pas encore complètement pourquoi les médecins de l'ère technocratique prescrivent massivement des psychotropes dans ce genre de situation

Qu'est-ce qui pousse les médecins à prescrire, à se convaincre qu'ainsi ils font leur travail de médecin ? Pourquoi une pratique médicale raisonnable devient-elle une source de conflit ?

Comme le stipulait la cadre supérieure de l'établissement, par un inconscient renversement de l'analyse de ZIZEK : *avouer son impuissance serait une nouvelle forme de la toute-puissance du médecin*. Par son refus de donner la réponse attendue, souhaitée, considérée comme nécessaire, le médecin exercerait à front renversé son pouvoir, dans une sorte de jouissance perverse à faire souffrir les « agents » encore et toujours considérés comme inférieurs ou plus exactement, à réactiver le ressentiment des paramédicaux envers les médecins que leur position devrait conduire à se considérer comme responsables des difficultés de la prise en charge des malades. Il s'agit de ne pas perdre « le maître ». Le recours à l'idée d'événement indésirable (procédure) fait de l'événement un objet à éviter et à éliminer le plus vite possible, car indésirable, peut-être justement parce qu'on a insuffisamment fait l'effort de le comprendre, de le problématiser. Mais que serait un médecin qui ne comprend pas, qui n'est pas capable de résoudre le problème, qui a besoin d'une réflexion collective pour améliorer la situation ? La procédure d'événement indésirable est là pour autoriser les agents à exercer une pression institutionnelle conduisant à la prise en considération immédiate de la souffrance des soignants.

Ce qui s'est passé dévoile la difficulté d'une institution à essayer de penser et surtout à ne pas être effrayée dès que les agents bougent, c'est-à-dire produisent une réflexion, une opinion sur un événement. La réponse a été la réponse attendue, celle que tout cadre de la bureaucratie institutionnelle propose : un « renforcement des moyens » et une « réorganisation » dont tout le monde sait que cela ne changera rien, car, la contingence n'étant pas un outil d'analyse des situations (puisque la cause est dans la pathologie de la personne et non dans sa vie), et les moyens étant des contingences, nul ne peut dire ce qu'apporteraient de nouveaux moyens. La procédure d'événement indésirable pourrait avoir également pour fonction de pousser les médecins à repositionner leur rôle dans ce que l'institution normative attend d'eux.

Le médecin, par sa prescription, serait alors celui qui refuse la toute-puissance dans un retournement dialectique : en adhérant à la valeur du médicament comme *L'objet* de la biomédecine, il l'internalise au point d'oublier ses limites évidentes. Il prescrit, pense-t-il, en réponse à une demande et une nécessité. Il ne prescrit pas comme un acte de pouvoir mais comme une nécessité de l'événement. Il ne s'agit plus pour lui de faire de la médecine clinique.

Mais le médecin qui *limite sa prescription*, en réalité que fait-il ?

CHAPITRE 9

Les limites de la médicalisation des EHPAD

Ce chapitre reprend avec certaines modifications, un texte publié sur le blog « L'âge la vie » le 24 avril 2017[1]. La transformation des maisons de retraite en EHPAD au début des années 2000 a apporté des changements importants dans la façon de concevoir la prise en charge des personnes âgées dans notre société, changements dont la finalité était d'apporter davantage de sécurité aux personnes hébergées. Parmi ces changements, nous pouvons en relever plusieurs :

- Un accent mis sur la question de la « bientraitance » et de la lutte contre la maltraitance. Il s'avérait que, faute de moyens et d'organisation, la vie des personnes âgées dans les hospices ou les maisons de retraite était parfois difficile et qu'elles subissaient de la maltraitance tant de la part d'un personnel mal encadré et peu formé, placé dans des situations qui les dépassaient, que de familles qui faisaient pression sur leurs aînés pour des motifs parfois très condamnables.

- Cet accent ainsi que la naissance d'ALMA[2] ont conduit l'agence de l'Etat chargée de l'évaluation du secteur médicosocial dans le cadre de la loi de janvier 2002 (ANESM) à rédiger des guides de bonne pratique, destinés à la formation des personnels et à la vérification de ce qui se passe dans les établissements.

- Les établissements ont été médicalisés, avec des infirmières à demeure, la création du rôle de coordination infirmière et la création de la fonction de médecin coordinateur. Ces nouveaux professionnels, financés par l'assurance maladie en totalité, sont censés permettre des soins de

[1] http://lagelavie.blog.lemonde.fr/2017/04/24/1088/

[2] Association Agir contre la maltraitance des personnes âgées et des adultes handicapés, gestionnaire d'un numéro d'appel gratuit, le 3977.

qualité et permanents aux personnes résidentes. Le médecin coordinateur en particulier est chargé de vérifier la conformité des prescriptions médicales aux recommandations de bonne pratique gériatrique. L'idée étant que, d'une certaine façon, le médical gagne en efficacité et qu'on limite les effets iatrogènes d'une médicalisation excessive des personnes âgées.

- L'accent mis sur la médicalisation a consacré un modèle d'hébergement calqué sur l'hôpital, censé être la meilleure organisation possible pour la santé. Même si quelques améliorations au modèle hospitalier sont apportées dans les EHPAD (chambres seules et suffisamment spacieuses, repas pris en commun dans des réfectoires, animations), la dimension des soins médicaux et infirmiers a pris une place énorme, comblant quasiment les temps entre deux repas, lesquels deviennent le séquençage principal d'une journée, avec la distribution des médicaments. Cette répartition ressemble fortement à celle de l'hôpital. L'organisation du travail est elle aussi calquée sur l'hôpital, avec des équipes du matin et de l'après-midi, des horaires de repas et de soins définis en fonction des horaires des équipes, exactement superposables aux horaires hospitaliers. Ainsi peut-on voir des repas du soir servis à 17h30 et des résidents couchés à 19 h.

Nous allons analyser dans ce chapitre les conséquences pratiques d'une telle organisation centrée sur les soins et calquée sur l'hôpital à travers une situation survenue dans un cantou, avec une résidente souffrant d'une démence sévère. Si cette nouvelle organisation de l'accueil des personnes âgées a indéniablement amené des progrès, elle a aussi beaucoup « d'effets pervers ». C'est à l'analyse et la prise en compte de ces effets pervers que l'évaluation des établissements devrait s'attacher pour faire émerger les modes d'accueil des personnes âgées de demain.

Histoire de Mme GUERARD

Mme GUERARD est arrivée récemment dans un service « fermé » dit « psychogériatrique » à la suite du décès de son mari. En quelques mois son caractère a changé. Elle est devenue irascible, parfois violente. Elle ne supporte plus les autres, les confond et ne sait plus trop où elle est.

Le service est loin d'être « idéal »[3]. Chambres à 2 lits parfois 3, une seule salle à manger, une entrée et un long couloir sombre éclairé artificiellement. Une seule porte vitrée au fond de ce long couloir donne sur un petit jardin dont la porte est le plus souvent fermée à clé. Les portes des chambres

[3] N. B. Une réhabilitation complète de ce service est programmée pour cette année.

donnent sont elles aussi le plus souvent fermées à clé pour éviter que certains pensionnaires n'aillent dans les lits des autres, ou ne les défassent.

Les 21 personnes qui vivent là avec 3 ou 4 « soignantes » dans la journée font le va-et-vient dans le couloir, certaines sans s'arrêter du matin au soir. Les repas sont souvent difficiles, avec des personnes qui ne restent pas en place ou qui ne savent plus manger.

On peut imaginer la vie quotidienne des agents (aides-soignantes principalement) : continuellement à refaire ce qui a été déjà fait, continuellement à courir après les gens, continuellement à subir des gestes brusques, des coups de certaines personnes.

Mme GUERARD est de celles-là : elle peut s'énerver, crier, frapper, lancer des chaises dans les vitres. Elle « a ses têtes » : en particulier Mme Cantalou, une dame particulièrement agitée qu'elle ne supporte pas, mais aussi la personne qui partage sa chambre.

Les espaces ou les moments d'intimité sont rares, voire impossibles. Certains professionnels ne souhaitent pas trop que les gens restent dans les chambres, considérant l'isolement comme un problème.

L'autre jour, c'était l'heure de la douche. Mme GUERARD ne voulait pas y aller. La professionnelle insiste, car sa douche est programmée ce jour-là. Mme GUERARD s'énerve. L'aide-soignante tente de s'expliquer avec elle en lui parlant comme à une personne douée d'une compréhension normale.

On hésite devant la démarche de la soignante : si cette attitude soignante fait partie des principes « éthiques », elle contribue aussi à faire passer un message normatif : celui de la « douche comme besoin », de la douche correspondant à l'un des « besoins fondamentaux » (l'hygiène), message qui correspond au plus près à la norme professionnelle. De plus, le langage utilisé est justement celui que la personne démente a perdu plus ou moins complètement. En admettant qu'elle puisse encore comprendre une partie du discours, on ne lui en laisse pas vraiment le temps. Tout va trop vite. On dit, on fait. Voire on fait en disant. Mme GUERARD a du mal à faire le lien entre les mots et les choses. Il faudrait prendre le temps de prévenir, d'expliquer, de montrer puis de proposer de faire. Il faudrait prendre le temps d'être dans un espace tranquille pour parler réellement en face à face, se regarder en se parlant, afin que Mme GUERARD ne se méprenne pas trop sur son interlocuteur. Mais le planning est serré. Les toilettes doivent être terminées avant le repas de 11h30 et le repas desservi avant 14 h pour permettre aux agents des cuisines de faire la vaisselle et nettoyer les chariots.

En réaction à l'insistance de la soignante, Mme GUERARD s'énerve. Par hasard Mme CANTALOU passait par là. Mme CANTALOU tente d'entrer dans la chambre de Mme GUERARD. Mme GUERARD se précipite sur elle et veut lui faire lâcher la poignée de porte. Mme CANTALOU résiste et se retrouve projetée à terre. Mme GUERARD hurle, tape du pied dans la porte, prend une chaise et tape sur la porte. L'aide-soignante rouvre la porte de la chambre et y entre avec Mme GUERARD. Au bout d'un quart d'heure, Mme GUERARD, calmée, ressort d'elle-même dans le couloir, sans plus de problème.

L'aide-soignante est « secouée » par la violence de ce qui vient de se passer. A la réunion hebdomadaire de service, elle raconte l'événement et signifie que ça ne peut plus continuer comme cela. Il faut faire quelque chose. Mme GUERARD se met en danger et elle met en danger autrui.

Cette formulation du problème a pour but implicite de faire reconnaître à ceux qui ne sont pas en première ligne (médecin, cadre, psychologue) que le problème est réel, envahissant, difficile. Et de rappeler que les soignantes se heurtent à ce genre de problème toute la journée. La formulation « mise en danger » a en outre pour fonction de déclencher, de légitimer une demande « d'intervention médicale ». « *Nous, les soignantes, arrivons au bout de nos possibilités, il faut maintenant que le médecin fasse 'ce qu'il faut'* ». Non pas pour régler le problème – elles reconnaissent facilement que c'est impossible, elles savent qu'aucune thérapeutique n'existe pour les démences et que l'usage des psychotropes est déconseillé – mais pour le « parer ». Se mettre en danger ou mettre autrui en danger (y compris un professionnel), c'est le sésame pour justifier la prescription exceptionnelle (exceptionnelle parce qu'il n'existe pas d'indications légales pour une telle prescription) d'un médicament capable de calmer Mme GUERARD. Il est remarquable de constater qu'une fois la demande faite, l'interprétation des événements ultérieurs se fera d'une manière équivoque : la lecture des « troubles du comportement » est dépendante de la réponse médicamenteuse apportée ou non. Telle une bouteille à moitié vide ou à moitié pleine, la prescription d'un médicament donne à voir une bouteille à moitié pleine, c'est-à-dire de manière plus optimiste et détendue.

Pendant la réunion de service hebdomadaire, l'aide-soignante explique à ses collègues ce qu'elle a fait lors de la crise dont il est question : faire rentrer Mme GUERARD dans sa chambre et rester avec elle pendant un quart d'heure. Le médecin fait remarquer que la réponse de l'aide-soignante était adaptée à la situation dans la mesure où au bout de peu de temps, la vie a pu reprendre sa routine. Cela ne suffit cependant pas à apaiser les soignantes et de nouvelles questions sont posées : est-ce Mme GUERARD qui *est* violente, dangereuse, incontrôlable ? Est-ce la proposition de la douche qui *a déclenché* cette réaction ? La réaction de Mme GUERARD à une *simple proposition de douche* n'est-elle pas disproportionnée ? Comment savoir si Mme GUERARD aime ou supporte les douches ? Le fait qu'elle prenait volontiers des douches *avant* est-il suffisant pour évaluer ses préférences actuelles ? Mais surtout, comment peut-on faire en sorte que la proposition de douche qui lui est faite soit comprise et que la possibilité existe pour Mme GUERARD d'accepter, de reporter ou de refuser ? Nous voyons là la qualité des questionnements de l'équipe. Beaucoup plus que dans le service accueillant des malades mentaux [4], l'équipe accepte d'approfondir la réflexion. Peut-être est-ce lié au fait que le public est différent et que pour les déments disparaît toute idée qu'ils pourraient être responsables de leurs actes. Peut-être également sont-ils mieux formés à la gériatrie qu'à la psychiatrie. Mais peut-être également sont-ils « plus volontaires » pour travailler dans ce genre de service.

L'idée que la situation rapportée soit démesurée par rapport à d'habitude montre le désarroi vécu. Si d'autres résidents réagissent parfois violemment, le « cas » GUERARD serait singulier dans sa démesure. Il est toutefois important de rappeler que, pris dans de tels événements, ces derniers paraissent à chaque fois démesurés et échapper à tout contrôle. Le fait de le souligner est immédiatement dénié : « *Oui mais cela n'a jamais été aussi loin* ».

Ainsi progresse la problématisation du « cas » de Mme GUERARD : il y a Mme GUERARD et ses préférences, il y a Mme GUERARD au milieu de tout ce monde, il y a Mme GUERARD et son (non?) désir d'être là. Il y a Mme GUERARD avec « *sa pathologie* », il y a Mme GUERARD et son désir de garder un peu de maîtrise. D'un autre côté, il y a l'organisation de type hospitalière, les soins qui doivent être faits le matin, les soins qui sont une obligation, les soins qui sont des actes sur le corps de quelqu'un, les soins qui sont une nécessité pour la propreté, les soins qui sont la mission et la raison d'être des soignantes, des soins qui viennent contredire la rhétorique apprise à l'école de « *la prise en charge globale de la personne* ». Les soins, c'est bien en soi, c'est une bientraitance : la propreté est une valeur.

Tout cela permet de comprendre pourquoi, en fin de réunion, après avoir tenté d'analyser collectivement ce qui s'était passé et comment la réponse apportée était cohérente, l'aide-soignante lance, tel un cri du cœur : « *Tout ça c'est très bien mais cela m'a fait perdre du temps. On ne peut pas passer tout ce temps rien que pour Mme GUERARD* ».

[4] Cf. Situation de M. TOUITA, chapitre 8.

Comment comprendre cette réaction et mieux analyser cette situation ?

1- L'idée du manque de temps dévoile la limite du modèle hospitalier des EHPAD qui loin d'être des lieux de vie, sont en fait des sortes de petits hôpitaux.

Détaillons en quoi les EHPAD ressemblent à des petits hôpitaux par un certain nombre de fonctions et d'organisation équivalentes :

- L'espace est découpé en lits et en chambres. On compte les lits, on mesure les taux d'occupation, les durées de séjour. Une partie du bâtiment est occupée par les « offices infirmiers » et les espaces de préparation des médicaments à administrer.
- Le tempo, le rythme de travail est calqué, nous l'avons dit plus haut, sur les horaires de repas, eux-mêmes modelés sur les contraintes des plannings des soignants et des cuisines (les soignants arrivent très tôt le matin et repartent vers 21 h, heure à laquelle les résidents doivent avoir mangé et être couchés), eux-mêmes calqués sur l'organisation hospitalière.
- Les soins étant faits le matin, le personnel est plus nombreux le matin. De même, le personnel est en nombre réduit le WE, comme si le nombre de résidents ou le nombre d'actes à réaliser diminuait le WE. Par contre, contrairement à l'hôpital, l'EHPAD perd quasiment totalement sa fonction de soins la nuit. Les résidents sont censés dormir la nuit et seuls deux agents (dont un aide-soignant) s'occupent de l'ensemble des résidents. Cette situation est particulièrement problématique dans les services accueillant des personnes souffrant de démence : ces personnes inversent souvent leur rythme nycthéméral[5] et vivent donc la nuit. A ces moments, il n'y a plus de personnel pour réellement les prendre en charge. Ce qui conduit aussi les personnels de jour à s'inquiéter que les personnes dorment la journée, avec une tentation constante de les réveiller à un moment ou un autre (*ainsi, ils dormiront la nuit,* disent-ils).
- Le personnel est quasi exclusivement du personnel « soignant », c'est-à-dire infirmières, aides-soignantes et agents hospitaliers. Ce personnel est payé en totalité ou en majorité par des financements de l'assurance maladie. Recruter d'autres types de personnels est difficile dans le mode

---

[5] Alternance du sommeil (la nuit) et de la veille (le jour).

de financement actuel des EHPAD[6] : les animateurs ou des personnels à vocation « éducative » ne peuvent être financés, sauf exception (projet d'atelier thérapeutique), que sur le forfait hébergement payé directement par les résidents, qui paient déjà très cher.

- Le projet médical (de soins) l'emporte sur le projet de vie. Les agents sont censés, selon la loi de janvier 2002, élaborer avec le résident et sa famille un « projet de vie personnalisé ». Ces projets sont le plus souvent assez indigents, pour de multiples raisons : les agents n'ont pas de temps à y consacrer, ils ne sont pas formés pour réaliser une telle mission et l'idée de projet en elle-même n'est pas très cohérente alors que les personnes qui rentrent en hébergement abandonnent une bonne partie de ce que l'on pourrait définir comme « vie » : la plupart des actes de la vie quotidienne vont être régulés non par leurs besoins et leurs désirs, mais par les règles de l'institution auxquelles on leur demande de se soumettre contractuellement dès le premier jour de leur arrivée. Les soins sont envahissants et l'organisation des soins, la distribution des médicaments, les modalités concrètes de la prise en charge deviennent prioritaires. On ne parle même pas de projet de santé mais de projet de soins alors même que le projet de santé personnalisé est une procédure légale. A la limite, on ne va parler du projet de soin que pour s'enquérir des « directives anticipées ».

- La distribution des médicaments est une partie importante du travail infirmier, nous l'avons déjà fait remarquer. Ajoutons que dans l'espace du bâti, le stockage des médicaments prend beaucoup de place.

- En dehors de la visite médicale et de la distribution des médicaments, l'essentiel du soin réside dans la toilette, la douche, l'hygiène. Ces moments sont considérés comme fondateurs pour la santé et le bien-être.

- L'interprétation des événements, des changements de comportement, des aléas du quotidien, des phénomènes de refus, ou de violences, se rapporte prioritairement à la pathologie de la personne.

Cette organisation « hospital-like » construit un mode de compréhension, une interprétation et une organisation de la vie des personnes hébergées. En entrant en EHPAD, les personnes troquent une vie où la médecine n'était qu'un moyen à utiliser en cas de besoin contre une vie où tout besoin est médicalisé et entendu comme tel, où toute demande d'un autre ordre vient contredire l'organisation-pour-les-soins. Devenant dépendante, la personne

[6] Ce mode de financement comprend 3 parties : les résidents, l'Etat (assurance maladie via l'ARS) et le Conseil départemental (via l'APA). D'où l'idée de conventions tripartites. Relevons au passage que le 3e signataire de la convention tripartite n'est pas le payeur (le résident) mais l'institution hébergeante…

âgée a certes « besoin » d'être aidée. Mais elle n'a pas forcément désiré cette organisation : manger à horaires fixes et déterminés, souvent très différents de ses habitudes personnelles, toilettes le matin tôt, coucher tôt. Si une majorité des personnes s'adapte plutôt bien, ce n'est pas le cas de tout le monde. Et les personnes qui « résistent » posent des problèmes à l'équipe et donc à l'organisation. Ainsi, Mme GUERARD « a » des « troubles du comportement », mais en fait elle réagit autant à son environnement institutionnel et organisationnel qu'elle manifeste un état pathologique. Quand elle « explose », elle explose pour deux voire pour trois. D'abord pour elle-même, qui ne comprend pas ce qui lui arrive ou qui ne désire pas ce qu'on lui propose. Ensuite pour les soignants qui, contraints par l'organisation dont ils internalisent les tensions et les contradictions, sont obligés de composer, de prendre sur eux à longueur de temps, tout en sachant bien ce qu'il conviendrait de faire (Mme GUERARD exprime ouvertement mais à sa façon le dysfonctionnement que les soignants n'arrivent pas à préciser pour le transformer). Enfin pour l'organisation elle-même dont le modèle médico hospitalier est inadapté à l'idée qu'on se fait d'aller finir sa vie dans un établissement (qui aimerait être à la place des résidents) ? D'autant plus qu'une majorité de nos concitoyens expriment le désir de mourir à leur domicile.

2- Le modèle hospitalier n'est pas seulement « organisationnel ». Il renferme aussi une idéologie médico-sanitaire qui localise le problème dans la personne présentant des symptômes, ce qui induit que ces problèmes doivent trouver une solution médicale (médicamenteuse en l'occurrence)7.

Mme GUERARD, par son passage à l'acte, extériorise une tension existant dans le service. Centrer l'interprétation des événements sur la personne présentant les troubles (Mme GUERARD) est typique du modèle médical critiqué par BALINT[8] : dans le modèle réductionniste médical, si Mme GUERARD réagit ainsi, « c'est » parce qu'elle est malade, qu'elle a un trouble. L'expression « être malade » signifie que le caractère « malade » lui appartient en propre et que le trouble est un de ses attributs. Pour qu'elle puisse « aller mieux », il faudrait résoudre ce qui ne va pas chez elle. Pour BALINT, en raisonnant ainsi dans ce genre de situations, on se trompe de

[7] Pour plus de développement Cf. chapitre 4.

[8] Enid et Michaël BALINT, *Techniques psychothérapeutiques en médecine*, PAYOT, 1966. « *Il ne semble guère douteux qu'une proportion considérable des plaintes qui amènent les malades à consulter leur médecin (...) ont leur origine dans des problèmes émotionnels* » (p.10).

problème ; en soignant le malade on désigne à tort une personne. Dans notre exemple, nous avons identifié une « pathologie institutionnelle [9]» dans laquelle soignants comme résidents sont pris émotionnellement et dont il est très difficile de démêler les fils sans une approche adaptée.

L'idéologie sanitaire est à l'origine de cette « omission » de la dimension émotionnelle des problèmes rencontrés. Dans les formations, les questions d'organisation sont prépondérantes et les valeurs sous-tendant les pratiques des soignants sont ignorées ou minimisées.

3- Le primat du soin du corps traduit les valeurs et l'idéologie sanitaire du soin.

Les soins, le projet de soins, c'est essentiellement la toilette, la douche, les changes, les repas et tout ce qui touche à l'hygiène. D'où plusieurs conséquences :

- L'essentiel du soin se réduit aux soins au corps (hygiène, alimentation) : le soignant soigne, le soin c'est le corps. D'où la difficulté de penser le soin comme une relation ou un accompagnement. Par exemple, le simple fait de prêter une véritable attention à quelqu'un, ou le fait de parler ou d'écouter quelqu'un est du soin. Il est un fait que le modèle médical s'éloigne de plus en plus de ce soin-là. Nous l'avons constaté avec la psychiatrie contemporaine mais aussi avec la transformation de la médecine elle-même : la prise en charge d'un malade est de moins en moins réalisée au travers d'un examen clinique et de plus en plus grâce à des examens techniques.
- La démarche diagnostique du médecin devient le modèle de la rigueur de la pensée dans le soin. Les soignants s'approprient les valeurs et la méthodologie de la médecine à partir dequelles, partant du symptôme, ils élaborent un diagnostic pour arriver à proposer une solution. Il existe maintenant une démarche appelée « diagnostic infirmier ». Et l'ensemble des soignants a été formé et a intégré l'idée qu'à un symptôme doit correspondre un diagnostic auquel la médecine a une réponse normée.
- Si les soignants partagent et s'approprient facilement les valeurs de l'hygiène et de la propreté (elles correspondent aussi aux valeurs sociales de la bourgeoisie contemporaine), ils se soumettent à la

[9] La pathologie institutionnelle se développe à partir des pathologies des personnes, que l'on ne sait pas guérir. C'est donc dans le cadre de cette impuissance que les institutions fabriquent des réponses qui tendent à renforcer le problème. C'est Paul WATZLAWICK qui parlait de « solutions qui renforcent le problème » (*Le langage du changement*, Seuil, 1980).

démarche procédurale, qui est la contrepartie bureaucratisée de la nécessité du soin médicalisé. Ainsi, en confiant l'hygiène aux soignants, on leur confie bien plus que de simples soins : on leur confie la mise en œuvre dans l'institution des valeurs sociales bourgeoises de la propreté et de la bienséance en faisant de la procédure le guide à suivre absolument. La procédure est ainsi internalisée comme le garant normatif de la propreté. Et assimilé à cela : la procédure est hygiénique…

Nous touchons là un point sensible tant de la fonction de soignante en EHPAD, que de l'organisation de son travail : le soin, c'est l'entretien du corps. C'est en même temps ce à quoi on croit, ce qu'on a appris, ce à quoi on a été formé en tant que soignant et ce qu'on nous confie comme mission. D'une certaine façon, réaliser l'intervention de soin, et la réaliser dans cette acception, c'est se réaliser en tant que professionnel. Le refus ou la réaction négative à la proposition de soin est donc difficile à entendre, et, plutôt que d'être entendue et acceptée, tend à renforcer le caractère normatif de l'intervention (il faut faire sa toilette). Les tâches de soin sont mises en place au nom de l'hygiène, de la salubrité, de la bienveillance et de la nécessité. C'est à cela que sont formées les soignantes. Prendre réellement (et pas seulement théoriquement) en considération les attentes, les demandes et les réactions des gens serait accepter une certaine désorganisation, une remise en question des valeurs, des idéologies qui sous-tendent le soin, ainsi qu'un changement des conceptions que l'on a des missions et des tâches à effectuer, tant de la part des agents que de la part de l'encadrement et de l'institution elle-même.

De plus, dans la mesure où il s'agit d'une intervention sur le corps de l'autre, sur son intimité, cette intervention renforce la dépossession de l'entretien de soi-même par la personne, dépossession déjà initiée par le vieillissement et la maladie. Le refus du soin peut être considéré comme la marque d'une réaction face à la dépossession de soi. Etre propre est certainement une nécessité. Aider les gens, une valeur. Organiser le travail pour les soins d'hygiène, une obligation. Il reste que la mise en œuvre des normes d'hygiène est vécue comme supérieure à la norme de l'autonomie et du libre arbitre, malgré tous les discours « éthiques ».

La situation de Mme GUERARD est donc bien plus qu'un « trouble ». Elle dévoile en les provoquant les tensions internes au modèle de l'hébergement médico-hospitalier. « *L'explosion* » de Mme GUERARD provoque une désorganisation, un changement. Tout le monde le comprend. Personne n'y est prêt. En tout cas pas l'aide-soignante, prise elle-même dans la tension entre ses propres valeurs, les valeurs de son métier, les règles de l'institution, les tâches à accomplir dans une organisation figée et la norme de bienveillance envers les personnes.

4- L'appel au médical pour soigner les dysfonctionnements globaux est compréhensible dans ce fonctionnement médico-sanitaire, mais problématique.

Dans cette démarche sanitaire, il n'est pas étonnant que les soignants essaient de déplacer la pression qu'ils subissent et à laquelle ils participent. Ils subissent la double pression des personnes dont ils s'occupent et de l'organisation qui leur confie la mission de réaliser les soins. Ils participent à la pression en internalisant les valeurs et la nécessité de tels soins, internalisation qui fait partie intégrante de leur formation initiale, en en transférant la nécessité et l'urgence sur les résidents.

En l'absence d'interrogation sur les défauts et les manques de nos réponses, la réalisation des soins devient un but en soi. On ne va pas s'inquiéter du comment et pourquoi (la pertinence), dans quelles conditions les soins sont faits (évaluation qualitative) mais de la réalisation et du respect des procédures (évaluation de procédures, procédures qualité, certification de type industriel). Il existe donc une inversion des moyens et des fins, comme le fait remarquer Eugène ENRIQUEZ[10].

C'est la pression qu'exerce ce fonctionnement autonome de l'organisation (c'est-à-dire sans but explicité) qui s'exprime lorsque l'aide-soignante affirme qu'elle a perdu du temps. La pression qui s'exerce sur les soignants est donc perceptible et nécessite d'être évacuée. Le dysfonctionnement de l'organisation est déplacé sur le dysfonctionnement de Mme GUERARD, lequel devient donc le problème à résoudre. Mme GUERARD exprime, par l'interprétation que l'on fait de ses « explosions », les insuffisances de nos soins.

5- Si on ne peut traiter la maladie, au moins pourrait-il être possible de soulager la souffrance.

En désignant Mme GUERARD comme malade, d'une maladie pour laquelle nous n'avons pas de solution, et en constatant les difficultés rencontrées pour réaliser les soins, l'équipe est démunie. Le problème est alors déplacé une seconde fois. Si ce n'est pas la maladie qu'il faut traiter, alors il convient de prendre en considération la souffrance de Mme GUERARD. Sur la souffrance, on peut, on doit faire quelque chose. Sa « souffrance » devient « l'objet » légitime de notre attention. Dans l'idéologie du soin, toute souffrance se doit d'être soulagée. Il s'agit d'un deuxième déplacement : la

[10] Cf. note 11, chapitre 3 p. 73.

souffrance exprimée de soignants qui n'y arrivent plus se déplace en pointant la souffrance de Mme GUERARD (ce qu'en vérité on ne peut affirmer). La souffrance engendrée par la désorganisation, vécue par les professionnels (la « perte de temps »), n'est pas tenable dans les équipes. Sa résolution passe par une demande de prescription de médicament visant à soulager la souffrance… de la résidente. Il est difficile au médecin de refuser, comme il ne pourrait refuser de soulager une douleur (« Plus personne ne devrait avoir à supporter une douleur », dit-on dans l'œcuménisme médical). C'est une façon de clore (forclore) l'analyse[11]. Cela montre à quel point « *l'institution a la capacité à se défendre contre toute interrogation, à promulguer ses lois et ses décrets sans se demander s'ils sont justes ou pertinents* »[12]. En déplaçant (ou en replaçant) le problème sur « la pathologie » de Mme GUERARD ou les réponses (médicamenteuses) à sa souffrance, on espère que ses crises seront écrêtées, voire éradiquées et ne viendront plus désorganiser le service.

6- Les problèmes posés par une telle prescription de médicament.

L'efficacité de la prise de médicaments pour de tels « troubles » est loin d'être avérée. Mais ceci n'est, à la limite, qu'un détail secondaire, car l'efficacité dépend de l'acceptation du traitement tant par le malade que par les soignants et donc de l'attente que chacun en a. Sans compter les effets « secondaires » qui peuvent venir au premier plan : augmentation de la confusion, chutes…

Instituer un traitement du « trouble du comportement », c'est faire précisément ce que redoute BALINT, à savoir soigner la personne porteuse de symptômes en omettant que les réactions émotionnelles des soignants font partie du problème et de ses éventuelles solutions. En glissant d'une démarche médicale à une démarche empathique envers Mme GUERARD (« je ressens sa souffrance »), cela autorise une prescription non plus au nom de la maladie mais au nom de la personne dont on devient ainsi une sorte de porte-parole.

Or c'est précisément de la parole (la capacité de dire) de Mme GUERARD dont il est question. Sans les mots, sa réaction est sa manière de parler. De quoi souffre-t-elle finalement ? De l'injonction normative ? De sa maladie ? En glissant de la maladie et du trouble à la souffrance, on affirme sans le dire explicitement qu'il existe quand même une réponse médicale dont on n'a pas le droit de priver Mme GUERARD.

---

[11] Cf. chapitre 7.

[12] E.ENRIQUEZ, op.cit. p.86.

Admettons de pouvoir faire abstraction de ce déplacement ontologique et que l'on accepte le principe de soulager la souffrance de Mme GUERARD. Une telle prise en charge requiert des conditions que Karl JASPERS[13] rappelle en citant les critiques de PLATON sur les médecins: « *Pour les esclaves, il y a des médecins d'esclaves* (…). *Ils ne disent jamais pourquoi tel de ces esclaves a telle maladie* (…). *Ils prescrivent tout de suite ce que leur dicte leur expérience avec l'autorité d'un tyran* (…). *Pour un homme libre, le médecin* (…) *ne donne pas de médicaments à son patient avant de l'avoir persuadé et c'est le malade qui décidera* ».

Affirmer la souffrance de Mme GUERARD en son nom pour demander au médecin de prescrire évite de prendre en considération la place que pourrait prendre Mme GUERARD dans la définition et l'organisation de ses soins, c'est-à-dire le degré de liberté qui lui reste d'influencer les personnes qui l'entourent, d'influencer une organisation déterminée en dehors d'elle. Cette demande de « solution médicamenteuse » dévoile une dimension essentielle des établissements d'hébergement : dénier aux résidents leur voix au chapitre. Pour reprendre les termes de Platon, c'est faire une médecine d'esclaves, considérer les résidents comme des esclaves, au sens grec du terme, c'est-à-dire des gens qui n'ont pas le pouvoir de décider de leur vie. Cela renvoie aussi à une dimension de l'EHPAD comme lieu de privation de liberté que nous rappelait récemment M. Jean-Marie DELARUE, ancien contrôleur général des lieux de privation de liberté.

Il n'est pas sans intérêt de rappeler que les médicaments prescrits dans ce genre de situation sont généralement des psychotropes, c'est-à-dire des drogues altérant encore un peu plus la conscience, empêchant encore un peu plus le sujet de s'exprimer sur ce qui lui arrive, d'avoir une parole ou une attitude communicante.

---

[13] Karl JASPERS, *Le médecin de l'ère technocratique*, in *Essais philosophiques*, PAYOT, 1970, p.158.

CHAPITRE 10

Les EHPAD comme archétype du modèle médico-sanitaire

Ce chapitre inclut un texte remanié depuis, paru sur le blog « L'âge la vie »[1]. Il a fait l'objet d'un exposé lors d'une rencontre avec l'association genevoise regroupant les établissements pour personnes âgées à Lyon en avril 2017.

Tout, dans la dénomination EHPAD[2], pose problème si on s'arrête sur la signification des mots. Pour nos aînés, nous pensons « service » à rendre, car ils ont des besoins liés au vieillissement et à la perte de certaines capacités. Le service se doit d'être de qualité. Et la qualité nous est soufflée par la nécessité d'un lieu, d'une organisation, d'un management du fait que des équipes nombreuses sont rendues nécessaires par la taille du lieu[3], et de normes de bonnes pratiques qui se matérialisent sous la forme de procédures, de protocoles, de traçabilité, d'encadrement.

Autrement dit, dès l'instant où l'on essaie d'imaginer un lieu pour accueillir nos aînés qui ne peuvent plus rester seuls à leur domicile, nous pensons institution, établissement, modèle de vie, valeurs.

Premier problème de l'EHPAD : il s'agit d'établissements

Qu'est-ce qu'un établissement ? Un établissement est *ce qui est établi pour l'utilité publique*, pour l'exercice ou l'exploitation d'une industrie. *Un établissement est ce qui est institué, fondé.* Par-là nous pouvons comprendre

---

[1] http://lagelavie.blog.lemonde.fr/2017/03/09/etre-heberge-ou-habiter-en-ehpad/

[2] Etablissements d'Hébergement pour Personnes Agées Dépendantes.

[3] Lors du récent colloque Age 3 à Lyon en mai 2018, j'ai entendu que « le seuil de rentabilité » d'un EHPAD se situe à 80 résidents. Nous sommes déjà dans une PME.

que l'établissement n'est pas une chose libre de prendre n'importe quelle forme mais quelque chose de déjà institué, c'est-à-dire « *une organisation assimilable à une machine dont les divers rouages sont parfaitement substituables, et qui doit fonctionner grâce à une structure de prévision et de maintenance, avec le minimum de coûts techniques ou sociaux* »[4]. En définissant le lieu d'accueil comme un établissement, nous sommes d'ores et déjà dans un projet bureaucratique. Tous les établissements sont des répliques du même institué et tous les établissements devront se ressembler, fonctionner de la même manière, reposer sur les mêmes règles. Même l'obligation légale d'établir un projet d'établissement ou des projets de service ne permet pas beaucoup d'originalité ou d'autonomie aux établissements.

En entrant dans un établissement, c'est-à-dire aussi un lieu où une personne fixe sa résidence, la personne se transforme en résident, usager d'un service. Elle sait à quoi s'attendre et d'ailleurs c'est bien ce qui la fait longuement hésiter. L'établissement est ainsi un modèle de la vie que l'on propose aux personnes.

Mais l'établissement est aussi *ce qui sert essentiellement à l'exercice d'une profession, d'un métier.* Et c'est ainsi que l'idée de médicalisation de l'établissement définit les métiers qui seront nécessaires au service à rendre. L'idée d'établissements médicalisés vient de la valeur principale que le modèle médical définit pour la santé que sont la longévité et le jeunisme[5]. C'est pourquoi, afin de garantir au mieux l'espérance de vie et l'absence de problèmes handicapants, les établissements pensent leur service comme relevant prioritairement des services de santé. Cette médicalisation n'est toutefois pas très performante : la durée moyenne de vie dans un EHPAD se situe aux alentours de 2 ans : « *Le parcours Domicile–EHPAD–Décès est le plus répandu : il correspond à 47% des sorties en 2011. La durée médiane de ces séjours est de 2 ans et 7 mois, mais leurs durées sont très dispersées : un quart dure moins d'un an et un autre quart plus de 5 ans et 4 mois*[6] ».

Bien sûr, les personnes qui rentrent en EHPAD sont déjà très âgées (plus de 85 ans) et porteuses de pathologies lourdes pour la plupart. La DREES ajoute ainsi que la durée de séjour pour les malades d'Alzheimer est encore plus courte. De même, les personnes attendent la dernière limite avant de se décider à l'institutionnalisation. Rappelons aussi que l'espérance de vie des hommes est d'environ 78 ans et des femmes d'environ 84 ans. Les personnes qui entrent en EHPAD ont donc de toute façon une espérance de vie limitée : l'espérance de vie des femmes de 60 ans en France en 2015 était de 27,3

---

[4] Eugène ENRIQUEZ, *L'organisation en analyse*, PUF 2003, p.9.
[5] Cf. chapitre 2.
[6] Les dossiers de la DREES, mai 2017, n° 15.

ans[7]. Il est donc évident que la durée de séjour des personnes âgées en établissement est *nécessairement* courte. Beaucoup pensent que l'allongement de l'espérance de vie est principalement lié aux techniques médicales, mais nous avons vu que cette idée est de l'ordre de l'idéologie. Car si tel était le cas, il faudrait médicaliser encore plus la fin de la vie des gens, c'est-à-dire avoir de vrais services hospitaliers et pas seulement des établissements d'hébergement. C'est d'ailleurs ce qui existait auparavant avec les Unités de Soins de Longue Durée, qui ont pratiquement disparu au profit des EHPAD.

Les pouvoirs publics ont choisi une option basse de médicalisation, maintenant les établissements dans le modèle sanitaire et hospitalier, mais ne se donnant pas les moyens d'une réelle médicalisation du grand âge. Il semblerait qu'ils aient conscience de l'inutilité d'une telle médicalisation, voire de son caractère profondément iatrogène. Mais alors pourquoi fabriquer des établissements et qui plus est, dont le modèle est l'hôpital ?

Le modèle hospitalier engendre d'autres ennuis : il impose maintenant une administration de plus en plus lourde transformant une partie sans cesse plus importante du travail de soignant en travail administratif : formation aux procédures, applications des procédures souvent chronophages, traçabilité, réunions d'équipe (relèves).

Et l'idée d'établissement suggère une taille importante : d'un côté, la taille permet de faire des économies d'échelle, en pensant que les frais généraux diminuent avec le nombre de résidents de l'établissement. Acheter du matériel ou de l'alimentation, des médicaments, serait moins coûteux si on achète en grande quantité dans une position favorable pour négocier les prix des marchés. De l'autre et contradictoirement, la taille impose parallèlement des services supplémentaires afin d'organiser, suivre, contrôler la bonne marche de l'établissement, comme les services qualité, l'encadrement, l'administration des paies, l'entretien des locaux. Le coût de ces services, contrairement au matériel, ne diminue pas avec la taille de l'établissement mais a plutôt tendance à augmenter exponentiellement. Une petite équipe de 5 à 10 personnes ne nécessite aucune bureaucratisation. Le travail peut se faire collectivement et créer la solidarité dans l'équipe. Dans une équipe de 50 personnes, l'encadrement devient une fonction autonome, qui a un coût. Imaginer les lieux d'accueil de personnes âgées comme des établissements de grande taille est l'un des grands problèmes des EHPAD aujourd'hui. Ne pourrait-on pas imaginer une « utopie concrète » où les lieux d'accueil ne seraient pas de grands établissements, mais des petites maisons, des lieux investis et gérés communautairement ? Ne pourrait-on pas imaginer que

[7] Cf. https://www.insee.fr/fr/statistiques/1906668?sommaire=1906743

l'essentiel de la vie des gens ne serait pas rythmé par la médicalisation et l'hospitalisme ?

Deuxième problème de l'EHPAD : il s'agit d'être hébergé

Que signifie le terme « hébergement » ?

Constatons la forme passive. Au terme « être hébergé », il convient d'ajouter chez ou à. « Etre hébergé » implique une dimension de contrainte. Je ne suis pas chez moi mais hébergé. « Hébergé » contient aussi la notion de provisoire, celle d'être accueilli provisoirement quelque part, d'être logé, c'est-à-dire assigné à une place temporaire. Un militaire loge son ennemi, un chasseur loge son gibier. Il trouve le lieu où les maîtriser. Etre hébergé, c'est être dans un lieu où on nous loge, c'est-à-dire une certaine « assignation à résidence ». D'ailleurs, nombre d'EHPAD s'appellent « résidences », dans lesquelles les gens résident et sont des résidents. L'assignation à un lieu devient ainsi une des principales « qualités » de sa vie : on s'occupe et on soigne des résidents. Pas des personnes (encore en vie, sans envie).

Héberger, c'est aussi recevoir quelqu'un, offrir un abri provisoire, se trouver quelque part provisoirement. Ce côté provisoire est bien perçu par les personnes entrant en EHPAD. Elles connaissent le caractère provisoire et tragique de leur présence temporaire dans un lieu d'hébergement. Le désir de ne pas y rester est aussi la conscience qu'y rester, c'est aller vers la mort.

Comme le dit Ivan ILLICH, « *Le logé a perdu énormément de son pouvoir d'habiter. La nécessité dans laquelle il se trouve de dormir sous un toit a pris la forme d'un besoin défini culturellement* (…). *Ainsi l'espace vernaculaire de la demeure est remplacé par l'espace homogène d'un garage humain* (…). *Les habitants occupant l'espace qu'ils modèlent ont été remplacés par des résidents abrités dans des constructions produites à leur intention* ». Pour I. ILLICH, « *être hébergé est un signe de dénuement* (…) *où chaque citoyen est dispensé du devoir de cette activité communautaire et sociale que j'appelle l'art d'habiter* »[8]. En fait « *le droit au logement entre en conflit avec la liberté d'habiter* ». Cela confère un pouvoir énorme aux pouvoirs publics que de définir, dans la politique de l'habitat, le principe de « *l'homme naturellement cantonné* ».

Ainsi, contrairement à ce que l'on entend fréquemment dans les établissements, un hébergement ne peut pas être un lieu de vie dans la

---

[8] Ivan ILLICH.- *L'art d'habiter*, in *Dans le miroir du passé*, Descartes et compagnie 1992, p.66.

mesure où un lieu de vie, c'est l'espace-temps de la liberté et de l'art d'habiter.

En entrant dans un établissement d'hébergement, la personne est projetée dans un monde collectif, fait de nombreuses proximités et promiscuités. On y vit 24 heures par jour et on y croise sans cesse des personnes inconnues dans les couloirs. On mange à table midi et soir avec d'autres gens. On y perd aussi son intimité et des « mains » étrangères et expertes touchent le corps du résident. Le modèle médico-sanitaire fabrique un hébergement où le corps professionnel est composé de professionnels du corps, qui peuvent entrer dans les chambres, pourtant lieu privé, déshabiller et changer les personnes. Entrant dans un établissement, on quitte un endroit qui était le sien, un lieu intime, le lieu de son intimité, façonné à sa manière d'être et de vivre où l'on avait son savoir-vivre, qui pour Jean-Marc BESSE est aussi un savoir-être. Car, affirme cet auteur, « *Toute maison est un arrangement (…), mot à prendre à la fois dans son sens spatial et dans son sens transactionnel* »[9]. Avant d'être hébergée, la personne habitait quelque part, depuis parfois fort longtemps, y avait ses attaches et avait façonné sa maison et son environnement à son image. Pour J.M BESSE, chacun habite aussi un paysage et fait partie du paysage, éprouvait de la sympathie pour ce lieu. BESSE nous rappelle une remarque d'Ivan ILLICH pour qui vivre et habiter sont des synonymes. En effet pour Yvan ILLICH, « *Habiter est un art (…) qui fait partie de l'art de vivre* [et implique] *de demeurer dans ses propres traces* » qui a disparu le jour où « *l'économie du bien-être a exalté le droit de chaque citoyen à son garage et son récepteur de télévision* »[10].

Autrement dit, le lieu où je vis, je l'habite[11], j'en suis un habitant. Mais vivre suppose « *d'avoir de la sympathie pour le lieu, qui se manifestera par l'intermédiaire des soins que je lui apporte, par ma façon de l'entretenir* ». Cette notion est particulièrement importante : « *Habiter, c'est se placer dans la temporalité spécifique de l'entretien* (…). *En ce sens, entretenir c'est recevoir, conserver et transmettre* »[12]. On peut le dire aussi avec les mots de Joëlle ZASK[13] : il s'agit de prendre part, contribuer et bénéficier. Habiter suppose de participer à son environnement, c'est-à-dire d'y prendre part, d'y contribuer et d'en bénéficier.

---

[9] Jean-Marc BESSE, *Habiter. Un monde à mon image*, Flammarion, 2013, p.18.

[10] Ivan ILLICH, op.cit. p.64.

[11] « *La plupart des langues emploient le terme vivre dans le sens d'habiter : où vivez-vous ?* ». I. ILLICH, op.cit. p.64.

[12] Jean-Marc BESSE, op.cit.p.21.

[13] Joëlle ZASK, *Participer. Essai sur les formes démocratiques de la participation*, Le Bord de l'Eau, 2011.

Quel que soit le bout par lequel on prend cette dimension de l'habiter, on en revient à la participation sociale, c'est-à-dire la manière dont chacun a voix au chapitre, peut influencer ce qui s'y passe. C'est en être l'acteur mais aussi l'auteur. Habiter est actif. Contrairement à l'hébergement qui est passif et davantage du côté du « bénéficiaire ». En somme, vivre c'est participer et participer suppose contribuer, prendre part.

Prendre part suppose aussi des conditions de relation et « *une obligation mêlée de liberté* » nous dit Marcel MAUSS[14]. Liberté d'entrer en relation ou de rompre et triple obligation de donner, recevoir et rendre afin de maintenir le lien. Il existe bien de la proximité entre cette triple obligation et la définition de la participation par Joëlle ZASK. Qu'en est-il à l'entrée en EHPAD de cette triple obligation, de la liberté, de la possible contribution ?

Prenant pied dans le collectif, dans le système de règles élaborées sans lui, en dehors de lui, le nouveau résident perd aussi « *l'espace qui le sépare de l'autre* (…), *rend possible les rapports humains* »[15]. Il perd sa liberté de refuser la relation, de s'isoler. Il perd sa liberté de constamment redéfinir ce qui le lie aux autres, cet « *espace vivant qui à la fois me sépare d'eux et me relie à eux* »[16].

Pour Jean-Marc BESSE, « *habiter c'est* distinguer *mon espace, mon domaine, mon territoire, de celui de l'autre* ». Nous ajoutons : c'est se trouver dans des conditions géographiques et sociales qui permettent d'opérer cette distinction. La promiscuité, la règle du collectif imposé, c'est cette vie « *au bord les uns des autres* » qui suppose « *un réglage des proximités et des distances entre les hommes* (…) *et n'être ni trop près ni trop loin pour éviter de donner ou recevoir des coups* »[17]. Ceux d'entre nous qui ont travaillé dans de tels établissements reconnaîtront à quel point cette remarque se vérifie chaque jour. Les « résidents », tentant de se préserver une bulle d'espace vital permettant d'éviter les autres, l'affrontement à l'autre et à sa déchéance mais aussi à l'autre « logé », se trouvent dans des règles de l'obligation de l'autre. C'est pourquoi *« tout architecte qui veut ménager la possibilité d'un habiter en commun doit alors se soucier de ménager des seuils dans les bâtiments* (…) *en tant qu'ils permettent de régler les bonnes distances et les bonnes proximités* »[18].

Définir les « lieux de vie » des personnes qui ont besoin d'aide sous la forme de l'hébergement est lourd de sens en matière de renoncement, de perte de sa

---

[14] Marcel MAUSS, *Essai sur le don* in *Sociologie et anthropologie*, PUF, 1985.
[15] Jean-Marc BESSE, op.cit. p.43.
[16] Op.cit. p.45.
[17] Op.cit. p.45.
[18] Op.cit. p.53.

place de citoyen, de perte de sa capacité de décider. Cette perte est retournée, pervertie en un « projet de maintien de l'autonomie » qui ne fait que demander à la personne de faire ce qu'elle ne peut plus faire ou qu'elle n'a jamais fait (par exemple manger midi et soir au restaurant des repas que l'on n'a pas préparés) et l'empêcher de faire ce qu'elle pourrait encore faire (décider, contribuer, participer). La participation, pourtant revendiquée, écrite dans les directives et procédures, est limitée à un dispositif prévu par la loi – le conseil de la vie sociale – transformé en une procédure assommante et inutile. Le rôle du conseil, la place des résidents, la manière de l'animer, le pouvoir de l'institution dans le conseil prouvent à l'envi qu'il ne s'agit que d'une coquille vide. Et nous disions aussi plus haut à quel point, dans la convention tripartite, le résident et sa famille ne sont même pas signataires, sauf au travers du contrat passé avec la résidence. Ces contrats sont d'ailleurs parfaitement léonins dans la mesure où rien n'est négociable, pas même les clauses de la vie quotidienne.

Perdre le sens de sa vie en ne décidant plus de rien, en étant écarté de ce qui faisait de soi un sujet, ne serait-ce pas l'un des facteurs de la faible espérance de vie pour les personnes entrant en EHPAD ? De même, les statistiques montrent que les personnes démentes ont une espérance de vie en EHPAD encore moindre. Etant hébergée et donc n'habitant plus nulle part, la désorientation propre à la maladie s'accélère. Finalement, il y a un sens à la désorientation accélérée des personnes qui entrent en EHPAD : elles n'habitent plus nulle part.

Troisième problème de l'EHPAD : les personnes sont définies par leur âge, lequel définit leurs besoins.

Dit-on d'un homme politique de 75 ans qu'il est une personne âgée ? Le fait de désigner une personne comme âgée indique tout autre chose que la déploration d'une avancée en âge. On doit faire une différence entre « prendre de l'âge » et « vieillir ». Prendre de l'âge est simplement le résultat du temps qui passe. Vieillir, c'est se trouver confronté à de plus en plus de problèmes, nécessitant de renoncer progressivement à ce qui faisait sa vie. On renonce petit à petit au travail avec la retraite, ses compétences deviennent des dangers potentiels, on change de statut par rapport à son entourage et pour finir on internalise l'idée de la perte et du renoncement. Michel BILLE le dit très justement : « *J'ai fait une chute sévère, finalement sans conséquences dramatiques, mais mon entourage bienveillant, depuis, ne manque pas, dès que je commence le moindre travail manuel, de me prodiguer des recommandations de prudence: fais attention, n'en fais pas trop, tu devrais te faire aider, ce genre de choses tu devrais le faire faire, il fait chaud, pense à boire, de l'eau bien sûr... C'est drôle, il y a peu encore on se serait réjoui de mes talents de bricolage et du fait que, justement cela permet d'éviter de faire faire...* »[19].

Ce qu'institue l'EHPAD, c'est un passage. Le passage d'une vie où, malgré les diminutions progressives, et où, bien qu'on ressente le besoin existentiel de rester encore un peu maître du jeu, on signe un contrat de délégation, signature du consentement à la soumission, car il nous faut bien reconnaître qu'on est une personne maintenant âgée, ce que notre environnement nous rappelle sans cesse en nous rappelant notre « fragilité ». Fragilité par ailleurs résultat de la valeur longévité qui traverse la société (vieillir est un devoir citoyen pour satisfaire la statistique d'espérance de vie et donc il faut accepter de vivre longtemps, mais diminué) et sur laquelle l'hégémonie médicale repose. Ce contrat devient possible dès l'âge de 60 ans... Cet âge limite est symbolique, car il est le même que l'âge légal de la retraite à l'époque où les EHPAD ont été imaginés. C'est l'âge où l'on passe du côté des seniors, où l'on peut obtenir la carte de réduction SNCF pour les seniors. La symbolique de cet âge consacre aussi la distinction entre le travail et l'activité professionnelle salariée ou pas. L'activité professionnelle, qui est sortie du domaine familial et de la maison avec la révolution industrielle, est une activité hétéronome, c'est-à-dire qu'elle n'est considérée comme un travail que dans la mesure où le travail est défini par et destiné à un tiers[20]. Or, partir à la retraite ne signifie pas qu'on arrête de travailler mais bien plutôt que son travail se réautonomise. Une séparation peut s'établir entre les revenus et le travail. Le travail peut se diversifier. On peut en être entièrement responsable et en tout cas vivre une situation où sa responsabilité est reconnue (par exemple dans l'engagement associatif).

Il existe ainsi une contradiction dans la question de la définition de la personne âgée : c'est en même temps l'âge de retour de l'autonomie dans le travail et l'âge où cette autonomie commence à être fragilisée dans la

---

[19] Michel BILLE, *Ça y est je suis vieux,* blog « *L'âge la vie* », 5 septembre 2017 http://lagelavie.blog.lemonde.fr/2017/09/05/ca-y-est-je-suis-vieux/

[20] Cf. Christopher LASCH, *Un refuge dans ce monde impitoyable*, François BOURIN éditeur, 2012, p.48 puis 46 : « *La modernité est ce processus historique au terme duquel les paysans et les artisans perdirent le contrôle des moyens de production pour devenir des salariés* (...). *Dans la phase initiale de la révolution industrielle, les capitalistes arrachèrent la production du foyer pour la collectiviser à l'intérieur de l'usine, sous leur surveillance* ». Cela a transformé en profondeur la notion de travail maintenant assimilée au travail hétéronome, voire au travail salarié. Une perte d'emploi devient une perte de travail. Le travail n'est donc plus reconnu pour ce qu'il est vraiment, une activité de l' « homo faber ». Comme l'emploi se raréfie et est peut-être en train de disparaître (cf. blog de Paul JORION), cela faisait dire à Hannah ARENDT dans *Condition de l'homme moderne,* Calmann-Lévy Pocket, 1983, p.38 : « *Ce que nous avons devant nous, c'est la perspective d'une société de travailleurs sans travail, c'est-à-dire privés de la seule activité qui leur reste. On ne peut rien imaginer de pire* ».

société, dans la maison. C'est encore plus clair avec les personnes handicapées qui travaillaient en milieu protégé, bénéficiant d'aides et d'accompagnements importants. La limite des 60 ans est pour elles une sorte de couperet : elles ne peuvent plus travailler et, n'ayant déjà comme lieu de vie qu'une institution (foyer), elles ne peuvent réautonomiser leur travail. Elles perdent une partie importante des aides dont elles bénéficiaient jusque-là. L'hébergement en EHPAD se fait donc très vite et très tôt dans leur vie. Sont-elles âgées pour autant ? Ne serait-ce pas au contraire le fait de rentrer en EHPAD qui signerait l'âge ? Auquel cas l'établissement serait destiné aux personnes âgées parce que telle est la transformation que fabrique l'institution de prise en charge des aînés.

Quatrième problème de l'EHPAD : l'âge est défini par un degré de dépendance

S'il existe donc une limite inférieure d'âge pour entrer en EHPAD, il est clair que la définition de l'âge pour une personne âgée entrant en établissement n'est pas son âge réel. L'âge limite inférieur de 60 ans ne sert presque à rien. Si des personnes sont dans un « état de santé » dégradé avant 60 ans, elles obtiennent des dérogations.

Ce qui définit la vieillesse, et par extension l'EHPAD, c'est la dépendance. Voilà une notion ambiguë.

Tout d'abord, la dépendance est une caractéristique de la vie sociale où « *dans leur immense majorité, ces cinq milliards de personnes acceptent sans se poser de questions leur condition humaine comme un état de dépendance à l'égard des biens et des services à l'égard de ce qu'ils appellent le besoin* »[21]. Plus la société se développe, se modernise, et plus chacun d'entre nous devient dépendant d'un nombre croissant de personnes, d'institutions et de services. Le temps « primitif » où l'être inséré dans sa communauté pouvait répondre lui-même à la totalité de ses besoins est loin. DEVEREUX notait que « *l'authentique schizophrénie était absente à l'époque aborigène* »[22] et il attribuait cela à l'absence de contact avec la culture de dépendance propre à la modernité. Le mouvement d'acculturation à la modernité a produit une grande désorientation, qui a conduit les Mohaves dont parle DEVEREUX à développer des schizophrénies. Dans la modernité, nous sommes devenus totalement incapables de subvenir à la plupart de nos nécessités par nous-mêmes, les transformant en besoins sociaux. Ainsi peu d'entre nous sont autosuffisants pour leur alimentation ou

---

[21] Ivan ILLICH, *L'histoire de besoins*, in La perte des sens, Fayard, 2004, p.74.

[22] Georges DEVEREUX, *Ethnopsychiatrie des Indiens Mohaves,* Les empêcheurs de penser en rond, 1996, p.383.

leurs déplacements et encore moins pour les soucis de la vie quotidienne que sont les maladies ou les mal-être.

La notion de dépendance des personnes âgées est donc un regard particulier porté sur les personnes, regard cohérent avec les représentations de la vieillesse, la maladie et la mort de notre société. L'autonomie qui nous reste (préparer ses repas, prendre du paracétamol quand on a mal à la tête, conduire sa voiture), préservée grâce aux relations sociales de dépendance de proximité (conjoint, famille, voisins) existant quand on vit encore chez soi et malgré la perte de certaines capacités physiques ou mentales, disparaît lorsqu'on est « reconnu » dépendant. Car en créant ce concept de dépendance (pointant la perte des capacités), on transforme les carences en « besoins sociaux » auxquels il faut répondre, les compétences restantes devenant secondaires. En hébergeant les « dépendants », le réseau de proximité qui permettait ce minimum d'autonomie est en grande partie détruit, détruisant par la même occasion l'autonomie restante. Et tout cela avec le discours bien institué de tous les projets de service ou d'établissement de travailler à maintenir l'autonomie.

Ce regard particulier sur le devenir de la personne est celui d'une société de dépendance massive, doublé d'un regard de type médical (neuropsychologique) redéfinissant la dépendance comme une anomalie progressive de la personne vis-à-vis de son environnement immédiat. Les grilles construites pour rendre compte de l'autonomie, comme la grille IADL[23], s'intéressent exclusivement à la vie domestique[24], celle où subsiste de la vie communautaire. Ainsi, ce qui nous reste (ou pas) d'autonomie serait réduit à : utiliser le téléphone, faire ses courses, préparer ses repas, faire le ménage, la lessive, utiliser les transports, prendre ses médicaments, gérer ses finances, bricoler et entretenir la maison. Dans l'activité des EHPAD, cette grille a été transformée en grille AGGIR[25] qui cote les capacités des personnes dans ces différents domaines afin de déterminer leurs droits à l'allocation personnalisée d'autonomie (APA) et à la construction d'un « plan d'aide ». Cette grille associe aux variables « domestiques » de l'IADL, des variables « corporelles » et « mentales » : cohérence, orientation, toilette, habillage, alimentation, éliminations, transferts, déplacements. Un calcul algorithmique aboutit à un chiffre unique de 6 (autonome) à 1 (grabataire). L'algorithme est d'ailleurs complexe puisque les coefficients associés aux troubles neurologiques semblent plus élevés que les autres : avec des troubles neurologiques à type de désorientation et de troubles du comportement, le « GIR » est

[23] Instrumental Activities of Daily Living.

[24] Et donc en rien à ce qui constitue l'autonomie citoyenne.

[25] Autonomie Gérontologique et Groupes Iso-Ressources (sic). Ce genre d'appellation nous renvoie au Léviathan sanitaire, chapitre 3.

immédiatement très bas (GIR 2), signifiant une grande dépendance, alors qu'avec des problèmes purement physiques, la dépendance est moins cotée.

Il y a une dizaine d'années, les EHPAD faisaient entrer des personnes « moyennement » dépendantes (GIR autour de 4). Aujourd'hui, le GIR d'entrée se situe plutôt entre 2 et 3, sauf dans les établissements à but lucratif que les gens très dépendants intéressent moins (moindre rentabilité).

Dix ans après, les mêmes établissements, avec les mêmes organisations, et partant le même personnel, voient aujourd'hui leurs services se remplir de personnes dont les « besoins » en soins augmentent. Cela signifie aussi que la manière de ressentir l'autonomie et de remédier à sa diminution a changé. Les difficultés rencontrées dans les actes physiques de la vie quotidienne semblent mieux acceptées et le vieillissement physique vécu comme plus normal. Il faut reconnaître aussi l'amélioration de la situation et de la condition physique des octogénaires. D'une certaine façon, cette évolution des perceptions de la dépendance et du vieillissement, qui conduit les personnes dont les capacités physiques diminuent à rester plus longtemps à leur domicile, montre l'importance de la « sociabilité primaire », de la solidarité communautaire, diminuant la demande d'institutionnalisation de la prise en charge des personnes âgées. Mais cette « solidarité communautaire » est considérée comme instable et insuffisante par les pouvoirs publics qui se sont empressés de développer des services d'aide à domicile pour y remédier. Les institutions imaginent que les gens ont des besoins que seuls l'Etat et ses institutions peuvent satisfaire et que le développement de tels services est un réel progrès. Nos différentes études sur la santé dans les grandes villes françaises nous ont montré exactement le contraire : le groupe familial, le voisinage et souvent le médecin généraliste sont des référents extrêmement stables, des référents sur lesquels on peut compter[26]. Tous les autres services, et spécialement les services sociaux et d'accompagnement, voient une très rapide rotation de leurs personnels. Il nous a été rarement donné de finir une étude dans une ville avec les mêmes correspondants institutionnels.

Il est vrai que le changement dans le jugement porté sur la dépendance est également lié au coût que représente la prise en charge en institution des personnes âgées. Ce coût présente une certaine ambiguïté : une part importante est supportée par les personnes elles-mêmes. Les autres financements viennent du Conseil départemental via l'APA et de l'Etat via

[26] Jacques GODBOUT (*Le don, la dette et l'identité,* La découverte, 2000) montre à quel point les réseaux des alcooliques anonymes sont incomparablement plus présents et efficaces pour la prise en charge des personnes alcoolodépendantes que n'importe quel service d'addictologie : 24 h sur 24 et 7 jours sur 7 la personne malade peut appeler son référent et obtenir son soutien.

l'assurance maladie (en fait via les ARS). Si l'assurance maladie finance la médicalisation, les gens financent leur hébergement et l'APA les soins nécessités par leur dépendance. Le coût supporté par les résidents est très important, relativement. Dans le meilleur des cas, ils paient aux alentours de 1800 € mensuellement[27] auxquels s'ajoute l'APA, le plus souvent versée directement par le Conseil départemental à l'établissement. Cette somme représente 50 % de plus que les pensions de retraite moyennes des résidents (1284 € net en 2015)[28] et les résidents doivent puiser dans leurs économies et leur patrimoine pour « se payer » l'EHPAD. Le Conseil départemental supplée les personnes les plus démunies qui n'auraient pas les ressources pour payer l'EHPAD (Aide Sociale). Mais cette aide étant récupérable sur la succession, nombre de familles préfèrent payer dès l'instant où un patrimoine existe.

On peut comprendre les personnes âgées qui perdent certaines de leurs capacités. Ce n'est pas seulement une évolution des mentalités ou un meilleur état de santé qui leur fait attendre plus longtemps leur entrée en établissement. C'est aussi une question économique et la durée moyenne d'institutionnalisation correspond aussi à cette entrée de plus en plus tardive. La mauvaise image de marque des EHPAD (encore appelées maisons de retraite), avec leur lot de contraintes, et l'idée que l'on y va pour mourir, doit aussi entrer en ligne de compte. Personne n'accepte facilement de perdre sa liberté au nom de besoins liés à une « perte d'autonomie ». La plupart des personnes admises en EHPAD se rendent très bien compte de tout cela et les entrées sont rarement des moments de joie et de bonheur. Pourquoi alors l'organisation de la vie des personnes vieillissantes tourne-t-elle autour de cette question de la dépendance ? Elle conduit à concevoir des établissements entièrement tournés vers la dépendance, laquelle est elle-même ramenée à un déficit du corps et de l'esprit.

En somme, l'EHPAD porte bien son nom mais, en tant que sous-produit de l'hégémonie médicale et sociale, n'est pas la meilleure solution envisageable

Dans tout ce processus d'institutionnalisation de personnes âgées dans les EHPAD, il y a finalement beaucoup de violence sociale au nom de l'accueil,

---

[27] Le coût moyen, en France en 2017, est de 1949 € d'après la Caisse des Dépôts. 1801 € pour les EHPAD publics et 2620 € pour les privés. Cf.http://www.caissedesdepotsdesterritoires.fr/cs/ContentServer?pagename=Territoires/Articles/Articles&cid=1250279369535

[28] Source DREES : http://drees.solidarites-sante.gouv.fr/etudes-et-statistiques/publications/panoramas-de-la-drees/article/les-retraites-et-les-retraites-edition-2017

de la prise en charge et de la lutte contre la maltraitance. Si les soins se sont nettement améliorés et la maltraitance a été vraiment combattue avec la naissance des EHPAD, cela s'est fait dans le cadre d'un rétrécissement de l'autonomie (avec le discours du maintien de l'autonomie) et d'une pensée médicalisée de la dépendance. Dans une dialectique subtile, les personnes rentrant en établissement, parce que leur autonomie a été jugée insuffisante pour rester à la maison, perdent toute autonomie de vie. Le projet de vie personnalisé n'est qu'une blague bureaucratique destinée à satisfaire les critères technocratiques de qualité, car en définitive c'est la vie qui se met en suspens en entrant en EHPAD. L'autonomie recherchée dans les projets de service, c'est de faire encore un peu ce qu'on ne pouvait plus faire à la maison, du seul point de vue corporel. « *L'histoire de la société moderne est, d'un certain point de vue, celle de l'affirmation d'un contrôle social sur des activités jadis dévolues aux individus ou à leurs familles* (…) [conduisant à l'éclosion d'un corps professionnel] *de médecins, psychiatre, enseignants, psychopédagogues, agents au service de tribunaux* »[29] chargé de l'éducation, la surveillance, l'accompagnement et la prise en charge substitutive de tous les besoins des gens. De fait, «*les systèmes d'aide sociale et d'assurance maladie* [dont dépendent entièrement les EHPAD tant pour leur autorisation que pour leur financement] *préparent chaque individu à se couler dans un statut de patient* [où] *la médecine n'est pas loin d'exercer un monopole sur la construction sociale de la réalité corporelle* »[30]. Le fait que les deux tutelles des EHPAD soient l'assurance maladie et les services sociaux du Conseil départemental illustrent parfaitement les propos rapportés ci-dessus. L'EHPAD est bien un sous-produit de l'hégémonie médicale où les politiques sont plus soucieux « *de satisfaire les exigences de survie (les besoins) définies par des professionnels que de répondre aux revendications personnelles de liberté qui encourageaient à l'autonomie* »[31]. Grâce aux techniques et aux dispositifs modernes dont l'EHPAD fait partie, nous construisons un monde où la mort est l'ennemie, conduisant les gens à « *rôder au seuil de l'éternité* »[32]. Et ce verbe « rôder » illustre parfaitement la vie en EHPAD.

Alors donc, dans l'appellation EHPAD, tout est dit, ou plutôt non dit, juste suggéré. La suggestion émerge comme si l'EHPAD était une réponse de qualité, à laquelle, à la réflexion, il est bien difficile d'adhérer. Les évaluations faites en EHPAD n'approfondissent jamais ce dont nous parlons

---

[29] Christopher LASCH, op.cit. p.46.
[30] Ivan ILLICH, *Douze ans après la Némésis médicale,* in *Dans le miroir du passé*, 1992, p.262.
[31] Ivan ILLICH, *Histoire des besoins, op.cit.* p.78.
[32] Ivan ILLICH, *Longévité posthume*, in *La perte des sens*, op.cit. p.114.

là (cf. chapitre 11), ne s'intéressant qu'au fonctionnement et au respect des procédures sans jamais rien dire de ce qui s'y vit.

Si notre génération (les baby-boomers) veut échapper à l'EHPAD, il est plus que temps de repenser l'accueil et l'accompagnement des personnes vieillissantes, car demain nous serons les aînés. Connaissant l'inertie institutionnelle au changement, nous devons nous dépêcher.

La première démarche consisterait à abandonner cette terminologie EHPAD pour inventer un nouveau mode d'accueil, une « utopie concrète »[33] qui prendrait le contrepied de ce que signifie en réalité EHPAD.

Par exemple, maison à la place d'établissement, toutes petites structures plutôt que mastodontes, personnes de tous âges dans un mélange réjouissant, structure coopérative où chacun garde le pouvoir de décider et où les règles et procédures sont négociées et pour finir tordre le cou à la notion de dépendance en la démédicalisant le plus possible.

---

[33] Expression de José POLARD, l'un des responsables du blog « *L'âge la vie* » et président de l'association EH' Pas de Côté, EHPAD de Côté.

CHAPITRE 11

Comment juger du bien-fondé d'un EHPAD ? Comment juger de sa « qualité » ? Approche critique de l'évaluation

Ce chapitre concerne la démarche d'évaluation dans le domaine médicosocial. Il ne traite pas des essais cliniques habituels en médecine, qui requièrent des méthodologies spécifiques. Il traite de l'évaluation des établissements et des politiques médicosociales. Il reprend une publication en trois parties du blog « *L'âge la vie* » (avril 2016) et une communication faite à Toulouse (société AIR FORMATION) le 21 septembre 2012, intitulée "*Quelles sont les considérations impératives d'une vraie évaluation ?*"

Ces réflexions sont issues d'un double regard : celui d'un « évaluateur » agréé et celui d'un médecin coordinateur en EHPAD. D'un côté, ce que l'on nous demandait de faire, ce que nous pouvions malgré tout proposer, et de l'autre ce qui se passe réellement dans ces processus d'évaluation obligatoires.

Cadre général de l'évaluation des établissements médicosociaux

Toute institution médicosociale même privée est régie par des règles publiques, s'appliquant à tout établissement quel que soit son statut. Ces règles sont principalement définies dans la loi de janvier 2002. L'évaluation est une partie de ces règles, une obligation pour les établissements tant sanitaires (les hôpitaux ont une procédure d'accréditation) que médicosociaux (évaluation interne et externe).

Les établissements médicosociaux sont soumis à autorisation. Cette autorisation est conditionnée : les établissements doivent satisfaire à des réglementations en matière d'hébergement (normes de confort et de sécurité), d'hygiène (normes sanitaires), d'organisation (normes sociales) et d'évaluation (norme technocratique, qui vérifie les trois autres). Toutes ces réglementations sont en fait l'envahissement par la norme bureaucratique et l'idéologie managériale de tout l'espace de l'action et imposent des contraintes fortes aux acteurs. Personne ne peut ouvrir un établissement même purement privé, c'est-à-dire avec ses propres normes, même s'il est entièrement autofinancé.

C'est pourquoi la démarche et l'idée d'évaluation sont souvent considérées comme des processus de contrôle bureaucratique. De plus, ces procédures sont accaparées par des bureaux d'étude qui viennent plutôt de l'industrie, avec ses méthodes de certification, de normes ISO. De ce fait, même si dans le domaine du médicosocial, l'ANESM[1] a produit des référentiels de qualité, elle n'a absolument rien exigé ni des entreprises concourant à l'agrément ni des évaluateurs recrutés par ces entreprises. Ou plus exactement, le seul requis était un reporting annuel purement quantitatif et financier. Rien sur la démarche, les difficultés rencontrées ou les résultats. Les effets de l'évaluation restent strictement cantonnés aux procédures d'autorisation, de labellisation de la qualité (comme un process industriel) et destinées uniquement aux administrations. Les personnels des établissements sont loin de ces démarches. Le vécu des professionnels, des résidents et des familles est peu interrogé et en tout cas sans effet sur l'organisation. Car « *l'analyse, pour être approfondie, mobilise à certains moments l'ensemble de l'énergie du groupe qui ne peut ni ne doit entamer aucune action. Toute analyse est une expérience en soi et comme telle débouche sur de l'imprévu et non forcément sur l'action ou le projet envisagé* »[2].

La réponse à la question du jugement du bien-fondé des EHPAD est donc claire : le bien-fondé d'un EHPAD est déterminé par les ARS, avec la contribution d'experts qui « déterminent » les besoins et les réponses appropriées dans le cadre de la réglementation. Un « bon » EHPAD est celui qui est conforme aux réglementations, nonobstant la vie qu'y mènent résidents comme salariés. Il ne s'agit pas de savoir si l'EHPAD est une réponse appropriée aux vies des gens mais de savoir où les implanter, avec combien de places et pour quel type de public (par exemple s'il y aura une section – ou plusieurs – d'accueil des « Alzheimer » de type unité psycho gériatrique, PASA ou unité d'hébergement renforcé).

Pour juger de cette conformité, une évaluation en deux temps est obligatoire : évaluation interne (effectuée par les agents eux-mêmes) et évaluation externe (avec la venue d'un expert extérieur à l'institution).

---

[1] Agence Nationale de l'Evaluation du Secteur Médicosocial.

[2] Eugène ENRIQUEZ, *L'organisation en analyse*, PUF 1992, p.110.

L'évaluation interne repose sur les recommandations proposées par l'ANESM. A partir de ces recommandations, les acteurs, c'est-à-dire surtout les administratifs (DRH) et les cadres (directeur des soins), fabriquent « une grille d'observation» qu'ils vont faire remplir par quelques agents sélectionnés (aides-soignants ou infirmières). Il s'agit exclusivement de se situer par rapport aux recommandations de l'ANESM et aux normes de santé publique et d'organisation. Le remplissage des grilles est purement déclaratif. Quelques séances rapides suffisent en général à apprécier « à la louche » comment les gens qui travaillent se positionnent par rapport aux recommandations et aux normes. Dans cette démarche, la réalité des pratiques n'est ni observée ni analysée.

L'ANESM est une petite structure. Peu d'agents y travaillent, comparés aux milliers d'établissements et à l'obligation qui leur est faite de réaliser leur évaluation interne/externe avant fin 2017. L'ANESM a donc délégué à des prestataires extérieurs le soin de réaliser les évaluations, à condition de respecter quelques règles et ses recommandations (l'agrément de l'évaluateur est purement administratif et les radiations sont exceptionnelles). Car le résultat de la démarche évaluative est faible : il faut vraiment des faits très graves pour fermer un établissement… Le résultat de l'évaluation se résume à des recommandations « d'amélioration » des procédures, basées sur la mise en évidence d'insuffisances dans les reportings. La rigueur ou la méthodologie de l'évaluation n'est pas contrôlée par l'ANESM, surtout s'il s'agit d'entreprises de certification, elles-mêmes labellisées dans leur propre réseau. Assez rapidement, et au vu du retard pris dans la réalisation des évaluations (initialement, elles auraient dû être effectives, pour la première salve de renouvellement d'« autorisation » avant 2012, reporté à 2017), l'ANESM semble avoir accepté que la certification AFNOR valide au moins en partie l'évaluation interne. Bel exemple d'entrisme du lobby des entreprises de consulting. De ce fait, l'évaluation externe devient pour partie de la certification et, les experts industriels n'ayant pas une grande culture de l'action sociale et de santé, ils montrent une assez grande incompétence pour observer, analyser et juger de ce qui se passe réellement dans les établissements (en fait cela ne leur vient même pas à l'esprit).

La démarche de certification ISO par l'AFNOR, maintenant admise en lieu et place de l'évaluation ANESM, est une démarche de vérification de la conformité des organisations aux normes de procédure. Pour l'AFNOR, organisme issu de l'industrie, les normes sont purement techniques, à la différence de l'ANESM qui a fait un réel effort de production de recommandations de « bientraitance ». Que sont les normes industrielles dans le médicosocial ? Essentiellement des normes décrivant le « *process* » de production et son « *reporting* ». Par exemple, un soin doit être pensé en fonction de besoins identifiés (et donc une procédure d'identification doit être repérable, par exemple via le « projet de vie personnalisé »), programmé et planifié et sa réalisation « tracée ». Il importe donc plus, dans cette approche, de savoir si le process existe et s'il est respecté, que de savoir si les soins sont adaptés ou nécessaires et si leur réalisation s'est faite dans les règles de l'art. Ainsi, des infirmières qui distribuent des médicaments doivent tracer, valider la distribution. Savoir si la personne a effectivement pris ses médicaments importe peu. Le certificateur pourra vérifier aisément si, résident par résident, le process et le reporting sont bien conformes à l'attendu. Ce qui n'est pas sans poser, d'ailleurs, des problèmes de confidentialité et de secret médical puisque les traces sont incluses dans le dossier en principe confidentiel du patient et que l'observation des traces se fait sans anonymisation des dossiers. Cela rappelle les procédures d'accréditation des hôpitaux dans lesquelles, par exemple, un radiologue est censé devoir annoncer les résultats de ses examens à un patient. En démarche procédurale, il suffit de l'avoir fait et de pouvoir le prouver. Savoir comment cela se passe, si le patient a été entendu, a compris et dans quel état il était ensuite n'importe pas dans cette approche. Cela renvoie aussi à la procédure judiciaire, dont le respect pointilleux tend à devenir plus important que l'établissement de la vérité ou la réalité des faits, la procédure étant censée garantir l'établissement de la vérité. Ainsi peu importent les projets de vie, leur contenu ou comment ils ont été élaborés et encore moins si l'information ainsi collectée a une utilité ; l'expert vérifiera si ces projets existent dans l'institution et quelle est la proportion de résidents pour lesquels un tel projet existe. En deçà d'un certain seuil défini par la norme ISO, l'établissement recevra une alerte de non-conformité avec un calendrier pour y remédier. On peut comprendre pourquoi, à l'approche de la venue de l'expert, tous les services imposent à leurs agents la mise à jour des projets de vie. Qu'on s'empressera d'oublier (que pourrait-on en faire, en réalité ?) une fois l'expert reparti!

A l'AFRESC[3], qui avait été agréé ANESM, nous proposions une autre démarche d'évaluation, alternative à ces pratiques normatives. Nous suggérions une sorte d'arrêt sur image, à laquelle nous associons agents, administration, résidents et familles. Il s'agissait pour nous d'une démarche coopérative. Tout devait être construit et pensé collectivement, à commencer par ce sur quoi il était judicieux de s'interroger pour comprendre ce qui se passait dans les établissements. Les méthodes d'observation devaient s'intéresser à la pratique réelle et pas seulement à une sorte de check-list de procédures. Bien évidemment, cela imposait d'abord une construction sérieuse de « l'évaluation interne », sérieuse en ce sens que les questions que

[3] Association pour l'Action, la Formation, la Recherche et l'Evaluation en Santé Communautaire (www.afresc.org).

l'on se posait et pour lesquelles nous voulions construire une observation devaient conduire à une véritable observation qui dépasse le déclaratif des uns et des autres ou le reporting. Cela supposait une méthode d'observation négociée et ensuite une possibilité d'entendre chaque personne, chaque agent individuellement avec un respect total de la confidentialité. Dans cette démarche coopérative, l'évaluateur externe n'était donc pas un agent vérificateur de l'existence d'une démarche (réponses – le plus souvent stéréotypées – aux questions élaborées avec le référentiel ANESM), mais travaillait en profondeur avec les acteurs pour essayer de savoir si les réponses aux questions retraçaient bien la réalité vécue et si on pouvait en faire quelque chose non seulement dans les pratiques professionnelles mais aussi dans l'institution et ses procédures, ses conflits et sa bureaucratie. Autrement dit, l'évaluation devait aussi comporter une analyse institutionnelle. Lors d'une réunion à l'ANESM, nous avions évoqué cette question méthodologique et ses incidences financières. Nous étions une petite entreprise associative à but non lucratif, ce qui rendait possible de budgéter une telle démarche. Nous avons été pris à partie par la quasi-totalité des autres participants, représentants des entreprises provenant du secteur « contrôle qualité » des entreprises. Ils nous reprochaient de casser les prix et de proposer des démarches trop longues et inutiles. Nous avons essayé de tenir bon. Sans aucun soutien de l'ANESM qui n'a pas été capable d'autre chose que de nous sanctionner pour… défaut de reporting financier. Nous avons pu tester cependant la force et la validité de démarches coopératives en évaluation, ainsi que leurs effets pour l'évolution de l'offre. Mais nous avons aussi compris que l'évaluation attendue n'était que du contrôle de conformité. Notre association a alors décidé de renoncer à son agrément. Le contrôle de conformité a peut-être un sens pour produire des médicaments ou des voitures mais devrait être une partie résiduelle de l'évaluation des établissements médicosociaux.

Quelques années après, nous avons exercé la fonction de médecin coordinateur dans plusieurs établissements du sud de la France. Le processus d'évaluation ANESM était en cours. Des groupes de travail avaient été constitués dans chaque établissement, précédés par la venue d'un groupe de contrôle qualité de la DRH. Ce dernier, ne faisant pas partie de l'équipe, voulait contrôler le respect des procédures par les soignants, afin de préparer la venue non pas de l'évaluateur mais du certificateur de type AFNOR. Cela posait un problème : ses membres se permettaient d'examiner les dossiers des résidents, pourtant confidentiels. Pas de problème disaient-ils puisqu'ils étaient mandatés par le directeur général. Mais la loi dit bien que la consultation d'un dossier n'est pas autorisée en dehors des soignants. Toute autre utilisation doit être anonymisée. Il était évident qu'il y avait là abus administratif et le but d'une telle démarche était bien de pouvoir repérer le travail de tel ou tel agent. Nous étions loin tant de la loi que d'une démarche de co-construction, pourtant énoncée par l'ANESM. Mais ce n'est pas tout. Devant cela, nous avons demandé à parler en tête-à-tête avec l'évaluateur externe, le seul jour où il est venu dans l'établissement, ce qu'il a immédiatement accepté... pour ne respecter en rien la confidentialité. L'institution a considéré cette demande comme une faute lourde. Autrement dit, tout était fait pour éviter un regard extérieur sur les (dys)fonctionnements internes. Cette évaluation n'était qu'une obligation en vue du renouvellement de l'autorisation, pour pouvoir continuer à faire tranquillement ce qui était fait jusqu'alors et sans aucune analyse d'aucune sorte.

Nous avons donc changé d'institution et de fonction en devenant médecin traitant et non plus médecin coordinateur. Au moment où nous écrivons, l'évaluation est en cours. Nous le savons parce que, de temps en temps, ont lieu des réunions de groupes de travail. Il est peu probable que les équipes voient un jour l'évaluateur externe et il est peu probable que les équipes aient un retour de cette évaluation.

On peut dire aujourd'hui qu'une réelle évaluation des EHPAD n'existe pas. C'est regrettable, parce qu'une démarche d'évaluation est un moment refondateur et formateur si elle est bien menée. Mais est-ce cela que les institutions et les établissements attendent ? Et ce d'autant plus que nombre d'établissements sont maintenant à but lucratif ? On trouve bien sûr dans les établissements un grand nombre de recommandations de bonne pratique (AFNOR, ANESM, charte du résident, MOBIQUAL), parfois de simples produits commerciaux surfant sur la qualité recherchée par les acteurs (*humanitude* en est l'exemple le plus flagrant). Mais le processus d'interrogation sur les pratiques existe peu, souvent cantonné aux réunions d'équipe, lesquelles se déroulent en l'absence complète des gens concernés ou de leur entourage (les résidents et leur famille).

Ces procédures ne nous permettent pas de juger de la qualité de l'accueil et de la vie des résidents dans les établissements. Quelles seraient alors des procédures plus adaptées ?

Comment en est-on arrivé là ?

Les méthodes utilisées dans le processus institué de l'évaluation font partie des méthodes et outils organisationnels des établissements médicosociaux tels que la bureaucratie les envisage. Cette bureaucratisation provient en fait des procédures les plus formalisées issues de l'industrie. Ce n'est pas un syllogisme que de rapprocher industrie et bureaucratie : la bureaucratisation prend en effet son origine historique dans la manière dont les grandes entreprises se sont historiquement organisées. Ce n'est que tardivement que les gouvernements et l'Etat ont aussi adopté ces méthodes et il est erroné de prendre l'Etat comme modèle de la bureaucratisation. Cette bureaucratie est théorisée dans la « science du management » et préside à l'organisation de la production avec, dans sa version la plus moderniste, le discours sur l'acteur responsable qu'il faut guider. Taylor en a été l'un des fleurons...

L'histoire récente de l'évolution du monde sanitaire et médicosocial montre une tendance nette à se penser et instaurer des fonctionnements de type industriel. Evaluer ces dispositifs revient à penser les services aux personnes comme le résultat d'une production industrielle. « *Tout le néomanagement et le new public management, et en France la Révision Générale des Politiques publiques (RGPP), reposent sur la fétichisation de cette évaluation quantitative systématique à base de reportings et de benchmarkings. Peu importe en définitive que les indicateurs d'efficacité retenus soient le plus souvent tous plus arbitraires les uns que les autres. L'essentiel, pour satisfaire au dogme, est qu'il y ait une évaluation quantifiée, qui rappelle l'objectivité des prix du marché et qui permette de penser universellement les acteurs sociaux comme de simples producteurs de biens et de services, marchands ou quasi marchands* » [4] . L'incitation à l'évaluation des administrations et des services publics promue par Michel ROCARD à la fin des années 80 montre à quel point le monde de l'industrie, le monde de l'administration et le monde politique sont en fait une seule et même entité.

Notre société moderne (disons depuis le 19e siècle) a tenté d'éliminer la question des valeurs, en la rationalisant sous la forme univoque de « La Valeur » : l'être humain moderne débarrassé des valeurs serait un être égoïste et calculateur motivé par son seul intérêt, un agent purement économique. Nous agirions rationnellement en fonction de la loi de l'intérêt, c'est-à-dire la loi économique et le prix serait la juste mesure de cet intérêt. Valeur et prix sont devenus synonymes. Or « *ce qui spécifie l'évaluation, c'est la notion de valeur, non pas au sens économique mais philosophique du terme* ». Ainsi « *il ne devrait y avoir évaluation qu'au moment où quelqu'un déclare qu'*[une mesure] *est, ou non, acceptable, qu'elle signifie tel ou tel type de qualité, au moment où émerge le qualitatif dans le quantitatif* (...) *où elle représente l'irruption de discontinuités de valeurs dans des systèmes continus* »[5].

En pratique [cette] *méthode bureaucratique revient invariablement à ignorer toutes les subtilités de la vie sociale réelle pour tout réduire à des recettes mécaniques ou statistiques préconçues.* (...) *il s'agit d'appliquer*

---

[4] Alain CAILLE, in Jérôme MAUCOURANT, *Avez-vous lu POLANYI ?, Champs essais 2011, p10.*

[5] Jacques ARDOINO et Guy BERGER, *L'évaluation comme interprétation* in Revue POUR n° 107 « *L'évaluation au pouvoir* », Privat, juin 1986, pp.120 et 122.

des modèles préexistants très simples à des situations complexes et souvent ambiguës »[6].

Le problème du passage d'une évaluation centrée sur les valeurs à un dispositif de contrôle bureaucratique tel qu'exprimé par D. GRAEBER montre que tous ces processus de contrôle, de reporting, voire de « participation », confisquent « *toute possibilité de communication ou de signification* [et sont] *l'essence réelle de la violence* »[7].

Juger de la valeur d'un EHPAD en quantifiant un process de production normé, c'est faire comme si la relation de service (apporter une aide à une personne en besoins) fonctionnait strictement comme une relation marchande, laquelle consiste à produire un bien ou un service, le proposer à des « agents économiques » qui « vont faire un choix rationnel » en utilisant ces biens, garantir la qualité du service, juger de sa conformité à un ensemble normatif.

Derrière ce raisonnement se cache un dogme : le néolibéralisme et le TINA (There Is No Alternative) jadis proclamé par Margaret THATCHER, Premier ministre anglais des années 80. Au cœur de ce dogme « *règne l'idée que l'Homme étant par nature un Homo Oeconomicus, le seul mode de fonctionnement social, le seul milieu qui convienne véritablement est le Marché, et que celui-ci, selon la formulation du principal théoricien du néolibéralisme Von HAYEK , est un ordre spontané qui s'impose naturellement, de lui-même, en raison de l'avantage sélectif qu'il présente sur tous les autres ordres* »[8].

Il s'agit d'une irruption de l'économisme dans l'analyse et la compréhension des phénomènes sociaux. Ou plus exactement, de la réduction à l'économie mathématique de l'analyse des phénomènes sociaux. Si on ne peut oublier qu'« *un domaine libre de toutes normes n'existe pas dans la société humaine* »[9], le système normatif proposé à l'évaluation des EHPAD est celui des normes de marché (l'efficacité des actes nécessaires au service) et non des normes de la considération que l'on doit à nos aînés. Et ceci est un choix conscient de management, non une démarche naturelle, inéluctable ou indispensable. Il y a bien sûr une dimension économique dans les EHPAD, mais elle est enchâssée (« embedded »[10]) dans la structure humaine et sociale où les services effectués devraient être considérés à l'aune du bien-être des

---

[6] David GRAEBER, *Bureaucratie*, les Liens qui libèrent, p.92.

[7] David GRAEBER, op.cit. p.123.

[8] Alain CAILLE, op.cit. p.10.

[9] Karl POLANYI cité dans Jérôme MAUCOURANT, op.cit. p.27.

[10] L'« embeddednes » (enchâssement) de l'économique dans le social est l'un des concepts clés de POLANYI.

personnes et non de la réalisation de l'acte en soi. Mesurer la proportion des actes tracés ou observer si les chariots ne traînent pas dans le couloir ne dit rien sur le vécu des résidents – même si cela peut constituer une alerte – mais parle de l'organisation productive. Et de sa conformité aux normes d'organisation, lesquelles relèvent d'une approche rationalisée et rationalisatrice des relations humaines, une approche syllogistique : un acte bien fait est un acte fait, un acte fait est un acte tracé, un acte bien fait est donc un acte tracé. Peu importe alors qu'il ait été réellement réalisé. Le système de production est réglé comme une machine, le réglage résidant dans le contrôle de ce que fait chaque agent, les règles étant celles des normes de « bonne pratique ».

Penser (autrement) l'évaluation

Nous allons maintenant éclaircir le sens du mot et de la méthodologie de l'évaluation afin d'envisager une pratique de l'évaluation plus adaptée au secteur médical et médicosocial.

Au fondement de toute évaluation, on se pose des questions à propos d'un projet, d'une action, etc. Nous souhaiterions savoir si notre réponse est valable, s'il faut l'améliorer ou au contraire la laisser tomber, si nous nous y prenons correctement, si elle répond aux besoins de gens à qui elle est adressée. Evaluer est donc un processus de connaissance. Nous verrons que ce processus de connaissance est toujours partiel.

Evaluer c'est essayer d'en savoir un peu plus

Prenons un premier exemple qui devrait être facilement compréhensible : je voudrais savoir si mon fils est grand ou petit (ce qui signifie que savoir s'il est grand ou petit me préoccupe et a de l'importance pour moi). Pour répondre à cette interrogation, j'ai mesuré mon fils. Il mesure 80 cm. Ai-je ma réponse ? Est-il grand ou petit ?

Non, bien entendu, je n'ai pas ma réponse : une simple mesure de sa taille est insuffisante pour répondre à ma question. En effet, quel âge a-t-il ?

Je précise donc : mon fils de 4 ans mesure 80 cm, est-il grand ou petit ?

En regardant les courbes de croissance du carnet de santé, je m'aperçois qu'il « devrait mesurer » entre 95 et 110 cm. Dois-je commencer à m'inquiéter (il est *objectivement* petit) ?

Depuis sa naissance, sa courbe de croissance l'a toujours montré plus petit que son âge. Mais sa courbe de croissance est parallèle à la courbe du carnet de santé.

J'ai juste oublié de préciser : mon fils est un enfant adopté et il vient de la tribu des Pygmées.

Chercher une réponse à cette question banale suppose une série d'investigations successives dont aucune n'est en soi l'évaluation mais dont chacune est nécessaire au processus de connaissance. Ainsi l'évaluation n'est pas la mesure (la taille), n'est pas la comparaison à un référentiel ou une norme à un âge donné (les courbes de croissance du carnet de santé), n'est pas la multiplication des indices (il est d'origine pygmée) mais bien l'interprétation que l'on va faire de tous ces éléments dans un contexte social, culturel ou politique, mais aussi dans un contexte cognitif (par exemple, le fait que la question soit posée à un médecin n'aura pas le même sens que si elle est posée au couturier, chacun va avoir un système de référence qui lui est propre) où la taille d'un garçon va avoir de l'importance. L'évaluation ne consiste pas seulement à attribuer de la valeur à la taille (ou au niveau de mathématique d'un élève, peu importe), mais bien plutôt à produire une interprétation conditionnant l'appréciation ou le regard que l'on porte sur la situation, et in fine, l'action à mener ou pas. C'est pourquoi savoir si les médecins mesurent bien régulièrement la taille de leurs patients ne suffit pas en matière d'évaluation si on n'examine pas le résultat de la mesure en matière d'interprétation et de sens. Une simple notion de « taille notée dans le dossier » est tout aussi insuffisante que le fait de savoir que mon fils mesure 80 cm. L'ensemble de nos investigations, c'est autant d'indices qui vont nous permettre de nous faire une opinion (comme le détective qui recherche des indices). C'est dire l'importance de ces indices et donc de la manière dont on va les identifier et les utiliser.

L'évaluation est ainsi un jugement qui, reprenant plus ou moins rigoureusement un certain nombre d'indices, les interprétant dans un contexte de sens, va être opéré sur la valeur d'une action ou d'une situation. L'enfant « trop petit » ne l'est que par rapport à des références culturelles, des normes et des nécessités que l'on se donne ou pas d'agir. La taille notée dans le dossier peut être fausse et l'absence de notification dans le dossier ne signifie pas forcément que le médecin n'a pas fait son travail.

Evaluer consiste à élaborer un jugement de valeur

Le jugement est « l'essence » de l'acte évaluatif[11], le mot EVALUER contient sémantiquement ce sens.

En effet, si on sépare le premier E de *évaluation* du reste du mot (E / VALUER), il reste « VALUER » qui est une anagramme de VALEUR. Autrement dit, évaluer c'est *faire ressortir la valeur* d'un événement, d'une pratique. Pour comprendre ce qu'est ou devrait être une démarche d'évaluation, il convient de préciser au préalable ces 2 notions : faire ressortir et valeur.

Commençons par la valeur

Rappelons que chacun de nous a des conceptions sur tout, dès sa plus tendre enfance. Dans nos conceptions, outre les savoirs, les connaissances, l'expérience, nous avons des valeurs, c'est-à-dire des préférences dont les origines sont souvent lointaines. Ces préférences sont le plus souvent tacites. C'est leur caractère caché, non-dit, qui rend l'analyse de certains faits si difficile. Ainsi en est-il de ce « contrôle au faciès » reproché à la police : est-il un résultat objectif lié au fait que la majorité des actes de délinquance ont lieu dans des quartiers difficiles dans lesquels vivent en majorité des étrangers ? Ou s'agit-il d'une tendance au racisme dans la police nationale ? L'éventuel racisme de certains policiers ne va en général pas s'exprimer ouvertement (sauf exception). Il va plutôt s'exprimer à travers des actes qu'eux-mêmes jugent normaux. La « valeur » racisme est donc peut-être à l'œuvre dans la pratique policière. Si l'on veut essayer de comprendre pourquoi certaines catégories de population sont arrêtées plus souvent que d'autres par la police, on ne peut donc pas ignorer la possibilité que le racisme soit vraiment à l'œuvre (y a-t-il racisme ou pas ? Est-ce une valeur portée par les policiers en tant que corps social ?). Mais pour pouvoir aller au bout de cette interrogation, il faut être simultanément convaincu du caractère négatif du racisme (sinon pourquoi s'intéresser au racisme ?). Autrement dit, la question des valeurs est de première importance pour comprendre les pratiques sociales.

Nous le notions plus haut, notre société moderne (disons depuis le 19e siècle) a tenté d'éliminer, en la rationalisant, la question des valeurs. Il s'agissait de bâtir une observation objective exempte de toute valeur. L'observation scientifique devrait être reproductible quel que soit l'observateur. C'était

[11] Et la faculté de juger une caractéristique essentielle de l'homme vivant en société. H. ARENDT rappelle dans « *Juger, lectures de la philosophie politique de Kant* », Seuil, 1991, combien le langage est une spécificité de l'homme qui lui permet de porter des jugements et de construire ainsi une société.

oublier que l'observateur est déjà pris dans un ensemble de valeurs et de normes, de traditions et de savoirs qui orientent ses préférences, y compris pour son objet d'observation et les attentes qu'il a de l'observation (les résultats attendus)[12]. Mais la question des valeurs ne pouvait pas être aussi facilement mise de côté. L'approche scientifique a donc essayé de résoudre la permanence de la question des valeurs en la transformant grâce à une méthode de mesure unique et reproductible, universelle : la réduction mathématique au travers de la quantification. Ce fut la création par la science économique de la mesure de la valeur. L'examen des valeurs au travers de La Valeur économique conduit à définir une valeur par son *prix* sur un marché de l'échange[13], c'est-à-dire que n'aurait de valeur que ce qui aurait un prix et réciproquement. Quelques exemples montrent aisément que la question du prix est insuffisante à objectiver notre système de valeurs : pourquoi sommes-nous prêts à payer plus cher une BMW qu'une Peugeot : la différence de prix signifie-t-elle quelque chose d'objectif ? Pourquoi attachons-nous des valeurs « sentimentales » à des objets sans valeur économique (la valeur, l'importance d'un cadeau ne tient pas exclusivement, loin de là, à sa valeur marchande)? Des expériences marketing célèbres avaient été menées par la marque Swatch qui avait vendu la même montre (fabriquée quelque part en Asie par cette firme suisse) un prix différent selon qu'il était indiqué « fabriqué à Taïwan » ou « fabriqué en Suisse » (nous vous laissons deviner pour lequel des deux les gens étaient prêts à payer le plus cher). Le prix n'est donc qu'un reflet très partiel et incertain des valeurs qui ont essentiellement une dimension symbolique, construite sur des *représentations sociales*. Ce n'est donc pas une mesure objective de la valeur.

La valeur dont il est question en évaluation concerne le sens et l'importance que les gens attribuent à un objet, un service, une personne. La hiérarchie des valeurs symboliques étant parfaitement arbitraire, l'évaluation consiste en première intention, en première démarche, à « faire émerger » la nature et le sens des valeurs qui mobilisent les gens, ce qui est évidemment difficile puisque leur objectivation par la science économique – considérée comme la seule vraie science humaine par certains du fait de ses modélisations mathématiques – n'a pas résolu le problème. L'économie ne nous dit pas pourquoi en effet :

- Un mort en avion compte beaucoup plus qu'un mort en voiture.
- Les hommes préfèrent les blondes.
- Il faut être maigre (ou au contraire obèse … pour une femme touareg).

[12] Cf. chapitre 6 sur la santé mentale : l'observation psychiatrique est le résultat d'interactions entre l'observateur et l'observé.

[13] C'est-à-dire la somme d'argent qu'un acheteur potentiel est prêt à dépenser pour obtenir un objet ou un service.

- Il faut être bronzé (ou pâle … au 19e siècle).
- Le bac général vaut plus que le bac techno et le bac S a plus de valeur que le bac L, les maths plus que le dessin.

Sauf à nous dire que « l'agent économique » sera prêt à payer plus pour ses préférences (par exemple les mannequins maigres sont plus nombreux et très bien payés). Mais pourquoi est-il prêt à payer plus ? La science économique ne nous le dit pas, sauf à revenir vers une approche sociologique ou anthropologique très qualitative.

Ces valeurs sont le résultat de constructions collectives, parfois manipulées (par le marketing, par les politiques, par les religions, par les médias) et le plus souvent implicites.

Dans l'évaluation, il y a donc nécessité d'un temps pour mettre en évidence ces implicites qui guident nos préférences afin de pouvoir opérer un jugement sur la valeur. En essayant de ne pas faire ce qu'on appelle un *jugement de valeur* qui relèverait de l'arbitraire (c'est-à-dire considérer ces implicites comme allant de soi).

Faire ressortir des valeurs : la question des analyseurs

Avant de commencer un processus d'évaluation, il faut donc s'interroger sur les raisons qui nous poussent à nous poser telle ou telle question ainsi que le cadre général de pensée dans lequel nous construisons notre interrogation. La CNSA et l'ANESM[14], organismes de tutelle des établissements pour personnes âgées ou handicapées, se sont légitimement intéressées aux prescriptions faites par les médecins aux personnes âgées. Les prescriptions de médicaments, particulièrement chez les personnes âgées, posent en effet de graves problèmes de santé publique : le nombre de médicaments prescrits est si important (10 en moyenne par résident et par jour) que l'on estime que la moitié des accidents de santé chez ces personnes sont *iatrogènes*[15]. Cependant le référentiel construit par les tutelles s'est intéressé exclusivement à la forme des prescriptions : l'ordonnance comporte-t-elle les coordonnées complètes du praticien, le nom et le prénom du malade, son poids, sa date de naissance, le nom du médicament, sa posologie, la durée du traitement, etc. Toutes choses évidemment indispensables, mais dont le plus ou moins grand respect n'influe pas radicalement sur l'état de santé des

[14] Caisse Nationale de Solidarité pour l'Autonomie / Agence Nationale de l'Evaluation du Social et du Médicosocial.

[15] C'est-à-dire les problèmes posés par les actes médicaux.

personnes considérées (le pharmacien vient faire un filtre expert et efficace). L'analyse de la *pertinence* des prescriptions ne fait pas partie du référentiel.

Par-là, nous signifions quelque chose d'importance : ce à quoi (et pourquoi) implicitement ou explicitement nous nous intéressons (en tant qu'acteur ou en tant que tutelle et bien évidemment en tant qu'évaluateur) conditionne le regard que nous allons porter sur la réalité. Nos cadres de référence (théoriques, mais aussi culturels ou idéologiques) vont nous orienter vers tel ou tel centre d'intérêt et nous faire développer certaines méthodes plutôt que d'autres (le regard sur l'IVG est différent selon qu'on milite au planning familial ou qu'on est un fondamentaliste chrétien). Notre regard est entraîné, conformément à notre formation et notre expérience, vers tel ou tel aspect de la situation que nous voulons observer.

Il nous est donc impossible d'appréhender l'intégralité de la réalité que l'on voudrait observer, c'est-à-dire d'être un expert total et omnipotent. Que signifierait une telle possibilité ? Un tel désir de connaissance, d'objectivation totale d'une réalité – souvent attendue de l'évaluateur – relève d'une conception totalitaire de la société : tout savoir pour tout contrôler et tout maîtriser. C'est une position normale pour le petit enfant qui présente un délire de toute puissance. Mais pour un adulte, cela relève d'une névrose grave, malheureusement très répandue.

Il faut donc affirmer que l'évaluation ne peut pas tout savoir, tout objectiver, tout montrer.

Ne pouvant observer qu'une petite partie de la situation qui nous intéresse, et les motifs de notre intérêt étant très complexes, la première étape d'une évaluation devrait donc être de clarifier autant que possible les modes de compréhension de la réalité que nous utilisons implicitement et explicitement (nos conceptions, nos points de vue sur les choses). Se lancer dans une évaluation impose de clarifier les présupposés tant des évaluateurs que des acteurs concernés par cette évaluation (valeurs et approches théoriques) : un économiste libéral n'aura pas le même regard sur le fonctionnement d'une entreprise qu'un économiste alternatif et encore moins qu'un sociologue ou un psychologue du travail. Les soubassements (théoriques comme implicites) de nos regards sont fondamentaux à expliciter. Cette clarification suppose de construire de manière explicite des *analyseurs*, outils d'aide à la compréhension des cadres de référence (théories et valeurs) mis en œuvre dans les méthodes d'évaluation que l'on développera en tant qu'évaluateur. Il s'agit de sortir de l'ésotérisme technocratique.

Il ne peut donc y avoir en évaluation de questionnaires tout prêts, de référentiels fournis par les institutions, sans que l'on puisse en analyser les soubassements conceptuels et identifier les valeurs de leurs auteurs. Autrement dit, les méthodes de mesure, les outils de l'évaluation ne peuvent être valablement utilisés que si cette étape d'explicitation a été sérieusement réalisée et a permis de construire la méthodologie d'observation, de mesure, d'interprétation.

La définition provisoire que nous pourrions donner de l'évaluation est maintenant la suivante : *l'évaluation est un processus de connaissance, jamais abouti, jamais total, qui nous aide à entrevoir un peu mieux la réalité qui nous entoure* et *dans lequel l'évaluateur doit rendre explicites ses analyseurs et mettre en évidence les valeurs qui sous-tendent son agir et l'agir des acteurs.* Ces explicitations sont le premier temps obligé de l'évaluation. Evidemment rarement réalisé…

La question des indicateurs, des critères et des normes

Si acteurs et évaluateurs ont pu expliciter les valeurs, ont pu présenter et expliquer leur cadre de référence théorique, déterminer *l'objet* de leur recherche, alors peut se mettre en place la démarche d'observation de la réalité proprement dite de l'évaluation, c'est-à-dire la manière, les outils et les techniques d'observation et de mesure qui vont nous permettre de mieux comprendre cette réalité qui nous entoure.

Illustrons la démarche par l'exemple suivant : comment réagirais-je si mon fils qui est en classe de 4e a eu un contrôle de connaissance en mathématiques et que sa note est de 9,5 sur 20 ?

Notre réponse la plus habituelle et presque immédiate est un jugement sur la valeur à attribuer à cette note :

- Il n'a pas la moyenne.
- Il n'a pas assez travaillé.
- Il n'a pas compris.
- Et sa dernière note ?
- Et la moyenne de la classe ?

Ces conclusions montrent l'importance que nous attribuons à ce résultat. Aurions-nous réagi de la même manière s'il s'agissait d'une note en dessin ?

Pour faire ces commentaires et juger notre fils, il nous a fallu mobiliser (implicitement) un certain nombre d'outils et de méthodes :

- Une norme : être performant en maths. Pour quoi faire ?
- Une valeur : on accorde plus d'importance aux maths qu'au dessin (dans les familles, dans la société, dans les établissements, voire dans les barèmes de notation).

- Un indicateur : le niveau dans la discipline.
- Une mesure : 9,5.
- Un instrument de mesure : le contrôle (devoir sur table).
- Une méthode de mesure (le barème attribué à chaque question et à chaque réponse).
- Un critère : 10/20 est la « moyenne » qu'il faut atteindre pour être au niveau (et passer dans la classe supérieure, réussir son examen).
- Une démarche de comparaison (avant / après, ici et ailleurs).

C'est bien l'ensemble de ces éléments qui nous permet de juger le résultat. En effet si dans notre société on faisait la promotion de la poésie plutôt que des mathématiques, le jugement porté sur le 9,5 en maths serait très différent. De même peut-on contester l'indicateur niveau de connaissance en mathématiques : n'y a-t-il pas d'autres manières de percevoir si un enfant a fait son travail – compréhension, travail pour essayer de comprendre, intérêt qu'il porte au sujet ? En cherchant à objectiver d'autres éléments de l'apprentissage d'une discipline, on changerait de regard sur l'enfant et son avenir. Autrement dit le choix de l'indicateur est déterminant pour l'observation et la mesure et cette observation peut être déterminante dans la vie d'une personne ou d'une institution.

La note est le résultat d'une mesure

Elle est obtenue grâce à un instrument de mesure et une méthode de mesure. 9,5 est un peu arbitraire et peu de chose le sépare de 10. Un autre correcteur aurait peut-être réparti les points autrement (d'où la double correction parfois). Si en maths les choses semblent à peu près « objectives », que dire de la philosophie ou des évaluations nationales de niveau ? Malgré ces réserves, la mesure est rarement contestée tant la méthode de mesure semble simple et évidente : un contrôle de maths, des exercices faits en classe et en temps limité, cela va de soi. En fait cela ne va pas de soi : il est facile de comprendre à quel point le résultat de la mesure peut varier en fonction du contexte, de l'environnement de la mesure. Le poids d'une personne, dont la mesure consiste simplement à faire monter la personne sur une balance, change de manière importante selon l'heure de la journée (entre le matin et le soir, avant ou après le repas, habillé ou nu et selon la balance, etc.). Il faudrait pouvoir répéter les mesures exactement dans les mêmes conditions pour pouvoir les comparer. La tension artérielle varie selon l'heure, le stress, la fatigue, l'exercice ou l'activité physique ou intellectuelle ; quels sont les médecins qui en tiennent vraiment compte dans la mise en route d'un traitement antihypertenseur ? On peut en dire autant des conditions dans lesquelles se déroule la mesure ayant conduit à noter l'élève : un examen est

souvent stressant et la « performance » de l'élève très différente de sa capacité réelle. Autrement dit, une mesure n'est jamais objective et son résultat est le produit de facteurs indépendants de la technique de mesure, aussi sophistiquée soit-elle. Les ordinateurs des traders, qui réagissent à des milliards d'informations à la seconde, sont quand même pilotés par les émotions du trader, ses idées et sa manière d'envisager les choses.
S'il faut une mesure pour faire de l'évaluation, la mesure est en tout point un instrument imparfait, qui ne montre qu'une toute petite partie d'une réalité (même si elle peut servir d'alerte) et qui ne mesure que ce que l'on a décidé de mesurer (l'indicateur choisi détermine la mesure et donc le résultat de la mesure[16]). D'où l'importance de la négociation sur les indicateurs et leur mesure dans tout processus d'évaluation.

Le barème

C'est un outil encore plus arbitraire, de même que l'échelle de la mesure. On s'aperçoit par exemple que l'échelle de notation de 0 à 20 et le critère de 10/20 conduisent les enseignants à éliminer les notes extrêmes (entre 0 et 4 et entre 16 et 20). La répartition statistique des notes entre 0 et 20 a tendance à suivre une courbe de Gauss. Certains enseignants notent en fait entre 8 et 12. Et pourquoi choisir 10/20 ? Cela n'est pas toujours le cas. Ainsi, dans les années 70, la note minimum pour réussir le bac sans oral de rattrapage était 12/20. Mais à l'oral, la note de 10/20 était suffisante. Les professeurs se sont vite aperçus que les élèves ayant entre 10 et 12 seraient forcements reçus à l'oral, ce qui a conduit au changement du critère.
D'autres manières d'élaborer des barèmes existent : par exemple le concours (ce n'est plus la note en soi, le résultat de la mesure qui compte, mais l'ordre des notes des différents candidats). Ou plus sophistiqué : le barème de la question est inversement proportionnel au pourcentage de candidats qui répondent correctement à la question, c'est-à-dire que plus le nombre de bonnes réponses est élevé et plus le nombre de points attribué à la question est faible. La note n'est plus interprétable comme « niveau de connaissance » mais sert seulement, comme dans les concours, à étalonner les candidats entre eux. Dans les concours comme le CAPES, il se peut que des candidats ayant 4/20 soient admissibles, ce qui n'est pas sans poser des questions sur la valeur de nos futurs enseignants. Il est bien préférable de construire des barèmes permettant au dernier reçu au concours d'avoir 10/20. Il suffit pour cela d'un bon algorithme. Le critère est lui aussi parfaitement arbitraire et repose sur un consensus rarement débattu (en 68, on a voulu supprimer le critère en notant de A à E. On a vu apparaître rapidement le critère discriminant « C – »).

---

[16] Selon l'adage bien connu que si vous donnez un marteau à un ouvrier, il plantera des clous.

La question des critères et de leur élaboration est cruciale en évaluation

A partir de quand estime-t-on qu'une personne est diabétique ? Ou hypertendue ? Pour le diabète, ces dernières années, les indicateurs se sont diversifiés et les critères se sont distendus. Ainsi plusieurs indicateurs décrivent maintenant le diabète (taux de sucre instantané, taux de sucre moyen, fonctionnement des reins, du cœur et des artères, état des pieds, état du fond d'œil). Les critères ont aussi acquis un peu de souplesse et varient selon l'âge : si le taux moyen de sucre doit être inférieur à 6 % (indicateur hémoglobine glyquée) pour les moins de 60 ans, il est de 6 à 8 % pour les personnes âgées. D'où vient alors cette variabilité du critère (même indicateur, même instrument de mesure) ? Elle provient essentiellement de deux ordres de raison : la valeur qui sous-tend l'action (dans le cas du diabète, il s'agit de la valeur longévité de la santé publique) et les conséquences de l'action ou de l'inaction sur cette valeur (il est plus dangereux d'avoir une glycémie déréglée quand on est jeune que quand on est vieux, car les effets secondaires du diabète se développent dans la longue durée).

L'interprétation des résultats va nécessiter le plus souvent non pas une seule mesure, mais un ensemble de mesures successives : le 9,5 en maths ne prend pas la même signification selon que les notes précédentes étaient constamment entre 15 et 20 ou entre 0 et 5. De même, cette note n'a pas le même sens selon que c'est la meilleure note de la classe ou la plus mauvaise. Evaluer, c'est donc tenter de mesurer un phénomène et pour cela définir ce qu'on va mesurer (l'indicateur), la méthode de mesure (l'examen, le QCM, le questionnaire…) et la norme d'interprétation du résultat (le critère). Cette mesure ne constitue que le substrat nécessaire à l'élaboration d'un jugement qui dépend de comparaisons entre différentes mesures.

Evaluer un nouveau médicament nécessite de comparer les effets positifs et négatifs du médicament, relativement à d'autres médicaments. En France, on compare le médicament à un placébo, ce qui rehausse l'idée que l'on se fait de l'efficacité du médicament. Dans d'autres pays, on compare tout nouveau médicament au médicament de référence dans la classe thérapeutique. La différence de critère est nette et ses effets sur la décision sont parlants : si le nouveau médicament est plus efficace que le placébo (ce qui est quand même en général le cas), il reçoit le label « service médical rendu positif ». Dans les autres cas, le nouveau médicament n'apporte que très rarement un effet réellement significatif par rapport au médicament déjà existant et le jugement serait « service médical rendu insuffisant ».

Toutefois, nous considérons que l'évaluation devrait s'intéresser prioritairement à la pertinence des actions et pas seulement à leur efficacité et à leur cohérence.

L'efficacité se résume à essayer de savoir si les effets produits par notre action sont en rapport avec nos objectifs. Peu importent par ailleurs les objectifs poursuivis, du moment que les résultats observés correspondent aux résultats attendus (la statine fait baisser le cholestérol).

De même, la cohérence consiste à savoir si notre démarche d'élaboration de projet a été rigoureuse, si nos objectifs correspondent à des besoins identifiés et si les moyens mis en œuvre sont adéquats pour répondre aux besoins (le besoin de faire baisser le cholestérol est-il réel ?).

La pertinence essaie de savoir si les effets de nos actions améliorent effectivement les problèmes identifiés pour lesquels nous agissons (qu'apporte aux gens le fait de baisser leur taux de cholestérol ?). C'est en ce sens que nous pensons que toute évaluation devrait être une évaluation de la pertinence. C'est secondairement, dans le cas où la pertinence serait insuffisante, qu'il faudrait se poser la question : les besoins sont-ils réels ? De qui sont-ce les besoins ? Déterminés comment et par qui ? Traduits comment ? Si les gens traités contre l'excès de cholestérol ne vivent pas mieux, alors qu'en est-il de l'objectif de faire baisser le taux de cholestérol ? A quels besoins cet objectif renvoie-t-il ?

Plaidoyer pour une évaluation participative

On l'aura compris, l'évaluation est un enjeu politique dans les pratiques sociosanitaires. Politique dans le sens où rien n'est absolument objectif dans la démarche d'évaluation, ce qui implique que tout doit être discuté et explicité. Selon le cadre de référence de l'évaluateur, selon les indicateurs choisis, les critères retenus, mais aussi le mode de management de l'institution, le jugement porté sur la situation peut grandement varier.

C'est pourquoi les acteurs de l'évaluation doivent nécessairement être les acteurs de l'action elle-même pour, non pas réaliser eux-mêmes l'ensemble du processus, mais être partie prenante des étapes successives. C'est à ces conditions qu'une évaluation est non seulement faisable, mais qu'elle fera sens pour les acteurs et donc qu'elle produira des effets.

Dans certaines situations institutionnelles, certains projets ou actions particuliers, peuvent exister des contextes qui ne permettent pas cette élaboration collective et coopérative (par exemple dans un service dont le management est autoritaire ou dans une dictature). De même, au vu des réflexions sur la nécessaire co-élaboration des indicateurs, des critères et des normes par les acteurs de l'institution, les évaluations prônées par les tutelles dans lesquelles les référentiels arrivent tout prêts, préparés par des technocrates, sont essentiellement des non-évaluations. Peut-être pourrait-on plutôt les appeler des contrôles administratifs, mais cela serait dévaluer l'idée du contrôle administratif que de laisser faire un contrôle sur des bases aussi peu rigoureuses en matière de méthode d'observation.

Autrement dit, nombre de procédures dites évaluatives ne permettent pas en réalité une production collective d'un jugement sur la valeur et en conséquence ne disent rien sur la pertinence ou la qualité d'une action.

La rigueur suppose que la réalité à observer soit suffisamment connue pour que le référentiel soit en cohérence avec les pratiques réelles et locales. Or la seule manière de bien connaître une réalité est de la vivre. En anthropologie, la production du savoir par l'anthropologue se fait par l'immersion longue dans le milieu social et culturel qu'il s'agit d'observer. A contrario, dans les organismes internationaux comme la banque mondiale, on mandate des experts pour faire l'évaluation de projets de développement … en trois semaines, à partir de schémas préétablis et reproduits dans tous les territoires. D'un côté la rigueur scientifique, de l'autre la technobureaucratie…

Chaque étape, chaque dimension du processus de connaissance qu'est l'évaluation pose de sérieuses difficultés et ces difficultés inhérentes au processus d'évaluation devraient faire l'objet d'un travail préalable entre tous les acteurs concernés. Ce travail préalable explorera en particulier :

- Les cadres de références théoriques et normatifs de l'analyse (les analyseurs) afin de les rendre explicites.
- Les indicateurs dont il est indispensable que la construction soit collective et qui doivent refléter correctement la question posée, afin d'y répondre au moins en partie.
- Les critères qui doivent être élaborés de telle manière que les résultats de la mesure puissent être interprétés sans trop de flous et permettent l'élaboration d'un jugement collectif.
- Les méthodes de mesure doivent être relativement fiables et permettre par leur rigueur d'établir les comparaisons. Elles ne doivent pas pour autant conduire à trop simplifier les questions que l'on se pose et les indicateurs que l'on choisit.

Les acteurs de l'évaluation, c'est-à-dire les agents de l'action, les administrations et les évaluateurs externes, devraient ainsi :

- Faire en sorte que l'évaluateur explicite ses conceptions, ses valeurs, son cadre de référence.
- Faire le choix de l'objet à évaluer (on ne peut pas tout évaluer).
- Négocier les indicateurs, les critères, les méthodes de mesure.
- Contribuer à l'analyse des résultats.
- Etre des sortes « d'assesseurs » dans la production du jugement.

Il importe de résister à ces « Canada dry d'évaluations » et d'essayer de reprendre du pouvoir en contestant les conceptions à l'œuvre tant dans le management que dans les procédures d'évaluation qui en sont issues. Se mobiliser autour des méthodes, des outils et des jugements est indispensable. L'évaluation est un enjeu de pouvoir dans les institutions. S'en emparer, c'est faire en sorte que ce ne soit pas l'évaluation technocratique qui soit au pouvoir et c'est une opportunité pour reprendre collectivement une élaboration du sens de l'action.

4e PARTIE : Introduction.

Quelles pratiques pour demain ?

Pourrait-on penser un système de santé moins hégémonique, plus coopératif et solidaire ?

Au terme de nos analyses du système de santé, de son avatar concernant les personnes âgées, nous pourrions nous sentir découragés. Mais à partir de ces analyses, il est possible de penser d'autres pratiques, d'imaginer des systèmes plus locaux, plus souples. Il est possible d'imaginer l'accueil des personnes âgées en respectant leur vie.

Par exemple, dans l'établissement où nous travaillons actuellement, il est possible, avec la philosophie de l'action prônée par l'approche coopérative de la santé, de transformer les rapports entre résidents et soignants, transformer la prise en charge centrée sur la maladie et le comportement, en une prise en charge respectueuse des gens, quelles que soient leurs difficultés. Nous ne voulons pas dire que la prise en charge par les aides-soignantes manquerait de respect aux personnes. Nous voulons dire que les modalités de prise en charge qui s'imposent aux soignants les contraignent à oublier les personnes, ce qui est très différent. Ils les oublient en les considérant comme des choses ayant des besoins qui doivent cadrer avec l'offre de soins et l'idéologie sanitaire.

De même, les meccanos du Léviathan institutionnel, coûteux, inefficaces, inutiles, pourraient être remplacés ou secondés par des structures très locales et coopératives, en interaction constante avec les gens et les professionnels.

Nous pourrions repenser entièrement les EHPAD pour les transformer en *MaCoViL* : maisons coopératives pour la vie locale de toutes les personnes. Il suffirait de renverser les signifiants du sigle EHPAD…

Nous terminerons donc par la présentation d'une expérience de coordination microlocale développée en Vendée et par un développement sur la philosophie de l'action représentée par l'approche coopérative de la santé. Cette philosophie de l'action trouve sa validité aussi bien dans la relation que l'on peut établir avec un patient, un résident, qu'avec les habitants d'un quartier ou l'institution et les politiques. Car pour changer quelque chose, il ne suffit pas « d'expérimenter » des actions aussi intéressantes soient-elles. Il faut aussi que le fondement de ces actions change. C'est à cette évolution des fondations du système de santé et du système médicosocial que nous nous sommes attelés à partir d'une expérience professionnelle et de recherche de plus de trente ans.

CHAPITRE 12 Conclusions 1

Pour une coordination microlocale, coopérative de l'offre et la demande de santé

L'idée d'une « coordination microlocale » a vu le jour pour proposer une alternative à ce que l'Etat fait sans cesse : produire sur un territoire beaucoup trop grand (un territoire de santé comprend plusieurs centaines de milliers d'habitants) une organisation plutôt inefficace (le Léviathan sanitaire du chapitre 3). Par une autre philosophie de l'action et de l'organisation, le but est de mieux analyser les situations de santé des gens et mieux y répondre, en développant une problématisation des questions de santé partagée entre intervenants, patients et familles. Elle a pour but également d'interroger la notion de désert médical, en tentant de faire évoluer les pratiques professionnelles comme les usages des services, pour produire une santé au moins aussi bonne qu'auparavant, mais avec moins ou peu de médecins sur place. Elle a été mise en œuvre en Vendée et elle est en cours dans la Drôme. L'idée a germé au travers des études que nous avons menées sur la santé dans les villes. Il s'agit dans ce chapitre de montrer un exemple de ce à quoi l'approche critique que nous avons développée dans les chapitres précédents peut donner lieu comme élaborations innovantes.

En Vendée, la structure *pays* de la région de La Roche-sur-Yon (Pays Yon et Vie) avait été chargée par son président de formaliser un projet de santé sur le territoire du pays. La particularité de cette démarche, en dehors du fait que les pays n'ont aucune mission de santé, provient de la manière dont un pays fonctionne : il produit des recommandations pour le développement local, sous forme de SCOT (Schémas de Cohérence Territoriale) dans une démarche de recherche-action, c'est-à-dire dans laquelle les « experts » ne produisent pas de recommandations mais les recherchent avec les acteurs locaux. Ainsi le pays n'a pas, ne peut pas fabriquer des actions. Il ne peut qu'accompagner des acteurs à faire. Si l'échelon du Pays permet de penser une certaine cohérence à grande échelle démographique, c'est à l'échelon beaucoup plus local que les actions doivent être adaptées et menées. Cette articulation entre un grand territoire et l'échelon très local a permis d'élaborer conjointement un schéma de cohérence global sur la santé et un projet santé dans une ville du territoire (Saint Florent des Bois). Cette petite ville de 4000 habitants[1] s'est emparée des recommandations du schéma santé pour construire son propre projet. L'implication des élus provenait de leur inquiétude pour l'avenir : les médecins généralistes de la commune allaient partir en retraite et il semblait de plus en plus difficile de les remplacer. Comment alors imaginer la santé de demain ? Comment assurer un haut niveau de santé avec moins de médecins ? L'idée fut alors de tenter de « rendre plus productive » l'offre de santé. Ou plutôt de constater que l'offre n'était pas toujours utilisée à bon escient par les gens et réciproquement, que les professionnels pouvaient se laisser déborder par nombre de situations (comme le retour d'hôpital des personnes âgées, le suivi des addictions, les problèmes des violences familiales ainsi que la difficulté pour les gens de suivre leurs prescriptions). Sans compter les trop nombreuses réponses inappropriées en matière de prescriptions.

C'est ainsi qu'est née l'idée de développer une coordination des pratiques de soins et de santé au niveau de tous petits territoires (quelques milliers d'habitants au maximum). L'idée générale – à savoir créer la dynamique, l'accompagnement, les médiations pour permettre aux personnes et aux professionnels d'aller vers un plus grand contrôle sur leur propre santé – était issue de la Charte de la promotion de la santé d'Ottawa[2]. Pour cela, il faut pouvoir mieux comprendre ce qui nous arrive quand nous avons des difficultés de vie et de santé, accéder à toute l'information nécessaire, réorienter les fonctionnements des services, promouvoir des politiques publiques favorables à la santé, s'intéresser aux multiples déterminants de la santé… et ne pas laisser les patients seuls face à la difficile organisation de leurs soins et de leur santé, tout en évitant les filières fléchées où l'on n'a plus trop de choix et dont la finalité n'est pas d'abord la santé, mais plutôt la maîtrise des coûts.

Nous nous sommes aperçus que pour atteindre cet objectif, il était nécessaire de faire travailler tout le monde ensemble, professionnels comme population. Nous avons alors créé une fonction de coordination spécifique et nouvelle. Elle n'a aucune mission de réponse aux problèmes (et il ne s'agit pas forcément d'un professionnel de la santé, sauf si ce dernier renonce au tropisme de l'immédiateté de la solution). Sa fonction est de servir d'intermédiaire, de courroie de transmission, d'accompagnement aux gens et à la communauté locale, pour faire évoluer les pratiques de soins vers une

---

[1] Il s'agit de sa taille actuelle, après sa fusion avec la commune voisine de Chaillé sous les Ormeaux. Son nom est maintenant Rives de l'Yon.

[2] Cf. chapitre 6, p.131.

plus grande prise en considération de la santé globale. Mais aussi soulager les tensions sur le système de soins, soulager les gens dans leur difficile métier de malade.

La fonction de coordination microlocale

Cette fonction catalyse les pratiques, en ce sens qu'elle permet aux différents acteurs de passer d'une logique de résolution plus ou moins immédiate de problèmes à une logique de projet de santé, tant individuel que collectif. La fonction de coordination n'est pas une fonction d'expertise, qui reste sur les épaules des professionnels de la santé et des structures telles que les réseaux, services hospitaliers, MAIA ou CLIC, qui ont des fonctions de conseil et d'expertise sur de plus grands territoires, mais sur des objets spécifiques (soins palliatifs, santé mentale, addictions, cancérologie).

Cela n'est pas non plus une fonction de « gestionnaire de cas »[3] pour deux raisons essentielles : la coordination concerne un (petit) territoire où le coordinateur connaît (tous) les acteurs, où il est repéré par les acteurs et la population, d'une part, et, d'autre part, il ne s'intéresse ni à une population spécifique (les personnes âgées) ni à une pathologie spécifique (la toxicomanie, le diabète…) et il redéfinit la complexité (une situation peut devenir complexe du jour au lendemain et parfois se résoudre). Surtout il n'a pas à effectuer de prise en charge. Cette fonction de coordination microlocale est complémentaire mais aussi indispensable aux structures citées plus haut, qui ne peuvent valablement être à proximité immédiate des pratiques quotidiennes de centaines de milliers d'habitants.

En toute rigueur, son financement devrait être assuré par l'amélioration qualitative et quantitative des pratiques qu'elle induira, ainsi que par la meilleure prise en compte des dimensions de prévention et de travail sur les conditions et les facteurs de la bonne santé, avec les habitants et en commun avec les professionnels. En bref, cette fonction est une proposition de réorganisation des pratiques de soins et de santé[4]. Elle est nécessaire mais sans doute insuffisante à elle seule. Par exemple, elle ne dédouane pas de s'interroger sur le mode de rémunération des praticiens, interrogation nécessaire pour évoluer vers des pratiques plus favorables à la santé publique, pas plus qu'elle ne dédouane de réinterroger la formation initiale des professionnels vers une meilleure acceptation de la démarche de santé globale.

---

[3] Appellation des agents des MAIA.

[4] Comme toute innovation, elle ne rentre que partiellement dans les cases des tutelles et un peu dans toutes : Equipes de Santé Primaire (EPS), Coordination Professionnelle des Territoires de Santé (CPTS), Médiateur Santé, Coursier Sanitaire et Social.

Elle permet de reposer autrement la question des déserts médicaux et des réponses « structurelles » que l'on tente d'y apporter : une fonction bien conduite de coordination sur un territoire microlocal ne nécessite pas de construire des murs de maisons pluridisciplinaires de santé, investissements coûteux et risqués. Réciproquement, une maison pluridisciplinaire de santé devrait réfléchir, dans son projet et son management, à l'intérêt d'y développer une véritable fonction de coordination.

Notons cependant que nous ne proposons pas de mettre en place un nouveau dispositif pour lequel il suffirait, pour le développer, de passer des appels à projets : une telle coordination microlocale n'a de sens et n'est faisable que si les acteurs locaux acceptent de coopérer, c'est-à-dire acceptent l'idée d'un projet collectif. On peut les y inciter, pas les obliger. Créer de la coordination microlocale, c'est agir en démarche de projet de développement local.

De même, cela ne peut pas être un nouveau dispositif parachuté depuis les tutelles dans la mesure où la majorité des acteurs de santé ne sont pas prêts (ni ne ressentent la nécessité) de faire évoluer leurs pratiques. La démarche de projet local ne peut se faire que pragmatiquement, avec des volontaires. Par contre, si cette démarche trouve des volontaires, si un projet peut être mené, il conviendrait que les institutions (tutelles et de financement) soient elles-mêmes plus pragmatiques et acceptent de soutenir d'autres pratiques que la norme administrative ou la norme idéologique (les différents points de vue peuvent parfaitement coexister), à la manière des Belges qui ont un double système de rémunération pour leurs médecins : à l'acte et au forfait, au choix. Cela évite bien des conflits…et cela leur reviendra, en tout état de cause, beaucoup moins cher !

Ce sur quoi repose cette nouvelle fonction

1) Une interrogation sur les dispositifs se mettant en place un peu partout (maisons pluridisciplinaires de santé, CLIC, réseaux experts, MAIA, gestionnaires de cas) (cf. chapitre 3)
2) Une idée de territoire en tension entre une logique d'aménagement du territoire (construire des Maisons de Santé Pluri-professionnelles) et une réflexion au plus près de la vie réelle des gens (coconstruire le réseau de chaque personne).
3) Quatre idées principales :
    a La coordination requiert l'idée du micro local : définition d'un territoire pertinent, de la fonction et de l'acteur appropriés. C'est l'idée du développement social local, de l'interaction entre le micro et le macro, entre l'endogène et l'exogène, largement débattue depuis une cinquantaine d'années.

b La coordination s'appuie sur l'idée de la coopération équitable dans une approche coopérative de la santé : créer une « coopération » consiste en une construction en commun d'un projet de santé, par et pour les acteurs concernés (donc y compris les « patients » ou les « habitants »), des situations tant individuelles que collectives de santé existant dans le territoire.

c La coordination crée du tiers et de la triangulation, permettant la construction collective des problématiques, par :
- La mise en question du colloque singulier, du face à face et de La question du pouvoir ou de l'observance.
- La critique de la privatisation de la négociation sociale où les experts discutent entre eux des problèmes et des solutions.
- La diminution de l'isolement de l'acteur principal qu'est le malade, la personne.

d La coordination vise à la transformation de la santé publique en santé coopérative : du descendant au transversal, du normal au normatif, du vertical à l'horizontal et aussi des problèmes aux besoins.

Définition d'un territoire pertinent, de la fonction, et de l'acteur appropriés dans une démarche de développement social local

Il existe plusieurs manières d'envisager le territoire et la politique à mener sur un territoire.

Une première manière consiste à découper le territoire de manière théorique, à l'aide de critères sociaux, économiques, démographiques (par exemple en bassins d'emploi ou en bassins de vie). C'est ce que font les ARS en déterminant de façon théorique les « territoires de santé ». Sur ces territoires relativement vastes, les usages et pratiques des habitants seraient relativement homogènes, au moins en moyenne. On peut dire que sur un territoire ainsi défini, les habitants font leurs courses à l'hypermarché le plus proche de chez eux, vont chez le médecin généraliste dans un périmètre restreint autour de leur domicile, utilisent l'hôpital ou la clinique de référence de leur agglomération, envoient leurs enfants dans les établissements scolaires situés dans leur circonscription. Ces territoires peuvent agglomérer plusieurs territoires plus petits (par exemple un territoire sur lequel il y aurait plusieurs hôpitaux) et sont souvent très différents des découpages administratifs et politiques. Un territoire ne correspond toutefois pas souvent à une agglomération, un département, et ne correspond pas forcément non plus aux territoires de l'assurance maladie ou de la CAF. En fait, aucune définition de territoire ne peut suffire à assurer une cohérence du point de vue de l'action. Ces territoires n'ont de sens qu'au regard de statistiques, où la détermination des besoins se fait à partir de moyennes, ce qui peut occasionner de très gros écarts avec la réalité vécue par les gens. Les allocations de moyens se font en effet à partir de ces grosses masses statistiques, qui ont pour effet de lisser les distinctions fines entre communes, milieux de vie, types de population habitant ces territoires et surtout histoire et anthropologie des territoires (habitudes, modes culturels spécifiques, etc.). Cette première manière de définir un territoire essaie de construire le territoire comme s'il suffisait, comme dans le jeu SIM CITY, de raisonner sur des cartes. Elle a un intérêt sur de gros éléments structurants (transports, hôpitaux, quoi que…). Elle devient trop imprécise et surtout trop loin des réalités avec trop de risque de tomber à côté dès qu'il va s'agir d'adapter les moyens aux fins et aux pratiques des habitants. Elle s'exerce dans une logique descendante, à partir d'une remontée d'informations exclusivement créées par de l'expertise (les fameux diagnostics).

Une autre manière consiste à définir des territoires de taille réduite (*c.-à-d. où l'on peut se connaître et se rencontrer facilement*) afin d'être au plus près des besoins des habitants (tout en se gardant une marge d'analyse et d'interprétation des évolutions possibles démographiques et culturelles desdits habitants) : le territoire va davantage être défini en fonction des habitudes quotidiennes des gens, leurs déplacements, leur utilisation quotidienne de services ou institutions (et donc pas les utilisations occasionnelles de services plus éloignés). La taille de ce type de territoire, en général beaucoup plus réduite que les précédents, n'est pas figée : tout dépend de la configuration géographique, sociale, des lieux. Cela peut être un quartier d'une agglomération, une communauté de communes, une commune d'une agglomération, trois quartiers à cheval sur plusieurs communes, etc. On constate que plus le territoire est grand et plus la cohérence est difficile à mettre en place, ce qui fait alors de ce territoire quelque chose qui finit par ressembler aux territoires du premier type. Les pays (en tant que structures administratives) sont les seuls à pouvoir se situer à cheval sur deux logiques de territoire : de relativement grands territoires sur lesquels leur mission SCOT peut s'avérer très intéressante, et de la réflexion sur de plus petits territoires, des sous-ensembles dans lesquels la notion de cohérence va prendre une dimension plus coopérative et moins technocratique, plus transversale. Attention cependant, dans cette manière de penser le territoire, à ne pas définir un territoire comme l'aire d'attraction d'un service…

On peut parler, à propos de ce type de territoires, de dimension communautaire, d'un développement social local, au sens du « faire en commun » d'un groupe humain, de « *commoners* », ayant des soucis partagés, et œuvrant de concert à faire évoluer les pratiques, améliorer les services rendus, changer les rapports professionnels / population.

Le Développement social local privilégie le local, les ressources endogènes, les acteurs et surtout les pratiques réelles des habitants. Le développement social local, c'est le fameux « nous voulons vivre et travailler au pays ». Mais si le caractère endogène est affirmé (privilégier le local, on dirait aussi les circuits courts, les ressources existantes, la relocalisation de tout ce qui se peut), le développement social local n'a jamais visé l'autarcie, bien au contraire. Dans de tels projets, l'inscription dans les territoires larges est nécessaire, ne serait-ce que parce que certaines ressources ne peuvent être microlocales et parce qu'une population et les liens entre l'interne et l'externe ne sont pas des « choses » figées et immuables. Il y a donc bien en permanence une interaction entre le niveau microlocal et le niveau macro-local, voire plus grand et plus loin. Ce qui compte cependant est la manière dont les acteurs du territoire peuvent réellement participer, coconstruire des manières de faire. Il ne s'agit pas non plus d'un territoire « intermédiaire », souvent appelé « méso » : c'est au niveau micro que le sens et les interactions se construisent avec les gens et le niveau macro est le niveau structurant de certaines ressources (hôpitaux, EHPAD, etc.). En fait le niveau méso n'existe pas, sauf à créer une strate de plus dans l'organisation, de manière artificielle. Ou, comme dans la structure pays, investir le niveau « méso » strictement dans la démarche de conseil et non d'action.

Le principe de la coopération équitable dans une approche coopérative de la santé

« L'usager est au centre (de nos préoccupations) ». C'est ce que l'on entend habituellement, paré des meilleures et plus généreuses intentions du monde. L'usager au centre, c'est la possibilité pour un professionnel d'affirmer à quel point il est concerné par le problème de l'autre et à quel point il est désireux de résoudre son problème.

Passons sur la question évidente que la seule personne à même de résoudre, ou pas, son problème est la personne elle-même. Le professionnel peut l'aider, la faire bénéficier de techniques de soin, la mettre en situation de se soigner, mais jamais il ne fera le travail à la place de la personne concernée. Si le professionnel de la santé peut inciter à ne pas ou ne plus fumer, c'est bien la personne qui décide de fumer ou pas. De même, le médecin peut prescrire des médicaments qui seront pris ou pas (on parle d'observance) ou qui seront plus ou moins actifs (tout dépend du problème, de la situation physique, psychique et sociale de la personne).

Le professionnel s'aperçoit vite que, tout seul, il ne peut aborder le problème de son usager que partiellement. Comme par exemple face à un patient alcoolo-dépendant où le praticien isolé se sent vite débordé, inutile ou inefficace. On pourrait multiplier ce genre d'exemples à l'infini.

Une première réponse à ces difficultés pratiques consiste à faire travailler ensemble les professionnels qui travaillent habituellement en ordre dispersé (l'union fait la force). On a ainsi « créé du réseau » (mais quel professionnel ne fait pas un tant soit peu du réseau ?). Chaque membre du réseau a cette idée en tête que la personne est au centre de ses préoccupations et en échangeant, en travaillant ensemble avec cette préoccupation commune, on va rendre plus efficace l'action à mener pour résoudre le problème.

Il est aisé de se rendre compte que, si cela peut rendre plus efficace l'organisation des professionnels entre eux, il n'est pas sûr que le patient, l'usager, fera davantage ce qu'on lui demande ou que les remèdes seront plus efficaces, mieux observés ou moins dangereux. Voire qu'il ne se sentira pas pris dans les mailles d'un filet dont il lui sera difficile de s'extraire tant la communauté des soignants le ciblera, le mettra au centre de ses préoccupations. Il est intéressant de rappeler que « réseau » se dit « net » en anglais, ce qui signifie aussi filet…

Ce type de réseau de professionnels pose une autre difficulté méthodologique : celle d'élaborer et de proposer aux personnes des solutions à leur problème. Or, comme le dit I. STENGERS, le remède (*« pharmakon »* en grec) « *peut être aussi bien, selon le dosage et l'usage, remède et poison* [et tenter d'établir] *une distinction stable* (…) *entre remède et poison* (…) *empoisonne* »[5]. Cette incertitude entre remède et poison est importante (là est le problème de proposer des solutions : on ne sait pas si c'est une réponse ou un poison)[6]. Cela nous permet de faire deux constats complémentaires.

D'une part, les solutions proposées ne sont jamais sans ambiguïtés, ce qui devrait imposer de comprendre mieux, avec les personnes, les fonctions du remède pour cette personne.
D'autre part, cette incertitude nous renvoie à la nécessité d'avancer prudemment, à petits pas, vers des réponses forcément partielles. Partielles parce que liées à une insuffisance de compréhension des problématiques des personnes, souvent complexes, multiples, enkystées, inaccessibles rapidement, et nécessitant donc un travail conjoint non pas sur les solutions mais sur les problématiques (là encore une problématique n'est pas réductible à la notion de problème).

Les réseaux de professionnels centrés sur la personne et son problème ont tendance à discuter entre professionnels des problèmes des gens et des

---

[5] Isabelle STENGERS, A*u temps des catastrophes*, La découverte, 2013, p.90.
[6] Cf. chapitre 7.

solutions qu'ils veulent y apporter. Nous le constatons quasiment à chaque réunion de professionnels « autour des cas » (nous l'avons vécu en Vendée, nous le constatons à chaque réunion d'équipe en EHPAD) : la discussion tourne très rapidement sur la critique de la solution existante et la proposition de solutions alternatives. Problématiser suppose de mettre les problèmes de côté, de se donner le temps de l'analyse et de faire en sorte que la complexité des situations puisse être envisagée. Or, et la psychanalyse est là pour nous le rappeler, il n'y a pas de solutions clés en main qui pourraient être trouvées et la problématisation nécessite que la personne concernée soit partenaire à part entière de la réflexion problématique.

Disant cela, nous passons d'un modèle à un autre : du modèle de réseau de professionnels centrés sur l'usager et son problème à un modèle de *« communauté » d'acteurs se demandant ensemble (et donc surtout par et avec la personne concernée) de quelle nature est le problème et quel type de projet (de vie, de soins...) il pourrait faire l'objet*. Passer d'une démarche de discussion des solutions entre pairs à une démarche de contribution/aide, avec la personne, à construire son propre projet de santé. C'est de cela qu'il s'agit quand nous parlons de « système de coopération équitable ». Plus les problèmes sont lourds, complexes, et plus cette démarche devient indispensable.

Nous ne pouvons pas imaginer une fonction de coordination microlocale sans penser à la manière d'agir collectivement. C'est une véritable révolution copernicienne dans les pratiques de santé où les médecins sont habitués au colloque singulier, à penser et décider seuls pour leurs patients. Et aussi où nombre de patients n'attendent que cela !

La fonction de coordination est un tiers entre tous les acteurs afin de construire collectivement des problématiques

La fonction de coordination ne peut devenir un « partenaire » de plus dans le système de coopération visant à la problématisation et à l'élaboration du projet individuel ou collectif. Cette fonction vient introduire un « tiers organisateur » entre tous les partenaires du système de coopération équitable autorisant et accompagnant leur mise au travail. Cette organisation permet à la personne concernée de ne pas être seule dans le maquis de tous les acteurs lui voulant du bien et donc promeut sa place, sa parole, sa propre expertise de la situation. L'organisation permet aussi de dépasser, par une habile triangulation (professionnels / personne / coordinateur), le seul colloque singulier, le seul face à face conduisant à la prescription, changeant les termes de la relation et du pouvoir et reposant autrement la question de l'observance.

Cette fonction se décline sur plusieurs autres points :

- Elle a une fonction d'alerte : épidémiologique, psychosociale, qui peut alerter autant les professionnels que la population sur les risques (qu'une personne prend elle-même ou qui circulent localement/régionalement) et qui peut créer débat et information entre les différents acteurs. Ce faisant, elle peut contribuer à diminuer le recours parfois inutile aux services.
- Elle a une fonction de tri et de premier recours : d'une plainte, d'un mal-être, d'une souffrance, on peut commencer, avec du temps, à essayer de comprendre la problématique d'autant mieux que l'on n'a pas à y apporter de réponse mais, au contraire, que l'on peut mobiliser en cas de besoin les professionnels / partenaires appropriés pour mieux identifier les problèmes.
- Elle a une fonction de garant du bon déroulement du projet de soins, surtout s'il faut avoir affaire à des ressources extérieures au microlocal. Par exemple, servir d'interface, de facilitateur entre praticien, services extérieurs et personne, et accompagner réellement la personne dans ses démarches.
- Elle a une fonction d'organisation du travail collectif entre les acteurs, une fonction d'analyseur de pratique et d'explicitation des difficultés rencontrées.
- Aucun professionnel ne peut ainsi se décharger sur le coordinateur pour rendre son service : le coordinateur n'a aucun rôle technique spécifique.
- Elle a une fonction de développement d'une dimension prévention (prévention des incapacités), promotion de la santé, santé environnement. C'est une fonction ressource pour promouvoir la santé telle que définie par la Charte d'Ottawa.

Faire évoluer la santé publique vers la santé coopérative dans la perspective de l'économie solidaire

Analyser avec les gens les problématiques individuelles ou de la collectivité/communauté, pour construire ensemble des pratiques plus appropriées, conduit à :

- Passer d'une logique descendante de création de structures ou de dispositifs, à une logique transversale où la « communauté » des acteurs s'auto-organise en permanence (autonomie).
- Permettre de sortir de l'insuffisance d'analyse problématique, des solutions trop vite élaborées et proposées, de réintroduire de la lenteur dans les pratiques, de permettre aux praticiens ce changement de pratiques que d'une certaine façon ils appellent de leurs vœux.

- Permettre aux différents professionnels de passer d'une logique normalisatrice (les bons comportements, l'observance, le parcours et les filières de soins) à une logique normative (recréation des normes adaptées localement en fonction des personnes et de leurs situations).
- Comprendre que l'analyse fine des problématiques fait apparaître rapidement de multiples besoins, nécessitant l'utilisation, la création ou la mobilisation de ressources dans des domaines parfois insoupçonnés au départ.

Bref, c'est passer d'une logique de soins à une logique de santé, d'une logique de santé publique à une logique de promotion de la santé, d'une logique technobureaucratique descendante à une logique des besoins vécus.

La dimension microlocale et la fonction de coordination sont des conditions absolument nécessaires à l'évolution des pratiques, non moins nécessaire.

Expérimenter avec les acteurs locaux relève de la construction collective d'un « *commun* ». « *Le commun est à penser comme co-activité et non comme co-appartenance, copropriété ou co*possession »[7]. Cela fait 30 ans que l'AFRESC tourne autour de ce lien entre une approche politique participative et la question de l'obligation de la réciprocité dans l'action. Il nous a souvent fallu rappeler que la santé communautaire ne renvoyait pas à la « communauté » comme groupe mais à la communauté agissante, ce qui nous avait d'ailleurs conduits à distinguer, à la suite de Hannah ARENDT, l'agir et le faire. Mais le fait d'agir en commun, dans une co-obligation, suppose aussi d'abandonner l'idée que l'Etat ait « *le monopole de la volonté commune.* [Il s'agit de substituer] *l'utilité publique, au sens étatique de l'expression, à l'utilité commune* »[8]. Nous sommes donc dans une autre dimension que celle de la santé publique ou de la bureaucratisation de la santé, celle qui reconnaît « *le lien étroit entre la norme de la réciprocité, la gestion démocratique et la participation active dans la production d'un certain nombre de ressources* »[9].

Améliorer les pratiques et faire en sorte que chaque personne puisse décider pour elle-même, dans une organisation qui rééquilibre les pouvoirs (entre acteurs et puissance publique, entre professionnels et usagers). Une organisation qui pense le pouvoir comme capacité de faire ensemble doit faire front à cette bureaucratisation / étatisation du monde de la santé,

[7] Pierre DARDOT, Christian LAVAL, *Communs, essai sur la révolution au XXIe siècle,* La Découverte 2014, p.48

[8] Op.cit. p.29.

[9] Op.cit. p.151.

comme « non-remède » à sa marchandisation, être solide sur les valeurs de la réciprocité. Ainsi, il s'agit de promouvoir la dignité[10].

C'est aussi une démarche qui permet de repositionner la dimension libérale de la médecine, qui traverse de plus en plus tous les services publics comme privés. Repositionner signifie, comme le disait Jean-Louis LAVILLE, arriver à hybrider les pratiques socio-économiques, en reconnaissant un troisième pôle, faisant tiers et triangulation entre l'Etat et le marché. Il appelait cela « l'économie plurielle ». La fonction de coordination microlocale permet donc au pôle communautaire, le pôle de la socialité primaire et secondaire, d'être actif et reconnu pour sortir des tensions récurrentes entre Etat et marché, entre public et privé, entre endogène et exogène, entre micro et macro. Ni marché, ni Etat, cette fonction entre dans le cadre plus général de l'économie solidaire[11]. Il s'agit de prendre acte que les problèmes sociaux, médicaux, économiques que nous affrontons ne peuvent trouver leur solution ni dans plus d'Etat, ni dans plus de marché, mais dans un renforcement des coopérations locales. La fonction de coordination telle qu'elle est envisagée ici ouvre de nouvelles pistes entre économie et société, entre Etat et société.

---

[10] Cf. Michel BASS, *Une approche de la dignité*, in La Revue de l'Infirmière, novembre 2013, n°195.

[11] Cf. Guy ROUSTANG, Jean-Louis LAVILLE, *Vers un nouveau contrat social*, Desclée de Brouwer, 1996, et, sous la direction de Jean-Louis LAVILLE et Marthe NYSSENS, *Les services sociaux entre associations, Etat et marché. L'aide aux personnes âgées,* 2001.

CHAPITRE 13 Conclusions 2

L'approche coopérative de la santé : une philosophie de l'action

Ce texte reprend une intervention faite à l'Institut du Travail Social de Montrouge le 20 mai 2008 et publiée sur www.afresc.org. Il s'agissait de voir sur quoi et comment on pouvait penser et mettre en œuvre des pratiques de santé plus souples, plus adaptées à la vie, à la dignité, plus humbles par rapport au destin tragique de l'existence que, tel Prométhée, la médecine voudrait se faire fort d'éliminer.

Dans ce livre, il a été question d'examiner en quoi la médecine et notre système de santé n'étaient finalement pas ce que tout le monde croit ou voudrait croire, à commencer par les professionnels de santé eux-mêmes. Mais quelles seraient les pistes d'autres pratiques, sans remettre en cause les progrès de la technique quand ils s'avèrent utiles ?

Notre réponse, déjà présentée sous l'angle « organisationnel » dans le chapitre précédent, est maintenant présentée sous l'angle de la méthodologie de l'action et du projet. Comment faire autrement quand on exerce le métier de médecin généraliste, d'infirmière d'EHPAD, de pilote de MAIA ou d'oncologue ?

L'approche coopérative de la santé est d'abord une philosophie de l'action, et de la relation humaine. Elle permet de repenser et de faire évoluer nos pratiques, quelles qu'elles soient. Il ne s'agit pas de dire ce qu'il conviendrait de faire, mais comment on pourrait s'y prendre pour que les gens, nous tous, soyons impliqués dans ce qu'il y aurait à faire.

Mais pour faire évoluer nos pratiques, il nous faut en permanence nous interroger sur nos représentations et nos valeurs. Tout le monde en convient. Les histoires suivantes en témoignent.

Avoir voix au chapitre pour savoir de quoi on a besoin et dépasser les représentations des professionnels

Deux exemples concrets non directement médicaux vont nous aider à bien comprendre cette dimension.

Une femme interrogée dans une enquête sur l'accès précarisé à la santé[1] nous explique pourquoi elle a mis ses deux enfants à l'école privée alors qu'elle est au chômage et aux minima sociaux. *C'est parce que là-bas, je suis respectée, j'ai repeint les radiateurs de la classe de mes enfants et ils en sont fiers.* Une telle utilisation des aides met les travailleurs médicosociaux dans un grand désespoir, car pour eux, il est scandaleux que, grâce à l'aide qu'ils lui apportent, elle travaille bénévolement au lieu de chercher du travail. Aider, mais aux conditions des normes de l'institution.

Une jeune femme mineure avec un enfant est accueillie dans un foyer départemental (service public). Elle a droit à des aides et en même temps elle et son enfant sont hébergés, nourris. L'institution, les éducateurs et les assistantes sociales ont décidé que cette femme devait « économiser » chaque mois 150 €, en plus de ce qu'elle doit « donner » à l'institution pour « participer à ses frais » et l'ont écrit sous forme de contrat. Bien qu'ils aient tenté de l'imposer à cette femme qui « n'en fait qu'à sa tête », elle ne respecte pas son contrat et dépense « inutilement » cet argent qui devait *servir* à sa réinsertion (payer les frais de son futur logement) : en effet, avec cet argent, elle s'est acheté un ordinateur. Les professionnels de l'institution médicosociale sont furieux. Elle a désobéi, ce qui montre bien qu'elle ne comprend pas quels sont ses besoins (elle a semble-t-il d'autres « demandes »)… Cela s'est terminé par le placement de son enfant. Elle se retrouve devant le paradoxe de continuer à être hébergée par l'institution, qui accueille son enfant à la pouponnière, sise dans les mêmes locaux. Le pouvoir ne se partage pas. Il est tout entier dans la pensée de *la prise en charge*, charge lourde qui justifie la *désappropriation de ses possibilités d'agir* pour cette femme déjà très incertaine d'elle-même[2].

---

[1] Et non l'accès à la santé des publics précarisés. Dans cette recherche-action menée à Saint-Herblain, il a d'abord fallu expliquer en quoi la précarité face à la santé ne relevait pas (seulement) de la précarité économique (les précaires, comme si cela était un état). La pauvreté et le manque de moyens doivent se mesurer aux « forces des réseaux » dans lesquels les gens sont à même de s'inscrire. La précarité sociale est ainsi le reflet d'un isolement et d'une incapacité à s'inscrire dans une solidarité collective. C'est le lot de la majorité des gens aujourd'hui.

[2] Pour André GORZ (*Ecologica*, Galilée 2008), « *n'est productif que le travail qui valorise (c'est-à-dire accroît) un capital parce que celui qui le fournit ne consomme pas la totalité de la « valeur » de ce qu'il a produit. Les services aux personnes, en particulier, sont improductifs de ce point de vue (…). Leur rémunération provient de revenus tirés d'un travail*

Ce détour montre à quel point la question des besoins, dans le travail médicosocial, est associée à la dimension morale et économique. C'est même une des raisons qui nous fait affirmer que l'écoute des « besoins » est une méthodologie de professionnels. Cette logique produit des effets sensibles.

L'écoute des demandes et besoins est constamment filtrée par une idée (idéologie) supérieure, portée par l'institution médicosociale. Ce sont les acteurs professionnels qui savent *évaluer* la situation, qui transmettent leurs appréciations, reposant sur leurs propres conceptions du bien d'autrui. La vie vécue par la personne n'est pas prise en compte en tant que telle, ou alors de manière complètement dissociée (d'un côté l'institutionnel conduisant à appliquer des procédures et de l'autre l'affectif dont on cherche à se prémunir au nom de la professionnalité). Ou plus exactement, la parole de l'autre est déjà problème ou symptôme, surtout si elle devient revendicative, opposante, critique. La place de la personne et ce qu'elle dit ne sont pris en compte que si cela cadre avec les perceptions et analyses faites. Le système fait violence aux ressentis, à l'histoire vécue qui doivent cadrer avec... les procédures prédéterminées (ce qu'on doit mettre ou ne pas mettre dans un rapport d'évaluation ou de signalement). Les histoires vécues et les ressentis finissent parfois par s'exprimer par des « passages à l'acte » qui seront définis comme de la violence[3], ou en tout cas comme un problème (la théorie psychanalytique du passage à l'acte est convoquée souvent de manière inappropriée). Le mieux à faire pour « l'usager » est d'adapter le discours à ce qu'attend l'institution. Dans une étude sur la toxicomanie, nous notions qu'« *un toxicomane qui arrivait dans un centre spécialisé savait donc explicitement ou implicitement que venir là équivalait à se lancer à plus ou moins brève échéance dans une démarche de sevrage. Son besoin, déterminé par les experts, était de se sevrer. L'offre était le sevrage. La demande exprimée par les toxicomanes ne pouvait donc pas être : aidez-moi à réduire mes risques. Cela n'aurait pas été entendu. Ce n'était pas entendu. La non-écoute laissait la place à une méthodologie : le travail sur la demande. « Réfléchissez et revenez quand votre demande sera claire », c'est-à-dire quand vous serez capables de demander un sevrage (et vraiment convaincu que tel est votre besoin). Pour ne pas être rejeté, mieux valait donc exprimer la bonne demande tout de suite. « La drogue, c'est de la merde, aidez-moi à m'en sortir » était le mode d'expression privilégié de la demande qui*

---

productif, c'est un revenu secondaire » (pp.108-109). C'est d'ailleurs une des raisons qui imposera les solidarités communautaires comme pilier d'une économie solidaire (et donc non directement productive) : les revenus tirés du travail seront insuffisants (ou seront déniés) à rendre les services aux personnes.

[3] Cf. chapitre 8, le cas TOUITA.

s'adaptait à l'offre[4]. Nous sommes là dans un contexte théorico pratique où il y a du collectif d'un côté (les normes, l'institution, l'organisation, les théories, les méthodes), collectif puissant et construction permanente de la légitimité de la pratique professionnelle, et un individu de l'autre, porteur de sa seule parole, parole ne prenant éventuellement sens que dans un auto référencement à la norme instituée (l'hétéronomie, donc). Les conceptions et organisations de la vie de l'individu confronté à ce puissant système ne font pas le poids. Seuls demeurent ses besoins supposés et sa demande.

Dans un film[5] qui décrit une action menée par Maurice TITRAN[6] et le Secours catholique sur un habitat communautaire dans la banlieue de Lille, il nous est donné à voir un groupe de personnes vivant dans un immeuble « récupéré » (le 118) : femmes seules avec enfants, vieux chômeur, adulte handicapé, etc. Arrive le jour de la remise de l'argent des allocations à la poste. La poste ouvre plus tôt le 4 de chaque mois. Interdits bancaires, personne n'a de chéquier et chacun tire l'argent viré sur la Caisse d'épargne. Après on fait les courses : « *Ce qui change c'est qu'on peut acheter ce qu'on veut ; c'est le jour du plaisir. Je suis connue au supermarché, ils me voient deux ou trois fois par mois* ». « *Le jour des allocations, on achète. Maman, qui d'habitude râle le matin pour se lever, est levée avant tout le monde ce jour-là. Elle est contente* ». Se faire plaisir, c'est « *acheter pour Olivier mon fils des jouets nintendo* ». Mais elle se méfie : « *C'est un film sur les pauvres ; et un Nintendo ce n'est pas donné* ». Cependant, « *on fait ce qu'on veut les trois premiers jours du mois. Les autres jours, on trouve des aides, on fait des papiers, on est toujours obligé de ré expliquer son cas* ». Comme cette femme qui pour des raisons mystérieuses n'a pas reçu une partie de ses allocations. « *Il manque un papier, je ne comprends pas* ». L'AAH est une aide aux familles mais seulement s'« il manque une case ». Dans une discussion sur le handicap mental, une femme explique que « *l'allocation résout des problèmes, mais on a encore moins le droit à la parole* ».

Contester la démarche d'analyse des besoins, pour éviter ses effets pervers

Cette méthodologie professionnelle produit des effets importants dans la vie des personnes aidées. Ainsi en témoigne cette jeune fille, juste majeure, qui nous a écrit une lettre à l'occasion d'une recherche sur le devenir d'enfants placés à l'Aide Sociale à l'Enfance (sa participation à la recherche avait été

[4] Cf. www.afresc.org : *Analyser les besoins de santé dans un territoire,* 25 mars 2001. Il a fallu du temps aux intervenants en toxicomanie pour accepter de changer de logique, quand la politique de réduction de risques s'est finalement imposée.
[5] « *Sans travail fixe* » produit par Agence Point du Jour.
[6] Pédopsychiatre au CAMSP (Centre d'Action Médicosociale Précoce) de Roubaix.

tirée au sort). Elle y dénonce « *la loi du silence de la justice* » et « *la violence des services sociaux qui ne prennent pas en compte les gens* ». Cette jeune fille a été placée en famille d'accueil à la demande de sa mère, pour raisons de santé. De fil en aiguille, le placement administratif (« *contractuel* ») se transforme en placement judiciaire. C'est clairement exprimé dans le dossier : les allers et retours de l'enfant entre la famille d'accueil et sa mère, l'incapacité de la mère de s'occuper durablement de ses enfants, les refus et acceptations successifs « *sont contraires aux besoins de l'enfant* » (à son « intérêt supérieur » dit la loi). La petite fille est alors placée en famille d'accueil par ordonnance judiciaire. Renouvelée d'année en année par les juges (qui se succèdent tous les 2-3 ans), sur proposition des travailleurs sociaux (qui se succèdent à peu près au même rythme). Seules restent les insatisfactions de la mère et de la fille : espérer se rapprocher (le placement ne permet que difficilement le droit de visite). Au bout de 8 ans de placement, la jeune fille « fait une révélation » : elle aurait été violée par le fils de l'assistante familiale. Avant de signaler au juge, on jauge : dit-elle la vérité ? Est-il vrai que l'assistante familiale protège son fils ? Assistante sociale et psychologue du service employeur vont s'attacher à y voir clair. Pour finir par faire un signalement. Un an après, le même service (mais le personnel a changé) s'inquiète auprès du parquet : aucune suite n'a encore été donnée. Deux mois plus tard, la réponse du parquet confirme : aucun procès-verbal d'audition n'existe dans cette affaire. Il faudra attendre encore 4 ans pour voir une ordonnance du juge (le juge des enfants, qui ordonne chaque année la reconduction du placement) nommer un administrateur ad hoc pour représenter la jeune fille dans la procédure qui l'oppose à la famille d'accueil. Entre temps, le service a récusé cette famille d'accueil et placé l'enfant dans une nouvelle famille. La situation de cette jeune fille se dégrade : déscolarisation, fugues, demandes réitérées de se rapprocher de sa mère (être placée dans une institution dans la même ville), placement dans une Maison d'Enfants à Caractère Social puis un lieu de vie. Elle ne va vraiment pas bien (elle « souffre » ?). Devant cette « souffrance psychologique », le juge ordonne une … expertise psychiatrique. Trois ans après, au moment de cette lettre, la procédure pénale n'a pas abouti (ni même avancé), l'expertise n'a sans doute pas eu lieu et la jeune fille, très instable, est devenue majeure. Vu son histoire, elle n'a pas de projet vraiment avéré, mais elle essaie quand même de demander un contrat jeune majeur qui lui est refusé.

Dans ces histoires, rien que du banal et du quotidien, reflet de ce qui se passe entre les gens – considérés comme des usagers des services sociaux dans la mesure où ils ont des *besoins* – et les services et acteurs sociaux des institutions. Qui doit déterminer ce que sont ces besoins ? Pourquoi le

« suffisant » dont parle A.GORZ[7] est-il réservé aux pauvres obligés de demander de l'aide ? Ces exemples montrent bien à quel point être démuni, c'est être démuni de déterminer ce que sont ses propres besoins, ce qui est nécessaire, ce qui doit être suffisant. Comme nous le disions chapitre 1, les professionnels comme les chercheurs « captent » les besoins des gens au travers d'un processus « méthodologique » d'analyse qui n'interroge pas leurs propres présupposés.

La difficulté vient des démarches professionnelles et politiques qui ont désappris la signification de la réciprocité. ADORNO l'avait noté pour sa part, à la suite de l'anthropologie française : « *Les gens ont désappris à donner. Toute entorse au principe de l'échange a quelque chose d'insensé auquel on n'arrive pas à croire* (...). *Par contre on fait la charité, on pratique une bienfaisance organisée qui entreprend de refermer les blessures visibles de la société. Dans l'organisation structurée de cette société, il n'y a déjà plus de place pour le moindre élan d'humanité ; l'aumône va nécessairement de pair avec l'humiliation qui établit des répartitions et soupèse ce qu'il est juste de donner, bref qui traite comme un objet celui auquel on donne quelque chose* (...). *Mais quand bien même, dans l'actuelle surabondance du nécessaire, le don serait devenu superflu – et il n'est pas vrai qu'il en soit ainsi tant du point de vue des personnes privées que du point de vue de la vie sociale, car il n'y a personne dont avec de l'imagination on ne puisse trouver exactement ce qui le comblera de joie* – (...), *celui qu'une logique trop conséquente*[8] *rend incapable de donner fait de lui-même une chose et se condamne à une froideur glacée* »[9].

Face à la puissance du collectif institué, l'individu usager est seul. Cela signifie qu'il n'existe aucun espace-temps pour permettre à la personne de sortir d'une interprétation purement personnelle de ses difficultés. On rejette sur la personne les causes de ce qui ne va pas, ce qui conduit d'ailleurs souvent, de plus en plus souvent, les professionnels du médicosocial à en référer à la psychiatrie, la maladie mentale, pour expliquer leur impuissance. Ces espaces-temps permettraient de construire une conscience plus collective de ce que sa propre situation n'est pas unique, que la manière dont les acteurs professionnels l'envisagent est peut-être incomplète, voire

---

[7] Outre l'ensemble de son œuvre, cf. *André GORZ, Un penseur pour le XXIe siècle*, La Découverte, 2012.

[8] Van PARIJS (*Qu'est-ce qu'une société juste,* Seuil, 1991) à la suite de RAWLS par exemple, ont développé cette question du conséquentialisme, version « managériale » de l'utilitarisme où, comme le rappelle également P.K.FEYERABEND (*Adieu la raison,* Seuil, 1989), éthique et efficacité ne font pas bon ménage : « *L'éthique n'était pas un mot courant à Auschwitz. Les médecins et les autres ne parlaient que de faire les choses plus efficacement* » (p.31).

[9] T.W.ADORNO, *Minima moralia*, Payot 1983, p.39.

erronée, et qu'il y aurait lieu de se positionner fermement face au système d'aide. Ce positionnement n'est évidemment possible que collectivement[10]. Il s'agira d'y construire, à l'image de ce que nous disait Paolo FREIRE[11], une prise de conscience collective des problèmes englobant non seulement ce qu'il convient de faire, mais aussi, et surtout, l'analyse des problèmes (la fameuse problématisation).

Créer des espaces-temps de problématisation et de conscientisation

L'approche coopérative de la santé pose comme préalable cette interrogation et comme une nécessité un changement de ces méthodes et attitudes. Il n'existe pas de besoins en soi. Seul chacun de nous est à même de déterminer ce dont il a besoin. Sans oublier que la question des besoins procède d'une certaine « sophistication » : le système social et économique a appris à conditionner nos besoins, nos désirs, pour les traduire en demandes. Entre professionnels et personnes devraient se construire un partenariat, une confiance réciproque, dans un projet commun, dans un système équitable de coopération. Chacun de nous deviendrait, dans un tel système, partenaire à part entière des réponses à apporter à ses propres difficultés. Construire le projet de santé en commun, voilà un fondement de l'approche coopérative de la santé. Cette démarche commune nécessite de la réciprocité.

Nous notions, chapitre 1, que l'individu, pris dans la relation duelle (le colloque singulier), se retrouve seul face à la « machinerie sanitaire ». Peu de temps pour questionner, s'interroger, faire le tour de la question, en définitive pas d'espace-temps pour problématiser, prendre la meilleure décision. Construire ces espaces-temps permettrait de construire une perception plus globale, tant des problèmes personnels, que de la signification que prennent ces problèmes dans la société, dans le collectif[12],

---

[10] A ce sujet, un texte de P.LUCAS décrivant l'expérience de santé mentale de Montceau-les-Mines dans les années 70 reste d'actualité (dans la revue Esprit, fin des années 1970). Les mineurs, confrontés à la fermeture des mines et à la rupture de ce qui symboliquement les identifiait depuis plusieurs générations, se retrouvaient pour soins chez le psychiatre (pour dépression...). Ce sont les psychiatres de la société de secours minière qui se sont posé la question de la pertinence du traitement individuel de cette « pathologie ». Le travail collectif a permis la prise de conscience des personnes. On peut évidemment se dire que cela ne suffit pas et que la perte de sens dans la violence des restructurations industrielles nécessite plus. Cependant, décaler l'étiologie individuelle vers une étiologie sociale et permettre à des personnes de réagir collectivement fut une innovation majeure dans le domaine médical. Ce fut le cas avec la revue Autrement qui publia des textes de G. BRICHE, auteur par ailleurs d'un livre « *Furiculum vitae* » où il relate son expérience de malade dans les hôpitaux. Sortir d'une relation duelle, privée. Nous reviendrons là-dessus dans notre exemple de Dunkerque.

[11] P.FREIRE *Pédagogie des opprimés* Maspéro 1978. Récemment réédité à La Découverte.

[12] Cf. p. 37, notes de C. LASCH.

dans la vie de chacun. Ils sont la condition nécessaire pour aboutir au consentement libre et éclairé prévu par le code de déontologie. Nous l'avons vu (par exemple dans le cas de l'amiante à Dunkerque) : il existe un gouffre entre les perceptions des gens et celle des professionnels. De même les perceptions des différentes catégories de professionnels sont souvent très différentes les unes des autres. Chaque point de vue est une partie de la réalité. Le vécu des gens est cependant le fondement de toutes ces perceptions de la réalité. Aussi il nous faut essayer de sortir des projections des uns et des autres sur le même problème, construire une problématique collective et à partir de là construire des réponses. L'espace-temps de problématisation est destiné à cette élaboration collective dans lequel les besoins des personnes ne seront plus supposés mais déduits et dans lequel leur parole sera prise en considération, elles seront partie prenante de l'élaboration. Il s'agit de ne plus considérer les gens sous l'angle « objectif » de leurs problèmes et de leurs maladies, les rendant de fait objets de l'observation. Il s'agit de faire en sorte qu'ils soient les principaux contributeurs à la fois de l'observation et de l'analyse.

A ce sujet, nous nous souvenons d'une réflexion désabusée d'un médecin de Protection Maternelle et Infantile (PMI)[13], par ailleurs maire adjoint de sa ville. Ce médecin s'était rendu compte que les femmes des quartiers se réunissaient entre elles, chez l'une chez l'autre pour discuter des enfants, de l'éducation, de la santé. Pour le médecin, cela prouvait bien qu'il y avait problème … et besoin. D'où l'idée de monter un groupe de femmes à la PMI. Cruelle désillusion : aucune femme n'est venue. Dans un autre département, le service de PMI avait monté des lieux d'écoute et d'appui à la parentalité (LEAP). Dans deux de ces lieux, des psychologues animaient les rencontres en observant les mamans et leurs bébés. Dans le troisième, il n'était pas question d'observation, pratique refusée pour des raisons éthiques par l'équipe (dans laquelle se trouvait une sage-femme militante d'ATD Quart Monde). Seul le troisième lieu était réellement fréquenté. Ce cas montre que la dimension de la confiance entre les professionnels et « les gens »[14] est centrale à tout dispositif. Rendre possible l'analyse des situations dans lesquelles « les gens » sont pris et leur – donner – rendre – conférer la capacité [15] d'influer sur celles-ci est l'un des facteurs essentiels de la construction de la confiance. Cela suppose de mieux comprendre la dimension de l'agir. Agir, ce n'est pas faire. Agir, c'est poser les problèmes,

---

[13] Services des Conseils départementaux responsables de la santé et du développement des enfants.

[14] Les Canadiens utilisent cette expression « les gens » pour éviter les circonlocutions visant à désigner « les usagers », les « bénéficiaires », etc.

[15] Sur ces 3 mots, voir ci-dessous (note 16) la question de la traduction de la définition de la promotion de la santé de la Charte d'Ottawa.

les explorer et décider de ce qu'il y a à faire, avant de faire. Cette dimension de l'approche coopérative de la santé et du social est essentielle: la place des gens dans les processus de l'action, processus dont ils sont en général exclus, considérés comme simples usagers, est à construire en permanence avec eux.

Passer de l'aide à la coopération

Il n'est pas simple de renverser ces processus pour en créer de nouveaux, ceux stipulés par la Charte d'Ottawa de la promotion de la santé (1986)[16]. Les processus existant dans les pratiques sociales et sanitaires relèvent d'une « géographie » et d'une « micro physique » des pouvoirs qui, en définissant les pratiques professionnelles comme une mise en œuvre des règles et des procédures institutionnelles, excluent justement toute possibilité de rééquilibrage des relations de pouvoir entre professionnels et population. Or être professionnel dans une institution suppose un constant travail d'ajustement entre trois pôles : l'institutionnel, le métier et les conceptions (valeurs, savoirs, histoire) personnelles.

Le pôle institutionnel fait apparaître certaines des dimensions de cette géographie du pouvoir : la hiérarchie, les règles, les procédures, l'indifférenciation des métiers (la polyvalence), les mécanismes bureaucratisés des prises de décision, l'éloignement de la fin et la prééminence des moyens (organisation, dispositifs) qui y sont fétichisés, y compris par les professionnels [17] . Le déséquilibre provoqué par l'hypertrophie de ce pôle institutionnel dans les pratiques professionnelles est un frein évident aux possibilités d'évolution des pratiques professionnelles par le biais des métiers et des compétences : l'administration, avec sa logique de plus en plus gestionnaire, craint par-dessus tout qu'une méthodologie professionnelle rigoureuse de travail avec la population fasse émerger des « besoins nouveaux » dont on ne saurait répondre autrement que par un dispositif supplémentaire (sans jamais l'envisager dans le cadre d'un renforcement des solidarités locales). Dans cet espace institutionnel, le politique et sa manière habituelle d'être se retrouvent peu connectés avec les services ou avec la population. Les

---

[16] Cf. p.131. Au sujet de la définition de la promotion de la santé, nous avions entamé un débat avec la FNARS à l'occasion de la sortie de son guide santé, dans lequel la promotion de la santé reçoit des définitions successives différentes, sans que cela ait pu contrarier ses auteurs : « donner aux individus davantage de maîtrise de leur propre santé ... » ou « permettre aux gens d'améliorer leur santé en ayant un plus grand contrôle sur celle-ci » leur semblait strictement équivalent à « conférer aux individus et aux populations ... ». Le choix de la formulation dénote la conception que l'on a du contrôle ou du partage du pouvoir sur la santé.

[17] Cf. à cet égard E. ENRIQUEZ, note 11, p.73.

décisions que les politiques prennent sont de ce fait rarement adaptées et cohérentes. Disant cela, nous parlons bien entendu des élus mais aussi de l'autonomisation de la sphère administrative dans le champ du politique. Une approche plus collective des problèmes supposerait donc que la dimension institutionnelle (administrative et politique) puisse être repositionnée dans le cadre des méthodes professionnelles d'intervention et des métiers.

Le pôle métier (issu de la formation initiale) est un construit, un ensemble de références qui est en fait bien souvent en contradiction avec les règles bureaucratiques du pôle institutionnel. Il entre en tension avec le pôle administratif : ce qu'on nous demande de faire ne correspond pas à ce qu'on a appris à faire.

Le pôle personnel n'a pas disparu lors de la formation à un métier. Des contradictions et des tensions existent souvent entre les valeurs et expériences individuelles des agents et les « valeurs métier ». D'une certaine façon, la formation professionnelle consiste à minimiser les valeurs personnelles pour forger la dimension métier. Mais les agents, confrontés à la tension institution / métier, vont essayer de la résoudre seuls (puisqu'elle est rarement analysée en tant que telle). De ce fait, c'est au travers de leurs conceptions personnelles que les agents tentent de se situer dans l'institution[18].

La mise en tension de ces trois dimensions de la pratique professionnelle : métier – règles institutionnelles, valeurs personnelles – politique menée est une réalité. Elle conditionne les modes de relation professionnelle – usager (au sens de la distance et de la professionnalité) et donc les méthodes avec lesquelles les agents tentent de comprendre les besoins des gens. Elles se traduisent de manière équivalente aux tensions structurelles par des tensions entre bureaucratie, administration, gestion, organisation – expertise – besoins des gens.

Mais il n'est enseigné aucune méthode et il n'est développé que rarement des analyses institutionnelles permettant aux professionnels d'opérer ces ajustements, pourtant indispensables à l'évolution des pratiques vers d'autres modes de relations avec les gens et dans l'institution.

---

[18] Nous pensons que cette réflexion est l'un des fondements de l'analyse de la pratique professionnelle.

Les espaces-temps de problématisation sont des espaces-temps de confrontation

Les enjeux des pouvoirs, la question des besoins et des demandes ne disposent pas d'espaces-temps permettant une réelle *confrontation* entre les acteurs, confrontation nécessaire et résultant des différents niveaux de tension évoqués plus haut. La confrontation est une méthode ouvrant un espace de réciprocité, de proximité entre acteurs sociaux, politiques et population. Dans la confrontation, il existe une notion de quelque chose qui permet le commun. Le mot traduit l'effort de faire des contradictions et des oppositions un objet à élucider dans la relation. Dans la confrontation naissent des idées, dans le respect de l'autre. Cette notion s'oppose à l'affrontement, qui suppose le but de rejeter l'autre. La méthode de la confrontation, propre à l'approche coopérative, consiste à créer les conditions de cette co-construction du dissensus. Elle ne vise pas à mettre tout le monde d'accord sur un point de vue ou une conception, mais bien plutôt à enrichir la problématique par des points de vue qui peuvent être contradictoires et le rester. L'animation de tels groupes de confrontation suppose que l'animateur ne prenne pas parti. Mais pour permettre au débat de s'enclencher, l'animateur peut « polariser » le débat en prenant une position particulière à laquelle les participants vont pouvoir s'opposer. *Confrontation et polarisation sont des méthodes de l'approche coopérative de la santé.*

Mais si les professionnels restent sur leur quant-à-soi méthodologique et institutionnel, ce que les gens ont à dire, même exprimé avec force, n'est pas audible. Il faut pouvoir accepter une confrontation entre acteurs, pour cette construction en commun. Animer un groupe de travail en vue de la confrontation est une méthodologie à penser et à réfléchir. Elle suppose l'acceptabilité de la parole de l'autre, sa valorisation et son intégration dans les analyses et les actions à mener. Cela suppose, pour les professionnels, l'administration ou les élus, de s'intéresser à ce que les gens peuvent ou veulent maîtriser et construire pour leur santé et non pas à ce qu'on peut ou doit *faire* pour eux. Essayer de faire prendre conscience aux acteurs sociaux et politiques des facteurs conditionnant l'appropriation par les gens de leur santé est un objectif pour le changement des pratiques. C'est pourquoi nous critiquons la politique actuelle de création de Maisons de Santé Pluri-professionnelles : nous avons constaté à de multiples reprises que l'on construisait des murs (c'est-à-dire un centre médical) plutôt que des méthodes de coopération entre services et population[19]. Ne serait-il pas préférable de profiter de l'opportunité du développement de telles structures pour repenser les rapports entre soignants, institutions, politique et

[19] Pour une alternative, Cf. chapitre 12.

population ? Ce n'est d'ailleurs pas faute, de la part des militants de la fédération des maisons de santé, de vouloir tendre dans cette direction et de proposer des guides très intéressants à cette fin.

D'une manière fort similaire, nous avons pu constater dans notre département[20] une pression très importante pour *fabriquer* des actions de santé dans le cadre du PDI (Plan Départemental d'Insertion). La représentation, traduite en matière de commandes politiques et de compréhension des services, de ce qu'il convient de faire se résumait à proposer (et ce mot est souvent un euphémisme) des bilans de santé aux gens (le projet des services étant d'organiser ces bilans). Nous avons finalement compris à quel point le recours à la médecine, dans une posture plus ou moins avérée d'injonction liée au contrat d'insertion, servait à la fois de moyen de pression sur les gens et de justification à l'échec de l'insertion. C'est ainsi que certains attendaient de ces bilans de santé des « certificats de contre-indication au travail » justement dénoncés par beaucoup[21]. Imaginer des modalités d'action collective permettant une prise de conscience de la situation des gens, de la dimension de la santé comme ressource, des freins et obstacles que les gens rencontrent pour améliorer leur santé, n'est pas considéré comme pertinent, ou en tout cas pas prioritaire, relevant d'une action molle, sans efficacité. Parce qu'il est plus simple de considérer que le frein à la santé serait lié aux blocages institutionnels à l'accès aux soins, voire à une absence de réponses appropriées dans le système de santé. Que le souci de santé apparaîtrait spontanément après une visite chez un médecin. Que ce souci émergeant, les parcours de santé s'ouvriraient par enchantement.

Agir par et vers la confrontation met en difficulté les équilibres des pouvoirs

Nous avions proposé à l'agglomération de Dunkerque, plutôt que de faire un énième diagnostic santé d'un atelier santé ville (ou d'une action santé dans le cadre d'un Contrat Urbain de Cohésion Sociale), de créer les conditions de la confrontation. Pour nous, la méthode devait éviter les procédures d'étude / recherche typiques des diagnostics que les acteurs ne s'approprient jamais, n'ayant pas contribué à leur production / analyse[22]. Notre action a conduit à des situations très intéressantes dont nous allons tirer deux exemples.

---

[20] Dans lequel nous dirigions à l'époque les services de santé et de l'enfance.

[21] Voir à ce titre l'ouvrage de Serge EBERSOLD « *L'invention de l'inemployable* » Presses Universitaires de Rennes, 2004.

[22] Il y a quelque temps, la ville de Grigny avait lancé un appel d'offres pour un diagnostic santé. Cela devait être leur cinquième diagnostic en vingt ans. En répondant à leur appel

Rappelons ce que nous avons exposé au chapitre 5 : l'agglomération de Dunkerque est sinistrée par l'amiante. De nombreuses familles d'ouvriers de la sidérurgie ou de la pétrochimie sont touchées : un ou plusieurs membres de la famille souffrent ou sont décédés du mésothéliome. Dunkerque est une agglomération où la question de la santé était à l'agenda politique (2005) : la ville de Dunkerque avait ainsi institué une « maison de la promotion de la santé » et la ville de Grande-Synthe un centre de santé et une polyclinique gérée associativement.

En ce qui concerne l'amiante, une structure de concertation pluripartenariale avait été mise en place par les élus, regroupant politiques, industriels, syndicats et associations. Malgré ces efforts, nous avons constaté que nombre de professionnels de santé ne considéraient pas l'amiante comme un problème de santé prioritaire. Etait prioritaire pour eux l'augmentation de l'asthme et des maladies respiratoires. Nous avons donc soumis ces préoccupations des médecins aux groupes travaillant dans les différentes communes au « projet santé ». Les politiques ont tenté de justifier l'attitude des professionnels : dans la mesure où existait une structure de concertation, des négociations sur le désamiantage allaient pouvoir commencer, des indemnisations être obtenues. Les professionnels de santé, pour leur part, ne pouvaient que constater les dégâts … et leur impuissance (le mésothéliome est constamment mortel). Il était donc considéré comme légitime que les médecins se désintéressent de la question de l'amiante. Pourquoi se préoccuper d'un problème pour lequel on ne peut rien faire ?

Pour la population, la question se posait autrement : à qui faire confiance, dans la mesure où le problème était connu depuis des décennies et que l'on était en plein milieu d'une catastrophe ? La structure partenariale mise en place par les élus n'était pas considérée comme fiable : les « patrons » en faisaient partie et allaient accaparer les discussions. Si elle avait été animée par quelqu'un qui « connaît bien le problème » pour l'avoir vécu, peut-être en aurait-il été autrement. Les expertises (qui affirment sans cesse qu'« il n'y a plus de problème ») sont perçues comme des trahisons[23]. Car aucune organisation, aucune structuration, aucun moyen, aucune promesse ne peut créer de l'espoir sans changer en profondeur les conditions de la confiance.

---

d'offres, nous avons essayé de problématiser cette nouvelle demande et proposé une alternative. Inutile de dire que notre proposition n'a pas été retenue, ne correspondant pas au cahier des charges. Cf. à ce sujet notre éditorial d'avril 2008 sur le site www.afresc.org où est posée la question de la pertinence de la procédure d'appels d'offres pour ce genre de travaux de santé coopérative.

[23] C'est une tendance générale : *Médiator*, vaccins contre l'hépatite B ou la grippe A et plus récemment Lévothyrox. Les experts n'ont de cesse de répondre et d'avancer leurs propres preuves sans prendre en considération les craintes des gens, qui, bien sûr, ne sont pas fondées. Comment alors construire la confiance ?

Ce fut pour nous une évidence quand les gens dans les groupes nous ont dit à quel point la structure de concertation aurait dû être animée par un ouvrier. Or la confiance est, nous rappelle Jacques GODBOUT[24], la condition et la conséquence de la réciprocité. D'une certaine façon la confiance naît de ce que chacun est reconnu dans ce qu'il donne à l'autre. Les structures ou les dispositifs actuels positionnent les gens en *receveurs intégraux*. Une telle dissymétrie dans les relations aboutit aux situations de domination, d'aliénation (c'est-à-dire à la question de la géographie des pouvoirs dont nous parlions plus haut)[25].

Nous constatons à quel point les services médicaux et sociaux, dans leur organisation, mais encore plus dans les méthodes de travail qu'ils ont développées, créent cette dissymétrie, cette inégalité. Arriver à changer cet état de choses est un point nodal de la méthodologie que nous proposons. Créer les espaces-temps de la confrontation, c'est-à-dire permettre aux gens, principaux acteurs, de se situer en coopérateurs, consiste à recréer les conditions de la réciprocité dans les dispositifs et institutions publiques ou privées. Créer les conditions de la confiance dans la possibilité de la réciprocité aboutit à une remise en cause de cette géographie des pouvoirs dont nous parlions plus haut. Par cette remise en cause se construisent les conditions de la coopération équitable, de la réciprocité, qui vont toucher les institutions et les dispositifs dans leur cœur : leur structuration basée sur l'offre, le service, la hiérarchie, le pouvoir non partagé et finalement la méfiance généralisée. Il s'agit donc de créer les conditions de la confiance dans des institutions structurées par la méfiance. « *De l'usager tu te méfieras* » pourrait être une maxime des institutions sociosanitaires comme « *des collègues et des partenaires tu te méfieras* » pourrait être une maxime du management des services. « *Avec l'usager tu construiras et de tes collègues tu t'enrichiras »* pourraient être des maximes plus proches de la promotion de la santé.

Créer les conditions de la confiance

Les conditions de la confiance n'émergent pas spontanément dans notre société. L'approche coopérative de la santé est tout sauf une spontanéité (même si certains continuent de penser que les initiatives en santé coopérative ne devraient émerger que de la population). C'est ce que nous enseigne, toujours à Dunkerque, cette « aventure » que nous avons vécue

---

[24] J. GODBOUT, *Le don, la dette et l'identité*, La découverte, 2000 ; ou : *Ce qui circule entre nous*, Seuil 2007.

[25] Cf. chapitre 7. Mais aussi, pour mémoire, la formulation originale de Marcel MAUSS : cf. p.122. Cf. également Michel BASS *L'aliénation par le don non rendu*, in *La vieillesse, un autre regard pour une autre relation*, ERES, 2018.

dans les quartiers sud. Dans un des groupes de réflexion sur la santé, une femme du quartier vient témoigner : son enfant s'est piqué avec une seringue dans un bac à sable. Inquiète, elle se rend aux urgences du centre hospitalier où il lui est répondu que « *ce n'est rien, revenez dans 3 semaines et là on verra* ». Rien à faire pour que cette personne puisse exprimer son inquiétude, se faire entendre. La question n'est pas de savoir si l'hôpital a commis une faute ou non, mais de comprendre comment la manière dont cette femme a été traitée, ou du moins la manière dont cette femme a vécu la manière dont elle a été traitée, peut être entendue quelque part, prise en compte, et aboutir à une réelle réflexion sur les pratiques. Bien entendu, un témoignage ne suffit pas. Il ne peut – méthodologiquement – s'agir que d'un événement. Ce n'est que par la répétition de tels événements que l'on pourrait dire qu'il s'agit d'un problème. Mais la difficulté est que, pour connaître l'existence de tels événements, il faut bien un lieu où ceux-ci peuvent être écoutés et pris en compte[26]. Rappelons que la ville de Dunkerque finance une maison de la promotion de la santé. Or nous avons pu constater la résistance opiniâtre de presque tous les acteurs de cette structure à vouloir prendre en compte de telles problématiques. Seule une chargée de projet s'en est emparée. Elle a fini par changer de travail… Une maison municipale de la promotion de la santé incapable de créer les conditions de l'émergence et de l'analyse des problèmes qui se posent à la population est-elle encore une maison de la promotion de la santé ? Proposer des actions collectives d'éducation pour la santé, comme elle le fait, suffit-il à la promotion de la santé et à la santé coopérative ? Nous voyons à quel point cette capacité des institutions à accepter la parole et la place des gens, qui ne seraient ainsi plus des usagers ou des bénéficiaires, mais des acteurs, des coopérateurs à part entière, est centrale dans la définition d'une évolution des pratiques médicales et sociales. Comment est-elle prise en compte, dans les formations initiales ou continues, dans les supervisions et autres groupes d'analyse de la pratique professionnelle ? La réponse est malheureusement pessimiste : faute de travailler les analyseurs précis permettant de comprendre les enjeux de telles pratiques, nous restons dans des pratiques et des structurations peu capables ni désireuses de se confronter aux problèmes qui se posent concrètement aux gens, et encore moins d'imaginer que les gens pourraient être une partie de la réponse[27]. A notre connaissance, la maison de la promotion de la santé de

---

[26] Nous avons eu une question du même genre avec l'association REVIH, qui comptabilisait les personnes déclarant avoir déclenché une sclérose en plaques après vaccination par le vaccin contre l'hépatite B. Il n'y a pas de problème dès lors que les événements ne sont pas comptabilisés par les institutions. Et cela explique que les méthodes épidémiologiques (qui comptent ce qui se donne à voir) et les méthodes de pharmaco vigilance (qui répertorient ce qui peut se donner à voir) arrivent à des résultats différents.

[27] Cf. chapitre 11, sur l'évaluation dont les méthodes actuelles excluent de fait la parole des acteurs.

Dunkerque est restée sur son fonctionnement de structure d'organisation d'actions de prévention et d'éducation pour la santé.

Il n'y a pas que des questions de méthodologie d'intervention, ou d'institutions et de services. A Orly, bien au contraire, de nombreux services, institutions et associations étaient dans cette dynamique, dans cette « proximité » à la population. A la demande de la mairie, nous avons, de manière semblable à Dunkerque, proposé une réflexion et une élaboration collectives, associant la population, sur la nature et l'importance des problèmes ressentis ou objectivés par les uns et les autres. Au bout de plusieurs mois de « travail de terrain » avec les gens, les professionnels, les services, le groupe portant le projet, réunissant élus, professionnels, associations, a commencé à analyser ce qui s'était passé, les problématiques qui avaient émergé, la manière de continuer à s'y confronter. Ce sont les élus de la ville qui ont bloqué le processus. Ce qui avait émergé de cette manière de faire était irrecevable, car « *cela remettait en cause 40 ans de politique sociale de la ville* ». Contester les choix politiques, tenter d'y voir clair, évaluer ce qui s'est fait et proposer des pistes pour l'avenir fut considéré comme une démolition et en tant que tel était illégitime (les élus sont élus). Autrement dit, la possibilité d'une écoute de la population était neutralisée par les enjeux de pouvoirs. La confiance n'existait pas. Les élus de la ville refusaient d'écouter ce que les gens avaient à leur dire, considérant peut-être que, avec tout ce qu'ils avaient reçu de cette municipalité, ils étaient bien ingrats. C'est le sens de la panique qui s'était emparée des élus : comment imaginer qu'ayant donné largement et généreusement à la population (ce qui est certainement exact), les gens puissent se sentir exclus, dévalorisés, niés ? Cette dimension aliénante du don non rendu (ou plus exactement « non rendable ») n'est jamais prise en compte dans l'action publique ou médicosociale. La démarche de santé coopérative tire l'une de ses raisons d'être de cette analyse.

L'approche coopérative de la santé interroge les rapports entre acteurs dans les services médicosociaux. Ces rapports ignorent de manière « bienveillante » ou « bien traitante » les problématiques vécues par les gens, bien que croyant les connaître par l'écoute individualisée. Les professionnels comme les élus les réinterprètent constamment sans aller vérifier le niveau de vérité de leurs conceptions. Les gens eux-mêmes sont pris dans ce maelstrom. Ils ne peuvent au mieux qu'exprimer des demandes. C'est-à-dire que leurs problèmes et leurs besoins sont formulés et réinscrits dans le cadre contraignant des dispositifs, conceptions, méthodes et préjugés des services et du politique. Il ne s'agit pas là d'une critique à visée démagogique qui stipulerait que les conceptions des gens seraient, parce que vécues, plus de l'ordre de la vérité que les autres. Il s'agit de prendre conscience tous ensemble que des dimensions importantes et essentielles des problèmes des gens sont réduites aux cadres d'interprétation des dispositifs, des solutions et des méthodologies d'intervention.

On a longtemps occulté les problèmes posés par cette situation : le médicosocial est bienveillant et ne peut faire de mal ; le système de santé produit la longévité dont tout le monde rêve. Malheureusement, dès que l'on approfondit notre regard, les résultats sont loin d'être aussi probants, les effets pervers systématiquement oubliés, les dépenses considérées comme normales.

De plus, la collusion entre les services « ressources » et les services « contrôle social » continue. Michel FOUCAULT ou Jacques DONZELOT[28] ont bien mis en évidence la construction progressive de tous ces dispositifs dont le but était de maîtriser la population dans une société de plus en plus complexe et inégalitaire. Aujourd'hui encore on peut se poser la question, à l'examen des pratiques, des buts réels de la protection de l'enfance, de la PMI, de l'hôpital psychiatrique, du service social, du RSA, des EHPAD, etc.

Les problèmes vécus sont-ils traités ? Les services rendus sont-ils évalués ? La connaissance des problèmes et l'évaluation des services font-elles appel à ce qu'en ont vécu les gens eux-mêmes ? Peut-on se passer des vécus alors que c'est l'objet même du travail médicosocial qui dénie aux gens de penser par eux-mêmes ? Plus généralement, peut-on continuer à imaginer une société démocratique dans laquelle le pouvoir est accaparé par des élites (professionnels, administratifs, élus) ? Peut-on raisonnablement faire confiance à un système qui produit avec une constance roborative les possibilités de *la fin*[29] *?*

En guise de conclusion

L'approche coopérative de la santé relève de 3 dimensions entrecroisées :

- Une dimension méthodologique consistant à créer systématiquement des espaces-temps de confrontation permettant de reconstruire collectivement la nature des problèmes et le jugement sur les réponses qui y sont apportées.
- Une dimension anthropologique, voire éthique : dans un impératif qui se voudrait catégorique (la liberté…[30]), aucune structure ni institution ne peut s'arroger en donneur exclusif, construisant par là l'aliénation et

[28] Michel FOUCAULT, *Surveiller et punir ;* Jacques DONZELOT *La police des familles, etc.*
[29] Cf. à ce sujet G. ANDERS, *Le temps de la fin,* éditions de l'Herne 2007.
[30] Jean-Luc NANCY *L'impératif catégorique* Flammarion 1983. « *La liberté elle-même (…) nous voulons la poser comme un impératif catégorique* » (p.9).

donc la non-liberté. Bien plutôt faut-il suivre MAUSS (et ce qu'en a dit KARSENTY[31]) pour montrer que la liberté est à l'œuvre dans la normativité du don et que la construction sociale aliénant la possibilité du rendre est en quelque sorte une privation de liberté. Il s'agit donc de promouvoir une évolution des rapports sociaux pour passer de la guerre généralisée (HOBBES) – la méfiance, la violence et la bonté-charité qui s'y associent en contrepoint – à la coopération, la liberté, la réciprocité, la confiance. C'est, nous rappelait KANT, le but ou le moteur de la civilisation. C'est cette dimension philosophique qui construit la nécessité de la participation. Sinon, pourquoi ne pas se contenter des espaces institués où ce qu'on a à dire est calibré, prescrit, limité à de rares occasions (par exemple les élections politiques, les conseils de parents d'élèves ou de crèche, sans compter la justice). Cette éthique de l'autre est aussi une démarche valide dans la relation médecin patient…

- Une dimension pratique : comment faire avancer de telles éthiques et méthodologies dans les pratiques sociales, politiques, médicales ? C'est cette dimension qui sous-tend la réflexion à mener en terme pédagogique, tant dans les institutions de formation que dans les institutions employeuses. Créer des espaces-temps de conscientisation dans les institutions, associant la population, est un enjeu de pouvoir institutionnel qui impose de bien analyser la géographie des pouvoirs et ce qu'elle permet de valoriser sous couvert d'organisation ou de management, en expression de perversions diverses et variées.

L'approche coopérative est un changement important de nos méthodologies de l'action sociale et médicale. En tant que philosophie de l'action, elle nécessite un engagement dans la pensée de l'action de tous les secteurs. C'est sans doute à ce prix que l'on pourrait limiter les trop nombreux « effets pervers » de notre système d'aide.

[31] Bruno KARSENTY *Marcel MAUSS, le fait social total*, PUF, 1994 : « *Dès lors, loin d'être non social parce que libre (…) le don tient entièrement sa réalité de fait social à la liberté qu'il fait jouer en la circonscrivant (…). Une normativité se produisant au sein du processus dans lequel elle agit, et qui s'invente à mesure qu'elle opère. Le phénomène du don comme défi : celui d'une contrainte sociale dont le mensonge, ou la dénégation, sous la forme de l'acte libre et gratuit, est aussi la seule vérité* » (p. 51).

EPILOGUE

« Au cours de la nuit, les plaintes de plus en plus fortes d'une jeune femme malade réveillent tout le monde. Le diagnostic est immédiat : un revenant s'est emparé du double animal de la femme, une loutre. Alors, les autres femmes font pendant un moment marcher la patiente de long en large, en imitant toutes le cri de l'animal, pour le faire revenir. Le traitement est efficace puisqu'à l'aube, il n'y paraît plus, elle se lève saine de corps... Les sociétés, pourrait-on dire, se permettent seulement les maladies qu'elles peuvent soigner, dont le champ de la pathologie est à peu près maîtrisé. C'est sans doute pour cela que notre civilisation, apte par se science et sa technique à découvrir tant de nouveaux remèdes, se voit assiégée par tant de maladies. L'issue de la course entre les deux n'est pas évidente ».

Pierre CLASTRES, *Recherches d'anthropologie politique, p.25.*

« Il semble que le fait d'avoir reconnu la limitation des représentations mécaniques en physique atomique soit propre à nous aider à réconcilier les points de vue contradictoires en apparence de la physiologie et de la psychologie. La nécessité, en mécanique atomique, de tenir compte de l'interaction entre instruments de mesure et objets observés rappelle les difficultés rencontrées par l'analyse psychologique, provenant du fait que le contenu de la conscience change immanquablement aussitôt que l'on essaie de concentrer l'attention sur un de ses éléments ».

Tom KEVE, *Trois explications du monde, Albin Michel*, 2010, p.447 (il semble qu'il s'agisse d'une citation du physicien Niels BOHR).

Références

20mn Philippe EVEN radié de l'ordre des médecins [Revue] // 20 minutes. - 2016.

ADORNO Théodor Minima moralia [Ouvrage]. - Paris : Payot, 1983.

AFRESC Evaluation des services de santé du Conseil Général d'Ile et Vilaine [Rapport]. - Paris : www.afresc.org, 2000.

ANDERS Günther Le temps de la fin [Ouvrage]. - Paris : Editions de l'Herne, 2007.

ANDERS Günther L'obsolescence de l'homme [Ouvrage]. - Paris : IVREA, 2012.

ARDOINO Jacques et BERGER Guy L'évaluation comme interprétation [Revue] // Revue POUR. - juin 1986. - p. N° 107.

ARENDT Hannah Juger lectures philosophiques de Kant [Ouvrage]. - Paris : Seuil, 1991.

ARENDT Hannah La condition de l'homme moderne [Ouvrage]. - Paris : Calmann-Lévy, 1983.

ARENDT Hannah La vie de l'esprit 2 le vouloir [Ouvrage]. - Paris : PUF, 1983.

BAECHLER Jean Qu'est-ce que l'idéologie ? [Ouvrage]. - Paris : Gallimard, 1976.

BALINT Enid et BALINT Michaël Techniques psychothérapeutiques en médecine [Ouvrage]. - Paris : Payot, 1966.

BARRETT Robert La traite des fous, la construction sociale de la schizophrénie [Ouvrage]. - Paris : Les empêcheurs de penser en rond, 1998.

BASS Michel http://lagelavie.blog.lemonde.fr/2015/10/24/microphysique-du-pouvoir-en-ehpad/ [En ligne] // l'âge la vie. - 2015.

BASS Michel http://lagelavie.blog.lemonde.fr/2016/01/11/pas-dautonomie-sans-reciprocite/ [En ligne] // l'âge la vie. - 2016.

BASS Michel http://lagelavie.blog.lemonde.fr/2017/04/24/1088/ [En ligne] // L'âge la vie. - 2017.

BASS Michel Les médicaments en EHPAD [Revue] // Le journal du médecin coordinateur N° 39. - 2010.

BASS Michel Promouvoir la santé [Ouvrage]. - Paris : L'harmattan, 1984.

BASS Michel Une approche de la dignité [Revue] // La revue de l'infirmière. - 2013. - p. N° 195.

BATESON Gregory et RUESCH Jürgen Communication et sociétés [Ouvrage]. - http://lagelavie.blog.lemonde.fr/2017/04/24/1088/ : Seuil, 1988.

BECKER Howard Comment parler de la société ? Ouvrage]. - Paris : La découverte, 2009.

BECKER Howard Les ficelles du métier conduire sa recherche en sciences sociales ? [Ouvrage]. - Paris : La découverte, 2002.

BENVENISTE Emile Le vocabulaire des institutions indo-européennes [Ouvrage]. - Paris : Editions de minuit, 1969.

BERCHE Thierry Anthropologie et santé publique en pays Dogon [Ouvrage]. - Paris : APAD/Karthala, 1998.

BESSE Jean-Marc Habiter un monde à mon image [Ouvrage]. - Paris : Flammarion, 2013.

BILLE Michel Ça y est je suis vieux [Ouvrage]. - Paris : http://lagelavie.blog.lemonde.fr/2017/09/05/ca-y-est-je-suis-vieux/, 2017.

BLOCH Marie-Aline et HENAUT Léonie Coordination et parcours, la dynamique du monde sanitaire et médicosocial [Conférence]. - RENNES : Dunod, ENSP, 2016.

BOZZINI Luciano et collaborateurs Médecine et société, les années 80 [Ouvrage]. - Montréal : Editions Saint Martin, 1986 (5e édition).

CAILLE Alain Avez-vous lu POLANYI ? in MAUCOURANT Jérôme [Ouvrage]. - Paris : Champs essais, 2011.

CAILLE Alain Ce que donner veut dire [Ouvrage]. - Paris : La découverte, 1993.

Caisse Dépôts .http://www.caissedesdepotsdesterritoires.fr/cs/ContentServer?pagename =Territoires/Articles/Articles&cid=1250279369535 [En ligne] // Caisse des dépôts. - 2017.

CAMUS Albert La peste [Ouvrage]. - Paris : Folio, 2008.

CANGUIHEM Georges Le normal et le pathologique [Ouvrage]. - Paris : PUF, 2015.

CASTEL Robert La métamorphose de la question sociale [Ouvrage]. - Paris : Folio essais, 1999.

CASTEL Robert Présentation de Asiles de GOFFMANN [Ouvrage]. - Paris : Editions de minuit, 1968.

CASTORIADIS Cornélius Le monde morcelé, les carrefours du Labyrinthe III [Ouvrage]. - Paris : Seuil, 1990.

CHARPAK Yves L'indicateur espérance de vie est-il fiable? [Revue] // LIBERATION. - 14 janvier 2011.

CLASTRES Pierre Recherches d'anthropologie politique [Ouvrage]. - Paris : Seuil, 1980.

COOPER David Psychiatrie et antipsychiatrie [Ouvrage]. - Paris : Seuil, 1978.

DAGOGNET François Savoir et pouvoir en médecine [Ouvrage]. - Paris : Les empêcheurs de penser en rond, 1998.

DARDOT Pierre et LAVAL Christian Communs Essais sur la révolution du 21e siècle [Ouvrage]. - Paris : La découverte, 2014.

De KERVASDOUE Jean [Revue] // Le Monde. - 20 mai 2005.

De ROBERTIS Christina et PASCAL Henri Intervention collective en travail social [Ouvrage]. - Paris : Le centurion, 1987.

DESCHAMPS Jean-Pierre et collaborateurs Santé publique, santé de la communauté [Ouvrage]. - Villeurbanne : SIMEP, 1980.

DEVEREUX Georges Ethnopsychiatrie des Indiens mohaves [Ouvrage]. - Paris : Les empêcheurs de penser en rond, 1996.

DGOS Evolution des réseaux de santé en vue d'un renforcement de la coordination des soins, guide méthodologique [Rapport]. - Paris : Ministère de la santé, 2012.

Docteur du 16 Docteur du 16 blogspot [Rapport]. - Paris : http://docteurdu16.blogspot.fr, 2017.

DONZELOT Jacques La police des familles [Ouvrage]. - Paris : Editions de Minuit, 1977.

DREES http://drees.solidarites-sante.gouv.fr/etudes-et-statistiques/publications/panoramas-de-la-drees/article/les-retraites-et-les-retraites-edition-2017 [En ligne]. - Le niveau des retraites en France 2017.

DUPAGNE [Rapport]. - Paris : www.atoute.org, 2017.

EBERSOLD Serge L'invention de l'inemployable [Ouvrage]. - Rennes : PUR, 2002.

ENRIQUEZ Eugène L'organisation en analyse [Ouvrage]. - Paris : PUF, 1992.

FEYERABEND Paul Adieu la raison [Ouvrage]. - Paris : Seuil, 1989.

FEYERABEND Paul Adieu la raison [Ouvrage]. - Paris : Seuil, 1989.

FEYERABEND Paul Dialogues sur la connaissance [Ouvrage]. - Paris : Seuil, 1996.

FOUCAULT Michel Naissance de la clinique [Ouvrage]. - Paris : PUF, 2015.

FOUCAULT Michel Surveiller et punir [Ouvrage]. - Paris : NRF Gallimard, 1975.

FREIRE Paolo Pédagogie des opprimés [Ouvrage]. - Paris : Maspéro, 1978.

GODBOUT Jacques Le don, la dette et l'identité [Ouvrage]. - Paris : La découverte, 2000.

GOFFMANN Erving Asiles, étude sur la condition des malades mentaux [Ouvrage]. - http://lagelavie.blog.lemonde.fr/2016/01/11/pas-dautonomie-sans-reciprocite/ : Editions de minuit, 1968.

GOOD Byron Comment faire de l'anthropologie médicale [Ouvrage]. - Paris : Les empêcheurs de penser en rond, 1998.

GORZ André Ecologica [Ouvrage]. - Paris : Galilée, 2008.

GORZ André Un penseur pour le 21e siècle [Ouvrage]. - Paris : La découverte, 2012.

GRAEBER David Bureaucratie [Ouvrage]. - Paris : Les liens qui libèrent, 2015.

GRMEK Mirko Les maladies à l'aube de la civilisation occidentale [Ouvrage]. - Paris : Payot, 1983.

GUERRAND Roger-Henri Histoire des taudis ; in Exclusion l'état des savoirs [Ouvrage]. - Paris : La découverte, 1996.

HABERMAS Jürgen La technique et la science comme idéologie [Ouvrage]. - Paris : Denoël, 1973.

HAS Agences et opérateurs [Rapport]. - Paris : http://social-santé.fr, 2017.

HERZLICH Claudine La médecine moderne en quête de sens ; in Le sens du mal [Ouvrage]. - Paris : Edition des archives contemporaines, 1984.

HOBBES Thomas Léviathan [Ouvrage]. - Paris : Gallimard, 2000.

HORKHEIMER Max Théorie critique [Ouvrage]. - Paris : Payot, 1978.

IGAS Evaluation de la coordination de l'appui aux soins [Rapport]. - Paris : www.igas.gouv.fr, 2014.

IGAS Evaluation de la coordination des soins [Rapport]. - Paris : www.igas-gouv.fr, 2014.

IGAS Rapport RM 2009-124p [Rapport]. - Paris : Ministère de la santé, 2009.

ILLICH Ivan Dans le miroir du passé [Ouvrage]. - Paris : Descartes et Compagnie, 1992.

ILLICH Ivan La perte des sens [Ouvrage]. - Paris : Fayard, 2004.

ILLICH Ivan Némésis médicale [Ouvrage]. - PARIS : Fayard, 1975/2003.

INSEE https://www.insee.fr/fr/statistiques/1906668?sommaire=1906743 [En ligne] // INSEE. - 2017.

JASPERS Karl Essais philosophiques [Ouvrage]. - Paris : Payot petite bibliothèque, 1970.

JORION Paul [En ligne] // www.pauljorion.com/blog. - 2017.

KARSENTY Bruno Marcel MAUSS le fait social total [Ouvrage]. - Paris : PUF, 1994.

KUHN Thomas La structure des révolutions scientifiques [Ouvrage]. - Paris : Flammarion, 1983.

LA BOETIE Etienne de Discours de la servitude volontaire [Ouvrage]. - Paris : Mille et une nuits, 1997.

LAING Ronald Le moi divisé [Ouvrage]. - Paris : Stock, 1993.

LAPLANTINE François Anthropologie de la maladie [Ouvrage]. - Paris : Payot, 1986.

LASCH Christopher La culture du narcissisme [Ouvrage]. - Paris : Champs essais, 2006.

LASCH Christopher La révolte des élites [Ouvrage]. - Paris : Flammarion champs essais, 1996.

LASCH Christopher Un refuge dans ce monde impitoyable [Ouvrage]. - Paris : François BOURIN, 2012.

LATOUCHE Serge L'autre Afrique [Ouvrage]. - Paris : Albin Michel, 1998.

LATOUR Bruno Où atterrir [Ouvrage]. - Paris : La Découverte, 2017.

LECORPS Philippe Porter un regard nouveau sur l'éducation pour la santé [Article] // Revue de l'ENSP. - 1998.

LUCAS Philippe L'expérience de Montceau-les-Mines [Article] // Revue Esprit. - Paris : [s.n.], 1970.

Mac KEOWN Thomas Les déterminants de l'état de santé des populations depuis 3 siècles, in Médecine et société les années 80 [Ouvrage]. - Montréal : Editions Saint Martin, 1986.

MAUSS Marcel Essai sur le don in Sociologie et anthropologie [Ouvrage]. - Paris : PUF, 1985.

MICHEA Jean-Claude Orwell éducateur [Ouvrage]. - Paris : Flammarion climats, 2009.

NANCY Jean-Luc L'impératif catégorique [Ouvrage]. - Paris : Flammarion, 1983.

OGIER Ruwen Mes mille et une nuits [Ouvrage]. - Paris : Albin Michel, 2017.

PAUGAM Serge Exclusion l'état des savoirs [Ouvrage]. - Paris : La découverte, 1998.

PIERRET Janine Les significations sociales de la santé ; in Le sens du mal [Ouvrage]. - Paris : Edition des archives contemporaines, 1984.

PIKETTY Thomas Le capitalisme au 21e siècle [Ouvrage]. - Paris : Seuil, 2013.

POPPER Karl Logique de la découverte scientifique [Ouvrage]. - Paris : Payot, 2017.

PRESCRIRE N° 370 [Article] // Revue Prescrire. - août 2014.

RAHNEMA Mahjid La puissance des pauvres [Ouvrage]. - Arles : Actes sud, 2008.

ROUSTANG Guy et LAVILLE Jean-Louis Vers un nouveau contrat social [Ouvrage]. - Paris : Desclée de Brouwer, 1996.

ROUY Jean-Louis et LEONARD Daniel La tentation de l'imposture [Article] // Revue Médecine. - mai 2015.

SAHLINS Marshall Age de pierre âge d'abondance [Ouvrage]. - Paris : Gallimard, 1976.

SEARLES Harold L'effort pour rendre l'autre fou [Ouvrage]. - Paris : Gallimard, Folio essais, 2003.

SINDZINGRE Nicole La nécessité du sens ; in le sens du mal [Ouvrage]. - Paris : Edition des archives contemporaines, 1984.

Sld, LAVILLE Jean-Louis et NYSSEN Marthe Les services sociaux entre associations, Etat et marché. L'aide aux personnes âgées [Ouvrage]. - Paris : La , 2001.

STENGERS Isabelle Au temps des catastrophes [Ouvrage]. - Paris : La découverte, 2013.

TABUTEAU Didier Démocratie sanitaire les nouveaux défis de la politique de santé [Ouvrage]. - Paris : Odile Jacob, 2013.

THOMAS Louis-Vincent Anthropologie de la mort [Ouvrage]. - Paris : Payot, 1975.

THUILLIER Guy Pour une histoire de l'eau en Nivernais au 19e siècle [Article] // Annales économie sociétés civilisations. - Volume 23 N° 1 1968.

Van der POPPEL Frans et Van Der HEIJDEN Cor Les effets controversés de l'adduction d'eau sur la santé [Article] // Annales de démographie historique. - Odile Jacob 1997.

Van PARIJS Philippe Qu'est-ce qu'une société juste ? [Ouvrage]. - Paris : Seuil, 1991.

VEGA Anne Etude sur le partage des responsabilités en médecine [Rapport]. - Paris : INSERM/CNRS/CNERS, 2011.

WATZLAWICK Paul Le langage du changement [Ouvrage]. - http://lagelavie.blog.lemonde.fr/2017/04/24/1088/ : Seuil, 1980.

WEBER Florence Le travail au noir une fraude parfois vitale ? [Ouvrage]. - Paris : Editions rue d'Ulm, 2008.

ZASK Joëlle Participer essais sur les formes démocratiques de participation [Ouvrage]. - Paris : Le bord de l'eau, 2011.

ZIZEK Slavoj Vous avez dit totalitarisme ? [Ouvrage]. - Paris : Amsterdam poches, 2013.

TABLE DES MATIERES

1re PARTIE : Introduction 9

CHAPITRE 1: Considérations générales : trop de médecine nuit ou la nécessité d'une décroissance médicale 17

Faire décroître soins curatifs et préventifs pour promouvoir la santé. 19

Le « trop de médecine » résulte d'un fonctionnement conjoint entre l'Etat et le marché. . 23

Le fonctionnement du système de santé renforce ce trop de médecine 25

Les inégalités de santé ne se résolvent pas dans davantage de soins ou d'accès aux soins. 29

Recherche d'un système de santé plus efficace : le « plus de médecine » ne résout pas tout. 31

Le « trop de médecine » a un coût : exorbitant. En rajouter n'est-il pas autre chose que remplir une baignoire qui fuit ? 35

Finalement trop de médecine nuit… 36

CHAPITRE 2 : Epistémologie et anthropologie du système de santé 39

Normes, normalité, normativité : l'apport de Georges CANGUILHEM. 43

De la nosographie à la nosologie médicale : les apports de FOUCAULT et DEVEREUX. 48

Le développement d'une nouvelle étiologie vient s'articuler à la nosologie naissante. 50

Maladie et médecines : science et valeurs sociales. 53

CHAPITRE 3 : Le Léviathan sanitaire, la quête d'un système coordonné 59

La construction de superstructures multiples, superposées, opaques. 61

Bureaucratisation contre institution imaginaire de la société. 69

La bureaucratisation de l'organisation comme paradigme de l'action. 71

CHAPITRE 4 : Comprendre les idéologies à l'œuvre dans le système de santé 75

Qu'est-ce qu'une idéologie ? 76

L'idéologie médicale 77

L'idéologie sanitaire 83

L'idéologie managériale 85

L'idéologie de la qualité 87

L'idéologie de l'éthique 89

En somme 90

2e PARTIE : Introduction. Application des outils d'analyse à certains domaines particuliers de la santé : les inégalités de santé, la santé mentale, la fonction sociale des médicaments 91

CHAPITRE 5 : Inégalités de santé, médecine et développement social Eléments de compréhension 93

Les inégalités de santé étaient déjà une préoccupation au 19e siècle, sans que la nature des inégalités ait changé depuis 95

L'exemple de l'eau 97

Eau, politique de développement urbain et santé publique. 99

Eau, santé publique et usages sociaux, la fabrication des inégalités par le progrès. 101

Actualité de la problématique. 103

Face à ces constats, qu'est-ce qui, dans les modèles de développement social et de santé, empêche la réduction des inégalités ? 105

Analyse systémique des problèmes de santé. 105

La politique de santé et la politique urbaine et de logement, d'aménagement du territoire contre le développement durable. 107

De la nécessité d'une approche coopérative et non plus économique pour dépasser les politiques sectorielles et les solutions purement techniques. 109

Cette approche de la santé techniciste, biomédicale et centrée sur le soin, qui oublie que la santé est un résultat social, n'est pas récente. 110

CHAPITRE 6 : Les effets de l'hégémonie médicale sur la santé mentale 117

Plusieurs constats se sont imposés. 118

L'histoire de M. OUSTO. 120

Mieux comprendre ce jeu d'acteurs où se mêlent négociation et domination. 122

Comment essayer d'analyser cette problématique ? 125

Perspectives de promotion de la santé mentale. 131

CHAPITRE 7 : Que soignons-nous avec nos médicaments ? 133

Un système de santé en crise et des médicaments boucs émissaires. 134

Pour une approche anti-utilitariste du système de santé. 136

Conséquences sur la « fonction » des médicaments. 140

3e PARTIE : Introduction. La problématique de la gériatrie et des personnes âgées vue sous l'angle de l'hégémonie du modèle médical et managérial 149

CHAPITRE 8 : Procédures institutionnelles et hégémonie médicale Histoire d'un conflit à fronts renversés en EHPAD 153

Histoire de M. TOUITA. 153

Premières constatations. 156

Du mésusage de la procédure et de la notion d'événement indésirable. 158

Mais cela n'explique pas encore complètement pourquoi les médecins de l'ère technocratique prescrivent massivement des psychotropes dans ce genre de situation. 160

CHAPITRE 9 : Les limites de la médicalisation des EHPAD 163

Histoire de Mme GUERARD. 164

Comment comprendre cette réaction et mieux analyser cette situation ? 168

CHAPITRE 10 : Les EHPAD comme archétype du modèle médico-sanitaire 177

Premier problème de l'EHPAD : il s'agit d'établissements. 177

Deuxième problème de l'EHPAD : il s'agit d'être hébergé. 180

Troisième problème de l'EHPAD : les personnes sont définies par leur âge, lequel définit leurs besoins. 183

Quatrième problème de l'EHPAD : l'âge est défini par un degré de dépendance. 185

En somme, l'EHPAD porte bien son nom mais, en tant que sous-produit de l'hégémonie médicale et sociale, n'est pas la meilleure solution envisageable. 188

CHAPITRE 11 : Comment juger du bien-fondé d'un EHPAD ? Comment juger de sa « qualité » ? Approche critique de l'évaluation 191

Cadre général de l'évaluation des établissements médicosociaux. 191

Comment en est-on arrivé là ? 196

Penser (autrement) l'évaluation. 199

Evaluer c'est essayer d'en savoir un peu plus. 199

Evaluer consiste à élaborer un jugement de valeur. 201

Commençons par la valeur. 201

Faire ressortir des valeurs : la question des analyseurs. 203

La question des indicateurs, des critères et des normes. 205

La note est le résultat d'une mesure. 206

Le barème. 207

La question des critères et de leur élaboration est cruciale en évaluation. 208

Plaidoyer pour une évaluation participative......209

4e PARTIE : Introduction. Quelles pratiques pour demain ? 213

CHAPITRE 12 : Conclusions 1. Pour une coordination microlocale, coopérative de l'offre et la demande de santé......215

La fonction de coordination microlocale. 217

Ce sur quoi repose cette nouvelle fonction. 218

Définition d'un territoire pertinent, de la fonction, et de l'acteur appropriés dans une démarche de développement social local......219

Le principe de la coopération équitable dans une approche coopérative de la santé......221

La fonction de coordination est un tiers entre tous les acteurs afin de construire collectivement des problématiques. 223

Cette fonction se décline sur plusieurs autres points : 224

Faire évoluer la santé publique vers la santé coopérative dans la perspective de l'économie solidaire. 224

CHAPITRE 13 : Conclusions 2. L'approche coopérative de la santé : une philosophie de l'action......227

Avoir voix au chapitre pour savoir de quoi on a besoin et dépasser les représentations des professionnels. 228

Contester la démarche d'analyse des besoins, pour éviter ses effets pervers. 230

Créer des espaces-temps de problématisation et de conscientisation......233

Passer de l'aide à la coopération......235

Les espaces-temps de problématisation sont des espaces-temps de confrontation. 237

Agir par et vers la confrontation met en difficulté les équilibres des pouvoirs. 238

Créer les conditions de la confiance. 240

En guise de conclusion. 243

EPILOGUE 245

Références 247

Santé et Médecine aux éditions L'Harmattan

Dernières parutions

RAISON PERDUE...?
L'Illusion psychiatrique
Avec la collaboration de Jean-Jacques Ritz
Le système psychiatrique se détériore au point, qu'après les psychologues et les philosophes, ce sont les praticiens qui s'inquiètent. Établir un bilan et amorcer une reconsidération de l'ensemble du problème s'impose aux auteurs afin d'annoncer un débat nécessaire, qui n'a guère progressé ces dernières années.
(17.50 euros, 162 p.)
ISBN : 978-2-343-13276-1, ISBN EBOOK : 978-2-14-005229-3

CHIRURGIE DE L'OBÉSITÉ ET DIÉTÉTIQUE
Une spécialiste répond à vos questions
Bonnemaison Julia
Ce guide nutritionnel simple et concret permet de tout savoir sur la diététique avant et après une opération de chirurgie de l'obésité. Ce livre propose des recettes simples, des témoignages de patients et l'expérience indispensable d'une spécialiste.
(Coll. Ethique et pratique médicale, 12.00 euros, 88 p.)
ISBN : 978-2-343-13390-4, ISBN EBOOK : 978-2-14-005155-5

LA MÉDECINE FORMATÉE
Médecins et malades face aux nouvelles technologies
Lacroix Jacques-Michel - Préface d'Alain de Benoist
Les nouvelles technologies vont profondément modifier la manière de soigner et d'envisager la santé. Le transhumanisme, l'uberisation de la médecine, la GPA, autant de mutations importantes qui viennent modifier les pratiques médicales. L'auteur s'interroge sur les réponses des médecins face à ces changements pour préserver leurs intérêts et ceux de leurs patients, sur la possibilité de conserver une relation médecin-malade harmonieuse sans être contraint de suivre les normes de ceux qui veulent profiter du marché de la santé.
(Coll. Ethique et pratique médicale, 16.50 euros, 150 p.)
ISBN : 978-2-343-13220-4, ISBN EBOOK : 978-2-14-004993-4

NUMERUS CLAUSUS
De la maltraitance des carabins au naufrage de la médecine générale
Sèle Bernard – Préface du professeur Didier Sicard
Cet ouvrage dénonce l'existence du «numerus clausus» qui clôture la première année de médecine et de la maltraitance de milliers d'étudiants qui en découle. Gigantesque bizutage institutionnel, l'auteur le perçoit comme une machine à produire de l'échec et le rend responsable de l'apparition de déserts médicaux. Il propose un changement radical du cursus de formation des professionnels de santé en abrogeant cette méthode de sélection et apporte de nombreuses pistes de réflexion.
(Coll. Ethique et pratique médicale, 11.50 euros, 80 p.)
ISBN : 978-2-343-13066-8, ISBN EBOOK : 978-2-14-004944-6

GROSSESSE ET ALCOOL
Représentations et appropriations d'une priorité de santé
Sous la direction de Florence Douguet et Thierry Fillaut
L'intérêt porté depuis le début des années 2000 à la question de la consommation d'alcool des femmes enceintes, ou souhaitant le devenir, mérite qu'on s'y arrête. Ces textes interrogent le processus par lequel un problème de santé scientifiquement démontré (rôle tératogène de l'alcool pour le fœtus) devient une priorité de santé pour les politiques et les soignants de premiers recours.
(Coll. Logiques sociales, 27.00 euros, 274 p.)
ISBN : 978-2-343-13287-7, ISBN EBOOK : 978-2-14-005017-6

JÉRÔME FRACASTOR (1478-1553)
De la nature des choses à la nature des germes
Teyssou Roger
Pour le médecin et humaniste Jérôme Fracastor, la maladie infectieuse naissait et se propageait d'organisme en organisme par l'intermédiaire de minuscules semences vivantes, vecteurs spécifiques des maladies épidémiques. Son message novateur ne fut pas entendu. Il fallut plus de trois siècles pour que les médecins le comprennent...
(Coll. Acteurs de la Science, 15.00 euros, 136 p.)
ISBN : 978-2-343-13451-2, ISBN EBOOK : 978-2-14-005150-0

LA THÉRAPEUTIQUE DE FRACASTOR
Lexique des médicaments
Teyssou Roger
Voici l'armoire à pharmacie de Jérôme Fracastor. Sous forme d'un index, toutes les substances médicamenteuses utilisées par le médecin et leur usage thérapeutique sont répertoriés dans cet ouvrage. Ce lexique est le complément de l'ouvrage *Jérôme Fracastor (1478-1553) – De la nature des choses* à la nature des germes.
(Coll. Acteurs de la Science, 20.50 euros, 206 p.)
ISBN : 978-2-343-13452-9, ISBN EBOOK : 978-2-14-005151-7

CARTOGRAPHIES CORPORELLES, CONFLITS DE TEMPORALITÉ ET CONTINUUM DE VIOLENCES
Femmes meurtries et médicaments nocifs
Fines Louise
En raison des cycles spécifiques qui marquent leurs existences, les femmes sont plus susceptibles de subir des complications graves sur leur santé. Moyens de contraception, médicaments pris durant la grossesse, et autres prothèses mammaires sont autant de dangers auxquels s'exposent les femmes et leurs enfants. À travers les préjudices causés par les crimes en col blanc, cet ouvrage retrace les tactiques des organisations qui tentent de maintenir à tout prix leurs produits nocifs sur le marché.
(Coll. Questions contemporaines, 23.50 euros, 230 p.)
ISBN : 978-2-343-13380-5, ISBN EBOOK : 978-2-14-005134-0

LES MUSICIENS, LA MALADIE ET LA MÉDECINE
De Guillaume de Machaut à Béla Bartok
Pinet Patrice
Cet ouvrage explore les vies médicales de onze compositeurs célèbres et, à travers elles, les maladies qui ont traversé les siècles. L'auteur rend compte également des thérapeutiques utilisées au fil des siècles et observe l'impact de la vie sexuelle des musiciens et les effets psychiques de leurs passions amoureuses sur leur morbidité. Outre le souci éternel que procure l'amour, l'évolution du mode de vie des musiciens révèle une tendance aux conduites addictives, source de risques accrus pour la santé.
(Coll. Médecine à travers les siècles, 39.00 euros, 416 p.)
ISBN : 978-2-343-13073-6, ISBN EBOOK : 978-2-14-005016-9

MÉDECINE PERSONNALISÉE ET BIOÉTHIQUE
Enjeux éthiques dans l'échange et le partage des données génétiques
Stoekle Henri Corto – Préface de Christian Hervé, Pierre Tambourin et Francis Quétier
La médecine personnalisée devrait être renommée «médecine des données». Elle tente, à partir d'une quantité importante de données, d'induire ou de déduire des informations valorisables au niveau du soin, de la recherche et de l'industrie. L'ensemble de ces données génétiques et informationnelles transitent par un réseau de communication dématérialisé centralisant le stockage, une partie du traitement et de l'analyse. L'accessibilité de cette plateforme et son usage soulèvent alors de nombreuses inquiétudes éthiques auxquelles cet ouvrage tente d'apporter des solutions.
(Coll. L'Ethique en mouvement, 19.50 euros, 186 p.)
ISBN : 978-2-343-12904-4, ISBN EBOOK : 978-2-14-004910-1

MANUEL D'HÉMATOLOGIE
Physiologie
Thiam Doudou
Ce tome porte sur la physiologie hématologique classique axée sur les modules de cytologie, d'immunohématologie et d'hémostase, enrichie et actualisée comme l'attestent les chapitres portant sur la transfusion sanguine avec ses différentes modalités et alternatives et sur les traitements en hémostase et leurs contrôles biologiques. La bonne compréhension de la physiologie permet une meilleure maîtrise de la pathologie hématologique qui fera l'objet d'un deuxième tome.
(27.50 euros, 246 p.)
ISBN : 978-2-343-11625-9, ISBN EBOOK : 978-2-14-004901-9

CORPS ET ÂMES
Les hommes et la médecine au XVIIIème siècle
Boyer-Labrouche Annie
Quelle était la place de la santé sous l'Ancien Régime où le poids du christianisme était si lourd et les clivages sociaux puissants ? Afin d'expliquer la vie quotidienne dans les hôpitaux, Annie Boyer-Labrouche a puisé ses sources dans des archives uniques, réalisant ainsi une étude remarquable de démographie historique, où l'homme est en plein cœur. Cet ouvrage ouvre une réflexion indéniable faisant écho aux problématiques de santé actuelles.
(Coll. Médecine à travers les siècles, 26.00 euros, 246 p.)
ISBN : 978-2-343-12170-3, ISBN EBOOK : 978-2-14-004750-3

LE DROIT À LA SANTÉ ET LA PRISON
Quelle protection, quels enjeux ?
Sous la direction de Jean-Paul Céré
Le respect du droit à la santé des personnes détenues est aujourd'hui une préoccupation majeure et un sujet sensible tant pour l'administration pénitentiaire que pour les personnels de santé. Le contexte de surpopulation carcérale prégnant, tant en France qu'au Brésil, ne facilite pas la tâche. La concentration de personnes précarisées sur le plan sanitaire et les effets de la détention sur la santé compliquent la recherche d'une adéquation des soins à l'état de santé des personnes détenues.
(Coll. Comité international des pénalistes francophones, 17.50 euros, 160 p.)
ISBN : 978-2-343-12464-3, ISBN EBOOK : 978-2-14-004440-3

L'ANALYSE DE PRATIQUES PROFESSIONNELLES EN INSTITUT DE FORMATION EN SOINS INFIRMIERS
Expression de la singularité des cadres de santé formateurs
Rivier Delphine – Préface de Jean-Louis Boutte et Claudine Dos Santos
La mise en place des séquences d'analyse de situations et/ou d'activités professionnelles par les cadres de santé formateurs semble complexe, de par des approches différentes, ce qui entraîne des difficultés d'harmonisation dans les pratiques des formateurs au sein des Instituts de Formation en Soins Infirmiers. Cet ouvrage vise à mieux comprendre ce qui se joue actuellement lors de ces séquences pour les étudiants infirmiers et les cadres de santé formateurs.
(Coll. Logiques sociales, 19.50 euros, 188 p.)
ISBN : 978-2-343-12553-4, ISBN EBOOK : 978-2-14-004570-7

APPRENDRE DE SES GESTES
De la santé motrice au bien-être
Sous la direction de Bernard Andrieu et Luc Collard
Apprendre de sa santé motrice nécessite, en première partie, d'analyser les gestes à partir des techniques du corps et des effets sur la perception du corps vécu. Apprendre du bien-être de son corps vivant, en deuxième partie, explore l'estime de soi et l'approfondissement par des gestes sensoriels. Apprendre par des gestes ludo-coopératifs ouvre, en troisième partie, à une socialisation heureuse et partagée dans une santé durable.
(Coll. Mouvements des Savoirs, 34.00 euros, 328 p.)
ISBN : 978-2-343-12666-1, ISBN EBOOK : 978-2-14-004636-0

ALLO DOCTEUR, ICI LA MAMAN DE JULIEN
L'expérience d'un médecin des nourrissons et des enfants
Gardea Alexandre
Ce livre est né d'un désir et d'une question : le désir était d'être utile, la question était : comment faire ? Le pédiatre est confronté au défi d'un assemblage parfois complexe entre les désirs des parents et l'expression de l'enfant. La période ici choisie va de 0 à 3 ans, l'entrée en maternelle, qui marque la fin de l'exclusivité parentale. C'est donc l'expérience de ce métier, construite par la confrontation à des questions, des soucis, des peurs, qui a construit la trame de cet ouvrage.
(15.00 euros, 136 p.)
ISBN : 978-2-343-12516-9, ISBN EBOOK : 978-2-14-004189-1

MÉDECINE DU CORPS, MÉDECINE DE L'ÂME
Boudon-Millot Véronique, Bourgeois Bernard, de Ladoucette Olivier, Reber Bernard, Sarfati Georges-Elia
De Galien de Pergame, héritier d'Hippocrate, à Victor Frankl, père de la « logothérapie », en passant par Freud ou Ostad Elahi, une question court à travers les âges : celle d'une santé, et donc d'une médecine et d'une thérapie, qui prendraient en vue l'homme tout entier, « corps et âme ». Ainsi, quels sont les facteurs psychologiques et spirituels du bien être et de la longévité ? Qu'est-ce qu'une « maladie de l'âme » ? Telles sont quelques-unes des questions sur lesquelles se penchent ensemble les intervenants de cette journée.
(Coll. Journées de la solidarité humaine, 18.00 euros, 168 p.)
ISBN : 978-2-343-12693-7, ISBN EBOOK : 978-2-14-004335-2

ESTHÉTIQUE & PSYCHIATRIE
Godefroy Michel
Cet ouvrage établit l'hypothèse selon laquelle l'esthétique et son conflit primaire, considérés comme un choc fondateur de l'appareil psychique, pouvaient jouer un rôle dans la psychopathologie des troubles mentaux. Après une première partie établissant les bases de l'hypothèse, celle-ci voit son illustration dans la seconde partie qui étudie les principaux syndromes de la clinique psychiatrique. Une nouvelle approche de l'esthétique et de la psychiatrie est alors ouverte.
(Coll. Eidos série Retina, 21.50 euros, 208 p.)
ISBN : 978-2-343-12739-2, ISBN EBOOK : 978-2-14-004308-6

LA PSYCHANALYSE ET LES RÉANIMÉS
Les vêtir de paroles
Gazengel Joseph
La réanimation naissante a rencontré l'auteur, médecin, dès le début de sa pratique de l'hôpital, puis ils ne se sont guère quittés. Même la retraite ne les a pas tenus longtemps séparés, puisqu'elle l'a bientôt rattrapé dans l'expérience personnelle de la maladie. Cet ouvrage offre une lecture ciselée au scalpel du monde de la maladie et de l'hôpital, tant du point de vue du malade que de celui du médecin.
(Coll. Clinique psychanalytique et Institution, 16.00 euros, 146 p.)
ISBN : 978-2-343-12496-4, ISBN EBOOK : 978-2-14-004161-7

Structures éditoriales du groupe L'Harmattan

L'Harmattan Italie
Via degli Artisti, 15
10124 Torino
harmattan.italia@gmail.com

L'Harmattan Hongrie
Kossuth l. u. 14-16.
1053 Budapest
harmattan@harmattan.hu

L'Harmattan Sénégal
10 VDN en face Mermoz
BP 45034 Dakar-Fann
senharmattan@gmail.com

L'Harmattan Cameroun
TSINGA/FECAFOOT
BP 11486 Yaoundé
inkoukam@gmail.com

L'Harmattan Burkina Faso
Achille Somé – tengnule@hotmail.fr

L'Harmattan Guinée
Almamya, rue KA 028 OKB Agency
BP 3470 Conakry
harmattanguinee@yahoo.fr

L'Harmattan RDC
185, avenue Nyangwe
Commune de Lingwala – Kinshasa
matangilamusadila@yahoo.fr

L'Harmattan Congo
67, boulevard Denis-Sassou-N'Guesso
BP 2874 Brazzaville
harmattan.congo@yahoo.fr

L'Harmattan Mali
Sirakoro-Meguetana V31
Bamako
syllaka@yahoo.fr

L'Harmattan Togo
Djidjole – Lomé
Maison Amela
face EPP BATOME
ddamela@aol.com

L'Harmattan Côte d'Ivoire
Résidence Karl – Cité des Arts
Abidjan-Cocody
03 BP 1588 Abidjan
espace_harmattan.ci@hotmail.fr

L'Harmattan Algérie
22, rue Moulay-Mohamed
31000 Oran
info2@harmattan-algerie.com

L'Harmattan Maroc
5, rue Ferrane-Kouicha, Talaâ-Elkbira
Chrableyine, Fès-Médine
30000 Fès
harmattan.maroc@gmail.com

Nos librairies en France

Librairie internationale
16, rue des Écoles – 75005 Paris
librairie.internationale@harmattan.fr
01 40 46 79 11
www.librairieharmattan.com

Lib. sciences humaines & histoire
21, rue des Écoles – 75005 Paris
librairie.sh@harmattan.fr
01 46 34 13 71
www.librairieharmattansh.com

Librairie l'Espace Harmattan
21 bis, rue des Écoles – 75005 Paris
librairie.espace@harmattan.fr
01 43 29 49 42

Lib. Méditerranée & Moyen-Orient
7, rue des Carmes – 75005 Paris
librairie.mediterranee@harmattan.fr
01 43 29 71 15

Librairie Le Lucernaire
53, rue Notre-Dame-des-Champs – 75006 Paris
librairie@lucernaire.fr
01 42 22 67 13

www.ingramcontent.com/pod-product-compliance
Lightning Source LLC
LaVergne TN
LVHW011317061026
849535LV00005B/1594